Sparsame, sachgemäße Krankenbehandlung

mit Leitsätzen
des Reichsgesundheitsrats

Unter Mitwirkung von

G. Bessau · Th. Brugsch · H. Brüning · W. Frey · A. Goldscheider
W. His · J. Jadassohn · F. Klemperer · F. Kraus · M. Matthes
O. Minkowski · P. Morawitz · F. v. Müller · A. Schwenkenbecher
R. Seyderhelm · W. Straub · H. Strauß · F. Volhard
W. Weygandt · L. v. Zumbusch

Herausgegeben durch

Geheimen Medizinalrat Professor Dr. F. Kraus
Mitglied des Reichsgesundheitsrats

Mit einem Vorwort
des Reichsgesundheitsamts

Zweite erweiterte Auflage

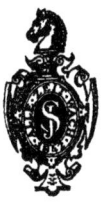

Springer-Verlag Berlin Heidelberg GmbH 1927

ISBN 978-3-662-28233-5   ISBN 978-3-662-29750-6 (eBook)
DOI 10.1007/978-3-662-29750-6

Alle Rechte, insbesondere das der Übersetzung
in fremde Sprachen, vorbehalten.
Copyright 1927 by Springer-Verlag Berlin Heidelberg
Ursprünglich erschienen bei Julius Springer in Berlin 1927

Vorwort zur zweiten Auflage.

Die wirtschaftliche Not der Zeit war der Anlaß, in einer Sitzung des Reichsgesundheitsrats am 9. Februar 1924, zu der Ärzte, Praktiker und Theoretiker aus dem gesamten Reichsgebiet sich zusammengefunden hatten, die zweckmäßigste Behandlung Kranker einer Erörterung zu unterziehen. Die Wirtschaftslage zwang zu jeder mit dem Wohl der Kranken und mit ihrer baldigsten Wiederherstellung verantwortbaren Sparsamkeit an Arzneimitteln, physikalisch-diätetischen Maßnahmen, Trink- und Bäderkuren usw.

Diese Reichsgesundheitsrats-Sitzung führte zur Aufstellung der im I. Teile abgedruckten Leitsätze.

Die zur Tagesordnung erstatteten fünf Referate sind im II. Teil, hier und da gekürzt und entsprechend den seit dem Jahre 1924 geänderten Verhältnissen stellenweise berichtigt und ergänzt, wiedergegeben.

In einem III. Teile folgen von führenden Ärzten verfaßte 15 Abhandlungen, die die sparsame, sachgemäße Behandlung der an häufigen Krankheiten Leidenden — ohne Einzwängung in ein bestimmtes Schema und ohne Beschränkung auf die medikamentöse Therapie oder auf die bei den Krankenkassen Versicherten — vor Augen führen.

Der Inhalt der Referate und der Abhandlungen, die bereits in der medizinischen Fachpresse erschienen sind, gibt die persönliche wissenschaftliche Auffassung der Verfasser wieder.

Um einem aus Ärztekreisen vielfach geäußerten Wunsche zu entsprechen, werden diese Ausführungen in zusammenhängender Form nunmehr in einer zweiten erweiterten Auflage veröffentlicht, damit sie allen Ärzten, denen Sparsamkeit bei der Behandlung ihrer Kranken auch noch in der jetzigen Zeit angelegen sein muß, als ein Wegleiter für ihre Entschließungen dienen können. Auch in dieser erweiterten und teilweise abgeänderten Form bleibt den einzelnen Beiträgen ihre Individualität und ihre wissenschaftliche Freiheit vollkommen gewahrt. Die Herausgabe der zweiten Auflage hat das Mitglied des Reichsgesundheitsrats, Herr Geheimer Medizinalrat Prof. Dr. F. Kraus, übernommen.

Durch diese noch stärkere Betonung der klinischen Bedeutung der hier erörterten Heilverfahren dürfte das Buch für den Arzt nur gewinnen und seinem Ziele näherführen, die erkrankten Mitmenschen je nach ihren wirtschaftlichen Verhältnissen unter Umständen verschieden, in allen Fällen aber wissenschaftlich richtig zu behandeln.

Oktober 1927. **Reichsgesundheitsamt.**

Inhaltsverzeichnis.

                                                  Seite

I. **Leitsätze** für eine sparsame und doch sachgemäße Behandlungsweise der Kranken durch Ärzte   1

II. Zu diesem Thema erstattete Referate:
- A. des Geheimen Medizinalrats Prof. Dr. F. **Kraus**, früherem Direktor der II. Medizinischen Klinik, Berlin   4
- B. des Geheimen Rats Prof. Dr. **Friedrich v. Müller**, Vorstand der II. Medizinischen Klinik und Direktor des Krankenhauses links der Isar, München   11
- C. des Geheimen Hofrats Prof. Dr. W. **Straub**, Direktor des Pharmakologischen Instituts, München   20
- D. des Geheimen Medizinalrats Prof. Dr. J. **Jadassohn**, Direktor der Universitätsklinik und Poliklinik für Syphilis und Hautkrankheiten, Breslau   31
- E. des Geheimen Medizinalrats Prof. Dr. L. v. **Zumbusch**, Direktor der Dermatologischen Univers.-Klinik und Poliklinik München   41

III. **Abhandlungen** über sparsame, sachgemäße Behandlung:

1. **Ernährungsgestörter Säuglinge.**
   Von Prof. Dr. G. **Bessau**, Direktor der Universitäts-Kinderklinik, Leipzig   48
2. **Leber- und Gallenkranker.**
   Von Prof. Dr. Th. **Brugsch**, Direktor der Medizinischen Universitätsklinik, Halle a. S.   67
3. **Wurmleidender Kinder.**
   Von Prof. Dr. H. **Brüning**, Direktor der Universitäts-Kinderklinik, Rostock   89
4. **Arteriosklerotischer.**
   Von Prof. Dr. W. **Frey**, Direktor der Städtischen Krankenanstalten, Kiel   102
5. **Neurasthenischer.**
   Von Geh. Medizinalrat Prof. Dr. A. **Goldscheider**, Direktor der III. Medizinischen Klinik, Berlin. . .   118
6. **Gichtischer und Rheumatischer.**
   Von Geh. Med.-Rat Prof. Dr. W. **His**, Direktor der I. Medizinischen Klinik, Berlin   126
7. **Tuberkulöser.**
   Von Geh. San.-Rat Prof. Dr. Felix **Klemperer**, Direktor des Städtischen Krankenhauses in Berlin-Reinickendorf   133

8. **Herzkranker.**
 Von Prof. Dr. M. Matthes, Direktor der Medizin.
 Universitäts-Klinik, Königsberg i. Pr. 147
9. **Zuckerkranker.**
 Von Geh. Med.-Rat Prof. Dr. O. Minkowski,
 früherem Direktor der Medizinischen Universitäts-
 Klinik in Breslau, jetzt Wiesbaden 154
10. **Asthmatischer.**
 Von Prof. Dr. P. Morawitz, Direktor der Medizinischen Universitäts-Klinik, Leipzig 165
11. **Kropfkranker.**
 Von Prof. Dr. A. Schwenkenbecher, Direktor der
 Medizinischen Universitäts-Klinik, Marburg (Lahn) 178
12. **Anämischer und Chlorotischer.**
 Von Prof. Dr. R. Seyderhelm, Oberarzt der Medizin.
 Universitäts-Klinik und Poliklinik, Göttingen . . . 189
13. **Magen- und Darmkranker.**
 Von Geh. Sanitätsrat Prof. Dr. H. Strauß, Direktor
 der inneren Abtlg. am Krankenhaus der jüdischen
 Gemeinde, Berlin 202
14. **Nierenkranker.**
 Von Prof. Dr. F. Volhard, Direktor der Medizin.
 Universitäts-Klinik, Frankfurt a. M. 212
15. **Epileptischer.**
 Von Prof. Dr. W. Weygandt, Direktor der Psychiatrischen Universitätsklinik und Staatskrankenanstalt
 Friedrichsberg, Hamburg 226

Anhang: Einschlägige Bestimmungen aus der Reichsversicherungsordnung usw. 241

Literatur über sparsame, sachgemäße Krankenbehandlung . 256

Sachverzeichnis. 258

I.

Leitsätze für eine sparsame und doch sachgemäße Behandlungsweise der Kranken durch Ärzte.

Aufgestellt vom Reichsgesundheitsrat in seiner Sitzung am 9. Februar 1924[1].

1. Der Arzt muß durch eine wirtschaftlich zweckmäßige, möglichst einfache Behandlungsweise mit allen Kräften dazu beitragen, die derzeitig verhältnismäßig hohe Belastung der Kranken mit Geldausgaben zu vermindern. Dies gilt nicht nur für den Verbrauch von Arzneimitteln, diätetischen Nährmitteln und Verbandstoffen, sondern ebenso für die sonstigen ärztlichen Behandlungsweisen, wie z. B. für physikalische, diätetische, psychische Verfahren. Jede zulässige Einsparung von Ausgaben für Maßnahmen zur Krankenbehandlung ist ein Gewinn.

2. Da die Arzneien durch Ermäßigung der Arzneimittelpreise und Arbeitspreise in der Deutschen Arzneitaxe allein nicht ausreichend verbilligt werden können, muß der Arzt auch seinerseits auf die Verringerung der Arzneikosten für den Kranken hinwirken. So soll der Arzt die Regeln für sparsame Verordnungsweise genauestens befolgen, unter gleichwertigen Arzneimitteln stets das billigere verordnen, die Arzneimittel in einfacher Form und nicht in komplizierter Zusammensetzung verschreiben, die freikäuflichen Arzneimittel und die im Apothekenhandverkauf erhältlichen Arzneimittel möglichst ohne Rezept verschreiben, in geeigneten Fällen die Arznei im Hause herstellen lassen, die mit Namenschutz versehenen und deshalb meist höher im Preise stehenden Spezialpräparate durch gleichwertige Präparate, wo solche erwiesenermaßen zur Verfügung stehen, ersetzen und dabei das Wort „Ersatz" nicht gebrauchen; hier und da gibt es auch

---

[1] u. a. abgedruckt in: Deutsche med. Wochenschr. 1924, Nr. 13, S. 393; Volkswohlfahrt 1924, S. 327; Veröff. des Reichsgesundheitsamts 1924, S. 746.

eine inländische Droge, die er als gleichwertig mit einer ausländischen Droge und billiger als diese verordnen kann. Letzten Endes ist aber stets das wirksamste Heilmittel auch das billigste. Als gleichwertig können nur solche Heilmittel gelten, welche die Heilwirkung gleich rasch und gleich sicher gewährleisten; deswegen darf auch dem Kassenarzt nicht versagt sein, Arzneimittel, die zwar zunächst kostspielig erscheinen, aber Aussicht bieten, die Behandlung abzukürzen und die Arbeitsfähigkeit früher herbeizuführen, zu verordnen.

3. Der praktische Arzt soll neueste Arzneimittel nur dann verwenden, wenn ihr Wert durch systematische Untersuchungen, z. B. in Kliniken und größeren Krankenanstalten, erwiesen oder wahrscheinlich gemacht worden ist. Diejenigen Spezialitäten, die nur gewisse Rezeptformen, fabrikmäßig dargestellt, bedeuten, sind mit großer Kritik zu benutzen. Dies gilt aber nicht für die Spezialpräparate der pharmazeutischen Großindustrie, die nach den bisherigen Erfahrungen im allgemeinen nicht zu beanstanden sind. Die unmittelbare Versorgung der Kranken mit Arzneien durch die Krankenkassen ist nicht erwünscht. Die Kranken sollen die differenten Arzneien aus den Apotheken beziehen; bei freigegebenen Arzneimitteln ist auch der Bezug aus einwandfreien Drogengeschäften zulässig.

4. Die Ärzte sollen durch strenge Selbstprüfung dazu beitragen, daß Vielverschreiberei und sonstige Polypragmasie, die freilich oft durch die Neigung des Publikums selbst gefördert, vielleicht sogar veranlaßt wird, unterbleibt, zum Nutzen der gesamten Bevölkerung wie insbesondere auch der organisierten Krankenhilfe der Sozialversicherung. Auch soll die Verordnung von Arzneimitteln, die nur solaminis causa nach dem Grundsatz „ut aliquid fecisse videamur" gegeben werden und nur einen suggestiven Einfluß ausüben, nach Möglichkeit vermieden werden.

5. Es ist zu billigen, daß besonders die Verordnungen der Kassenärzte unter strenge Kontrolle gestellt und die Ärzte in geeigneter Weise auf die jeweils vermeidbaren Arzneimittel aufmerksam gemacht werden.

6. Wirksamer als die obligatorische Beschränkung des ärztlichen Handelns werden sein:

In kollegialer Weise gegebene Richtlinien für die praktischen Ärzte, umfassende aber kurz dargestellte therapeutische Ratschläge vom Gesichtspunkt ökonomischer Krankenbehandlung aus, verfaßt von hervorragenden Praktikern und Theoretikern, Abhandlungen der Arzneikommissionen der ärztlichen Gesellschaften, denen mehr Betriebsamkeit und Autorität, aber auch mehr Befolgung ihrer Empfehlungen zu wünschen wäre, wiederholte Fortbildungskurse für Ärzte, Einwirkung auf den ärztlichen Nachwuchs durch größere Betonung der Wichtigkeit der Pharmakologie und Arzneiverordnungslehre in den Studien- und Prüfungsordnungen und während der praktischen Ausbildung.

Aber auch das Krankenkassenpublikum sollte von seiten der Krankenkassen darüber aufgeklärt werden, daß Sparsamkeit bei der Verordnung von Arzneien durchaus sachgemäß und für den Kranken nutzbringend sein kann.

II.
Referate über eine sparsame und doch sachgemäße Krankenbehandlung.

A.
Von Prof. Dr. F. Kraus - Berlin[1].

Wenn auch den Ausgangspunkt der Verhandlung des Reichsgesundheitsrats über die wirtschaftlich zweckmäßigste Krankenbehandlung Klagen der Krankenkassenvertreter über die Belastung der Krankenkassen durch teure Arznei gebildet haben, halte ich es doch für zweckmäßig, die Empfehlung in der jetzigen Zeit wirtschaftlicher schwerer Not nicht bloß bei der Arzneiverordnung, sondern auch bei der Krankenbehandlung überhaupt auf die Knappheit der vorhandenen Geldmittel Rücksicht zu nehmen, an alle Ärzte, nicht bloß an die Ärzte der Versicherten oder die Armenärzte, zu richten. Denn, wenn bei den Krankenkassen gegenwärtig zu viel und zu teuer verordnet wird, so liegt dies an der allgemeinen Einstellung des Publikums und eines großen Teiles der praktischen Ärzte in der gegenwärtig üblichen Krankenbehandlung. Wem die Aufrechterhaltung der Krankenhilfe der Versicherten am Herzen liegt, der darf sich aber nicht bloß auf die Krankenkassenärzte beziehen; abgesehen von der augenblicklichen wirtschaftlichen Lage der Versicherten muß sich das Augenmerk auch den Krankenkassenvertretungen zuwenden. Pharmakologen und Kliniker können einerseits von ihrem Standpunkt übersehbare Übelstände in allen diesen Richtungen aufdecken und vor allem auch ihren erzieherischen Einfluß auf die jungen Ärzte und wohl auch auf die Bevölkerung im Sinne einer wirtschaftlich zweckmäßigeren, einfacheren Krankenbehandlung einsetzen. Praktische Erfolge, darüber kann man sich nicht täuschen, werden aber nur mit der Zeit erreichbar sein.

---

[1] Referat, ursprünglich abgedruckt in: Deutsche med. Wochenschr. 1924, Nr. 13.

I. 1. Praktische wie Krankenkassenärzte sollten sich vor allem an die Grundsätze der **prophylaktischen** Medizin halten. Mit einfachen **diätetischen** Maßnahmen wird hier meist das Auslangen zu finden sein. Ausnahmsweise kommen andere Mittel in Betracht (z. B. Immunoide u. a.). Die **Fürsorgestellen** und alle Ärzte in ihrem Kreise können sich um **vernünftige Aufklärung** der Laien bemühen.

2. **Bei der gegenwärtig gebotenen sparsamen Lebenshaltung eines jeden ist der Arzt mehr als je verpflichtet, zunächst in jedem Krankheitsfall zu prüfen, ob er Arzneimittel verordnen muß**, oder ob er ihre Anwendung einschränken kann.

Diese **Einschränkung der Arzneimittelanwendung** darf aber, wie gleich hier hervorgehoben werden muß, nicht so weit getrieben werden, daß unserer in der ganzen Welt in bestem Rufe stehenden Arzneimittelindustrie die Lebensfähigkeit und die Möglichkeit zu weiterem produktiven Arbeiten genommen wird. Bereicherungen der ärztlichen Heilkunst, wie sie in den letzten Jahren durch Heilmittel wie Neosalvarsan, Atophan, die Wismutpräparate, Bayer 205 (Germanin), wasserlöslichen Kampfer, neue Digitalismittel, Heilsera und viele andere zum Wohle unserer Kranken geschaffen worden sind, sind nur möglich gewesen durch die Leistungsfähigkeit der deutschen Arzneimittelindustrie, und diese wiederum ist an die Mitwirkung der behandelnden Ärzte geknüpft. Auch von außen kamen höchst wichtige Medikamente z. B. das Insulin und Thyroxin.

Allerdings ist zuzugestehen, daß nicht **alle** Arzneimittelerzeugnisse für die Krankenbehandlung eine **wertvolle** Bereicherung darstellen. Nicht eigentlich Sache des Arztes ist es, auch noch darauf hinzuweisen — und doch verdient dieser Punkt eingehende Beachtung auch bei vorliegender Erörterung —, daß die deutsche pharmazeutische Industrie mit ihrem einst gewaltigen Export ins Ausland geeignet ist, die Lebenshaltung weiter, nicht bloß an der Erzeugung der Arzneien beteiligter Kreise günstig zu beeinflussen.

Immerhin kann der Praktiker im Hinblick auf die Bedürftigkeit großer Bevölkerungsgruppen eine Beschränkung der Arzneiverordnung eintreten lassen, in dem Bemühen, einerseits nur als wirklich wertvoll und wirksam in der Krankheitsbehandlung erprobte und anerkannte Heilmittel zu verordnen und die Zahl der angewandten Mittel nicht unnötig zu steigern, anderseits bei der Möglichkeit, durch andere Heilmaßnahmen den gleichen Erfolg billiger zu erreichen, von den Verordnungen **überflüssiger** Mittel abzusehen.

Bei chronischen Krankheiten wäre in jedem einzelnen Fall festzustellen, ob ein gewohnheitsmäßig verordnetes Mittel wirklich einen greifbaren Erfolg hat, z. B. Jod bei Arteriosklerose, Digitalis bei funktionellen Herzstörungen, und — wenn der Erfolg ausbleibt — bei einsichtigen, der Belehrung zugänglichen Kranken von der weiteren Anwendung abzusehen und psychisch oder anderweitig ärztlich zu helfen.

Der Praktiker sollte nicht nur das Bestreben haben, immer gleich die allerneuesten Arzneimittel zu verwenden, sondern er soll sich womöglich nur an die erprobten Mittel halten; nur, wenn es die speziellen Bedingungen des Erkrankungsfalles notwendig erscheinen lassen, soll er auch solche Arzneimittel anwenden, über die ihm zur Zeit noch genügende Erfahrungen fehlen.

3. Bei jeder Verordnung sollte der Arzt bestrebt sein, die Menge des verordneten Arzneimittels dem speziellen Falle anzupassen, und nicht mehr verordnen, als erforderlich ist. Diesem Verlangen kommen bezüglich der Fertigpackungen die Arzneimittelfabriken in steigendem Maße durch Herstellung von Kleinpackungen schon entgegen.

4. Wo es unbedenklich erscheint oder in der Persönlichkeit des Kranken oder seiner Umgebung die Sicherheit besteht, daß die Anweisungen des Arztes befolgt werden, kann eine einfache Arznei (Tees oder Lösungen nicht stark wirkender Stoffe) nach den dem Kranken oder seiner Umgebung gegebenen entsprechenden Anweisungen im Haushalt zubereitet werden. Man denke an Tees zum Abführen, Schwitzen, Expektorieren, zur Nervenberuhigung (Baldrian) usw.

Ermahnungen in betreff einer Verbilligung der arzneilichen Behandlung müssen jedoch nicht nur an die Kassenärzte, sondern an die Praktiker überhaupt gerichtet werden. Man muß aber Starkenstein zustimmen, wenn er es für unrichtig erklärt, das Ökonomische der Rezeptur rein mechanisch zum Verkaufspreise der verschriebenen Arzneistoffe in Beziehung zu setzen. Es kommt vor allem anderen auf die Berücksichtigung der pharmakologischen und klinischen Grundlagen der rationellen Arzneiverordnung, auf das Verhältnis des pharmakologischen und praktisch therapeutischen Wertes der verordneten Arzneimittel zu ihrem absoluten Geldwert im gegebenen Falle an. Ausschlaggebend ist die Schnelligkeit des Verlaufes der Heilungsprozesse und das Definitive der Heilung. Die Unterscheidung zwischen Expeditio elegantissima und Expeditio pauperum entspricht zwar nicht dem ärztlichen Standesgefühl, doch zwingt die Praxis in der Sprechstunde und am Krankenbett den Arzt, solche Unterschiede in der Wahl der Heilmittel zu machen. Solange sich diese auf gleich wirksame Mittel erstreckt, ist eine Benachteiligung des Kranken dabei nicht zu befürchten. Notwendig ist zu unterscheiden zwischen den Kosten der therapeutisch wirksamen Dosis und der Wohlfeilheit eines Mittels überhaupt. **Verbilligungen lassen sich in zweifacher Weise erzielen: a) hinsichtlich der Arzneimittel selbst; b) hinsichtlich der Form der Abgabe.**

In bezug auf die **Arzneimittel** weiß jeder, daß geschützte Mittel meist teurer sind als Ersatzformen. Ebenso daß Geschmacksverbesserungen, wenn sie anders nicht unbedingt nötig sind, durch den billigsten Sirup. simpl. zu ersetzen sind (Kinder! Erbrechen). Weiterhin, daß von den teueren Mitteln die einfachste Form die billigste ist. So sind z. B. viele Jodpräparate nach dem Jodgehalt berechnet nicht billiger als die entsprechende Menge Jodnatrium, besonders dann nicht, wenn der Arzneiempfänger das Jodsalz in dem bestimmten Glas selbst auflösen kann. Von den Eiweißerzeugnissen (Proteïnkörpertherapie) ist, wenn nicht z. B. Pflanzeneiweiß vorgezogen werden muß, ceteris paribus auf die billigste Form Rücksicht zu nehmen.

Soll der Appell an die Ärzte aber nicht lediglich als Einwirkung zugunsten der Krankenkassen erscheinen, muß doch auch darauf hingewiesen werden, daß die Kassenärzte nicht unter **allen Umständen** auf teure Arzneien und Heilprozeduren überhaupt verzichten **können**, wenn sie ihre Kranken dem Stande der Wissenschaft entsprechend behandeln und schnell arbeitsfähig machen wollen.

Eine Verbilligung der arzneilichen Behandlung hinsichtlich der **Form der Abgabe der Mittel** bei der Arzneibehandlung sollten wie in der Kassen- **auch in der allgemeinen Privatpraxis** alle Ärzte mehr als bisher anstreben. Natürlich kann es nicht bloß von der Wohlfeilheit abhängig gemacht werden, ob der Arzt im speziellen Falle Pulver, Solution, ob er Tropfen oder eine Injektion verordnet. Zu achten ist darauf, daß, wenn möglich, Schachtelpulver in der Form des Handverkaufes verordnet werden, ebenso daß zur häuslichen Herstellung von Infusen die Spezies als Droge im Handverkauf verabfolgt wird. Dem Verantwortungsgefühl des Arztes bleibe es überlassen, ob er es für nötig hält, eine schriftliche besondere Gebrauchsanweisung zu geben oder nicht. Die Patienten können angehalten werden, in vorhandenen reinen, mit Inhaltsangabe versehenen Gefäßen das hineingewogene Arzneimittel selbst aufzulösen oder zu mischen. In bezug auf die Form der Arzneimittel sind Einzelpulver im allgemeinen die teuerste Form der Abgabe. Erheblich billiger sind fabrikmäßig hergestellte Tabletten. Nach Möglichkeit sollten lose abgegebene Tabletten eine Prägung erhalten, welche Bestandteile und Gewicht angibt. An Stelle von abgeteilten Pulvern lassen sich häufig Pillen[1] verwenden, sie kosten in der Anfertigung durchschnittlich zweieinhalbmal weniger als Einzelpulver. Ampullen sind, wenn im großen fabrikmäßig hergestellt, für Einzelmengen keimfreier Lösungen eine billige Form. Unbedingt notwendig ist aber die Abwechslungsmöglichkeit in der Dosenbemessung. Bei größerem Bedarf sind sterile Stammlösungen zu 10—20 ccm in Glasstöpselflaschen wieder billiger als die Ampullen. Weniger die Ökonomie als vielmehr ärztliche Gründe sprechen für die Beachtung der Dose (Einzelgabe, Tages-, Gesamtmenge). Zweckmäßige Arzneikombination darf aus Sparsamkeitsrücksichten allein nicht verhindert werden. Was billiger ist, Rezept oder Spezialität, läßt sich nicht ganz allgemein beantworten, weil die Verhältnisse in der heutigen Zeit noch wechseln. Zu weit kann in der Privatpraxis die Uniformierung und die Einschränkung nicht getrieben werden. Sonst kommt der Arzt mit dem Publikum in unnötige Konflikte.

5. Auch an Bäderkuren läßt sich sehr oft sparen, indem man geeignete Kranke in eine bescheidene Sommerfrische schickt, oder indem man physikalische Maßnahmen am Wohnort selbst, ohne Unterbrechung der Berufstätigkeit, anwenden läßt. So kann man hydriatische Prozeduren wie Packungen, Bäder jeder Art, Übergießungen usw. teils in der Wohnung des Kranken vornehmen oder in nahegelegenen Badeinstituten auch des Wohnortes ausführen lassen. Sind Kuren in Badeorten erforderlich, so sollten die Kranken in einheimische und dem Wohnort nahe gelegene Kurorte geschickt werden, wenn hier der gleichgünstige und -schnelle Kurerfolg zu erwarten ist wie in ausländischen oder entfernten einheimischen Kurorten[2].

Im übrigen sollten die Ärzte mit dazu beitragen, daß die hygienischen Verhältnisse, die Kureinrichtungen und der für die Behaglichkeit des Kranken nicht zu entbehrende Komfort in heimischen Bädern weiter gefördert werden, um die heimischen

---

[1] Durch das neue Deutsche Arzneibuch ist die Verarbeitung von Faex medicinalis für Pillen als billiges und die Pillen weich erhaltendes Constituens eingeführt.

[2] Vgl. „Hauskuren mit natürlichen Heilquellen und Quellprodukten in der kassenärztlichen Praxis". Herausgeg. von der Schriftleitung der „Zeitschrift für wissenschaftliche Bäderkunde". Mit einer Einführung von der Balneologischen Gesellschaft in Berlin 1927. Bäder- und Verkehrsverlag G. m. b. H., Berlin SW 11.

Kurorte zur Vornahme von Bäderkuren mehr und mehr berücksichtigen zu können[1].

Insbesondere hat der Arzt zu prüfen, ob und welche **Mineralwässer und Quellprodukte des Inlandes** mehr zu berücksichtigen wären, sofern sich dasselbe damit erzielen läßt wie mit ausländischen balneo-therapeutischen Erzeugnissen, und sich die Frage vorzulegen, inwieweit die **künstlichen Präparate** einwandfreier Herstellungsstätten dasselbe leisten wie die abgefüllten Mineralwässer und die daraus gewonnenen Quellprodukte[2].

6. Der Arzt sollte die Indikationen zur Verordnung von **diätetischen Nährmitteln** schärfer präzisieren, unter denen ihre Anwendung auch wissenschaftlich verantwortet werden kann, z. B. besonders hoher Kaloriengehalt bei möglichst kleiner Quantität, Wohlgeschmack und -geruch, leicht lösliche und resorbierbare Form, appetitfördernde Eigenschaften, leichte, einfache und rasche Herrichtung oder tatsächlich niedrigerer Preis als die entsprechenden gehaltreichen Lebensmittel des täglichen Lebens (Lebertran ausgeschlossen).

II. Es gibt viele Fälle, in denen der Arzt durch eine eingehende Beschäftigung mit seinen Kranken, durch Zuspruch und Aufklärung über die geeignete Lebensweise, ferner durch Diätvorschriften oder physikalische usw. Maßnahmen an kostspieligen Medikamenten und anderen Dingen sparen kann, ohne den Kranken auch nur im geringsten gesundheitlich zu benachteiligen.

III. Die Förderung der Tätigkeit der pharmazeutischen Großindustrie liegt, wie oben schon betont, nicht nur im volkswirtschaftlichen, sondern auch im gesundheitlichen Interesse. Gleichwohl kann der Arzt alle solche Bestrebungen, die eine Verbilligung der Arzneien, ohne deren therapeutischen Wert zu beeinträchtigen, bezwecken oder von gut beratenen autoritativen Stellen ausgehen, tunlichst berücksichtigen und kann auch nach solchen Grundsätzen hergestellte Arzneien bei seinen Patienten anwenden; selbstverständlich muß aber der Arzt das Recht besitzen, Mittel, die nach der allgemeinen Anschauung erfolgreich sind und im besonderen Fall notwendig erscheinen, ohne Rücksicht auf die Kosten verordnen zu dürfen.

---

[1] Auskunft über die wissenschaftlich dargestellte Zusammensetzung der Mineralwässer Deutschlands gibt das „Deutsche Bäderbuch", bearbeitet unter Mitwirkung des Kaiserlichen Gesundheitsamts, Verlag von J. J. Weber, Leipzig 1907. Im übrigen vgl.: Deutscher Bäderkalender des Allgem. Deutschen Bäderverbandes. Berlin 1927.
[2] Vgl. dazu das Referat von W. Straub, S. 24.

IV. Man muß bei der Versorgung speziell der Kassenpatienten zwei Arten von unzweckmäßiger und unwirtschaftlicher Behandlungsweise unterscheiden, die den Ärzten von seiten der Kassen vorgeworfen wird, ohne daß deren Berechtigung und Umfang hier diskutiert werden kann.

1. Die relativ harmlosere, in einer polypragmatischen Anwendung von Rezepten und sonstigen Heilmitteln, um damit die Gunst des Publikums zu erwerben, sowie die allzu freigebige und wissenschaftlich ungerechtfertigte Abgabe von Attesten und Arbeitsunfähigkeitserklärungen aus dem gleichen Grunde. Diese Vorwürfe werden zumeist gegenüber weniger beschäftigten Ärzten erhoben und dürften insbesondere da nicht ganz unberechtigt sein, wo dem Arzt außer den medikamentösen Verabfolgungen, wie es in kleineren Städten oder auch auf dem Lande der Fall sein kann, nichts von den auch psychisch sehr eindrucksvollen anderweitigen modernen Hilfsmitteln zur Verfügung steht. Auch hier wird aber der Arzt durch seine Persönlichkeit, durch vernünftige Regelung der Lebensweise, durch Verordnung diätetischer und überall improvisierbarer hydriatischer Maßnahmen, durch Dosierung von Genußmitteln, von Ruhe, Schlaf und Arbeit zweckmäßige und billige Therapie treiben und große Ersparnisse machen können. Es wäre sicherlich viel eindrucksvoller als die bekannten Rezeptsammlungen einzelner Kassen, wenn von erfahrenen Therapeuten für den Praktiker alle wichtigsten Heilmaßnahmen in einem nicht zu umfangreichen Bande unter diesem speziellen Gesichtspunkte zusammengefaßt würden (etwa nach der Art des Taschenbuches der medizinischen Diagnostik von Friedrich Müller).

2. Gefährlicher als die ersten von ärztegegnerischer Seite gerügten Abwege wären diejenigen, bei denen der Patient durch eine schablonen- und routinemäßige Abfertigung seitens des Arztes ohne vollständige Untersuchung und ohne exakte Diagnosestellung behandelt wird, so daß die ärztliche Tätigkeit zu einer im üblen Sinne symbolischen Handlung herabsinkt. Es soll, insbesondere in der Großstadt, Kassenärzte geben, welche täglich 30 Bons einnehmen, d. h. mindestens die dreifache Anzahl von Patienten behandeln müssen, da durchschnittlich auf jeden Bon 3—4 Konsultationen kommen. Dadurch kann natürlich Schaden angerichtet werden, wenn ein Arzt sich wirklich verleiten ließe, die Patienten sich nicht einmal für eine entsprechende Untersuchung soweit ausziehen zu lassen. Dann würden z. B. Rektumkarzinome mit Hämorrhoidalzäpfchen behandelt werden usw.

Bei solchen gegen Ärzte erhobenen Beschuldigungen läßt es sich, dies sei nochmals besonders betont, natürlich nicht feststellen, in welchem Umfange sie zutreffend sind, vereinzelt mag dergleichen ja vorkommen.

B.
Von Prof. Dr. Friedrich von Müller-München[1].

„Die Arzneien und die Krankenpflege sind zu teuer geworden." Diese Klage ist von den Ärzten, von den Kranken und vor allem von den Krankenhäusern und Krankenkassen im Hinblick auf die damalige gespannte wirtschaftliche Lage erhoben worden (Zusammenstellung, die hier nicht abgedruckt ist).

Wir finden, daß die Steigerung der Preise im ganzen und großen nicht entfernt so bedeutend ist, als man vielfach annimmt. Die Preise sind also relativ zu hoch für ein verarmtes Volk. Und es muß gesucht werden, die Ursachen der Teuerung klarzulegen.

Während des Krieges und der Nachkriegszeit mußte versucht werden, ausländische Drogen und chemische Stoffe nach Möglichkeit durch einheimische zu ersetzen. Diese Maßnahmen ließen sich jedoch auf die Dauer nicht aufrechterhalten; denn ein großer Teil dieser ausländischen Stoffe ist nicht entbehrlich und kann nicht durch Inlandsprodukte ersetzt werden.

Manche einheimischen Produkte sind allerdings den ausländischen als gleichwertig zu erachten und verdienen daher im Interesse unserer Volkswirtschaft den Vorzug. Dies gilt z. B. vom deutschen synthetischen Kampfer, der vollwertig den natürlichen ersetzt und im Preise diesem in der Arzneitaxe gleichgestellt ist.

Ein Grund, welcher zur Verteuerung auch der einheimischen Mittel geführt hat, lag in den hohen Arbeitslöhnen, in den gewaltigen Preisen für die Kohlen und ihre Derivate, aus denen die moderne Chemie für einen großen Teil unserer pharmazeutischen Präparate das Material entnimmt. Den Verhältnissen entsprechend ist auch der Preis für den Spiritus gestiegen. Diese Verteuerung macht sich naturgemäß besonders bei den Heilmitteln geltend, die Branntwein in erheblicher Menge enthalten. Es kann zwar zu Heilmitteln für den äußerlichen Gebrauch nach den zur Zeit geltenden gesetzlichen Bestimmungen der

---
[1] Referat, ursprünglich abgedruckt in: Münch. med. Wochenschr. 1924, Nr. 13.

hierzu benötigte Branntwein von der Reichsmonopolverwaltung preisbegünstigt bezogen werden, wenn er zu Genußzwecken unbrauchbar gemacht wird. Da man jedoch ärztlicherseits den Standpunkt vertreten muß, daß in Arzneimittel nicht Stoffe hineinkommen, die dem Arzneimittel fremd sind, stehen sich hier leider die ärztlichen Forderungen und die Interessen der Reichsmonopolverwaltung zunächst unüberbrückbar gegenüber.

Im Publikum ist vielfach die Ansicht verbreitet, daß die Apotheken schuld seien an der Höhe der Arzneipreise; wer sich aber mit dieser Frage näher beschäftigt, wird zu der Überzeugung kommen, daß diese Annahme nicht begründet ist. Die Preise für die fertigen Arzneien sind durchaus nicht immer in dem Maße gestiegen wie diejenigen für die Drogen. Wie jeder Handeltreibende hat auch der Apotheker in der Zeit der Geldentwertung Verluste erlitten, die besonders dadurch große Ausmaße annahmen, daß er selbst dann noch zu langfristiger Kreditgewährung an die Krankenkassen gezwungen war, als jeder andere Handeltreibende seine Ware nur gegen Barbezahlung lieferte. Ungünstig war für ihn weiterhin der Umstand, daß er in bezug auf die Berechnung der Verkaufspreise an die amtliche Arzneitaxe gebunden war, die aus technischen Gründen lange Zeit mit der Geldentwertung nicht Schritt halten konnte. Die deutschen Apotheken und der deutsche Apotheker sind ungleich zuverlässiger als diejenigen des Auslandes, was jedermann bestätigen wird, der im Ausland gereist ist. Wir haben das größte Interesse daran, diesen Stand und diese Einrichtung auf ihrer bisherigen Höhe zu erhalten. Geht der Apotheker im Drogisten auf, so wird der Kranke den Schaden zu tragen haben. Es muß vielmehr die Forderung aufgestellt werden, daß die Apotheken grundsätzlich als diejenigen Stätten anzusehen sind, welche allein zur Abgabe von Medikamenten berechtigt sind. Eine Verteilung der Arzneimittel durch die Organe der Kassen, wie sie angestrebt wurde, könnte auch zu einer Ausschaltung des Arztes und damit zur schlimmsten Kurpfuscherei führen, sicherlich aber nicht zur Ersparnis an Kosten oder gar zum Wohle der Kranken. Immerhin wird ein gewissenhafter Arzt im Interesse seiner Kranken, seines Krankenhauses oder der Krankenkasse die Verpflichtung haben, bei der Arzneiverordnung so vorzugehen, daß überflüssige Ausgaben nach Möglichkeit vermieden werden.

Die Regeln für eine sparsame Rezeptur werden den Studierenden in den Vorlesungen über die Arzneiverordnungslehre beigebracht. Dieser Unterricht genügt jedoch nicht, er muß durch praktische Übungen ergänzt werden, und zwar vor allem in den

Polikliniken und während des praktischen Jahres. Die Polikliniken sollen die Brücke zum ärztlichen Berufsleben darstellen, und es ist unrecht, sie zugunsten der Klinik zu verkürzen. Nach Abschluß der Unterrichtsjahre findet der Arzt in seinen Büchern die Weisungen, welche ihm die Sparsamkeit in der Arzneiverordnung einschärfen.

Aber durch wohlmeinende Ratschläge ist noch niemand zu einer wirklichen Sparsamkeit erzogen worden. Das Sparen kann überhaupt nicht gelehrt werden, am wenigsten von einem schwachen Staat, der die Autorität verloren hat und der selber jene Sparsamkeit verlernt hat, wegen deren der preußische Staat einst berühmt war. Der einzig wirksame Erzieher zur Sparsamkeit ist die Not, also die Unmöglichkeit, in der gewohnten und bequemen Sorglosigkeit weiterzuwirtschaften. Wie können die notwendigen Sparmaßnahmen durchgeführt werden, ohne daß ein Schaden für den Kranken geschieht? Denn es ist klar, daß nicht der Preis des Arzneimittels, sondern dessen Nutzen den Maßstab abgeben muß, ob seine Anwendung erlaubt oder verboten ist. **Ein Arzneimittel, welches die Arbeitsfähigkeit des Kranken am raschesten wiederherstellt, ist immer das billigste;** so ist z. B. das Salvarsan viel rationeller als Quecksilber und Jod, weil es eine frische Syphilis in sehr viel kürzerer Zeit zu heilen imstande ist[1]. Chinin stellt bei Malaria die Arbeitsfähigkeit schneller und mit größerer Sicherheit her als Methylenblau, aber es ist entbehrlich als Tonikum und als Zusatz zu Eisenpillen. **Oberster Grundsatz muß also bleiben, daß dem Arzt durch die Rücksicht auf den Preis nicht Beschränkungen auferlegt werden, welche der Wiederherstellung des Kranken hinderlich sind.** Doch ist es auch Sache des Arztes, unter gleichwertigen Arzneimitteln die wohlfeileren auszusuchen und seine Verordnungen auf dem billigsten Wege zu vollziehen. Es entspricht nicht den in diesem Buche aufgestellten Leitsätzen, diejenigen Mittel zu verordnen, die infolge ihres Namensschutzes wesentlich teurer sind als die Präparate unter ihrer wissenschaftlichen Bezeichnung und die diesen z. B. nach dem Deutschen Arzneibuche als gleichwertig anzusehen sind. Freilich müßten die Ärzte, und auch die älteren unter ihnen, sich angewöhnen, das im Handel befindliche Mittel unter seinem chemischen Namen statt unter dem wortgeschützten Namen zu verordnen.

Der Arzt wird sich bei der Verordnung vieler Spezialitäten zu fragen haben, ob die durch die Reklame angebotenen Mischun-

---

[1] Vgl. J. Jadassohn, S. 38, und L. v. Zumbusch, S. 43.

gen tatsächlich etwas Neues darstellen und ob sie nicht — da wo sie nötig sind — ebensogut rezeptmäßig verordnet werden können. Eine schematische Verordnung solcher fertigen Mischungen aber muß als unwissenschaftlich abgelehnt werden. Die einladenden Bezeichnungen, welche von der Fabrik gewählt werden, verleiten gedankenlose Ärzte, eine Wirkung vorauszusetzen, die diesen Präparaten großenteils nicht zugehört, und auf diese Unkenntnis spekulieren die Fabriken in ihren Anzeigen. Die Lehre von Bürgi, daß manche Arzneimittel eine viel stärkere Wirksamkeit entfalten, wenn sie mit anderen Medikamenten kombiniert werden, wird sicher nicht die Zustimmung aller kritisch beobachtenden Ärzte finden. Der Arzt muß dazu erzogen werden, ein Arzneimittel nur dann zu verordnen, wenn er seine Zusammensetzung kennt oder über dessen Bestandteile wenigstens einigermaßen unterrichtet ist[1].

Die Regel, daß teuere Arzneimittel durch gleichwertige billigere zu ersetzen sind, gilt auch für zahllose Spezialpräparate, welche die moderne pharmazeutische Technik aus wirksamen Pflanzenbestandteilen, z. B. aus dem Opium und der Digitalis, herstellt. Digalen und Pantopon haben in weiten Kreisen das Morphium und die Digitalisblätter fast ganz verdrängt, und, wenn es auch nicht geleugnet werden soll, daß durch mannigfaltige kleine Modifikationen da und dort eine ungünstige Nebenwirkung vermieden werden kann, so kann doch kaum behauptet werden, daß diese Spezialitäten nicht ebensogut durch sehr viel billigere Zubereitungen ersetzt werden können. Das neue Deutsche Arzneibuch gibt den Ärzten zudem die billigen Folia Digitalis und damit die Tinctura Digitalis von amtlich im Froschversuch eingestellter Wirkungsstärke in die Hand[2].

Es ist eine alte Regel, daß der Arzt keine Geheimmittel verordnen soll; dem wird aber entgegengehalten, daß die Kranken einen unwiderstehlichen Drang zeigen, solche Mittel zu erhalten, denen der mystische Zauber des Geheimmittels anhängt. Gegen den Geheimmittelunfug, die Kurpfuscherei, die Augendiagnostik, die Elektrohomöopathie und die damit verwandte sog. Naturheilkunde helfen meiner Ansicht nach weder Verbote noch Strafen.

---

[1] Bei den Ankündigungen in medizinischen Zeitschriften wird von den Schriftleitungen die Bekanntgabe der wichtigsten Bestandteile dann nicht gefordert, wenn die Heilmittel allgemein bekannt oder im Heilmittelverzeichnis des Reichsmedizinalkalenders oder im Deutschen Arzneiverordnungsbuch aufgeführt sind.

[2] Vom 1. 1. 1928 ab (Reichsgesundheitsbl. 1927 Nr. 36, S. 634).

Denn mit diesen heilt man nicht den tief im Volke eingewurzelten Aberglauben. Aber die Ärzte sollten den Aberglauben nicht teilen und nicht bei ihren Kranken unterstützen, auch kann verlangt werden, daß die mystisch veranlagten Kreise die Kosten für ihre Liebhabereien selber zahlen und nicht den Krankenkassen aufbürden.

Auch wird darüber geklagt, daß die Kranken sich nicht mit den bewährten und bekannten Mitteln begnügen, sondern daß sie den Wunsch haben, mit den neuesten und allerneuesten Produkten behandelt zu werden, namentlich mit solchen, für welche in den Zeitungen geschickte Reklame gemacht wird. Dieser Vorwurf ist sicher richtig, aber fragen wir uns ehrlich, ob es wirklich die Kranken sind, welche diesen Wunsch zum Ausdruck bringen. Sind nicht zum großen Teil manche Ärzte selbst daran schuld, indem sie kritiklos das Neue dem Alten vorziehen, um sich dadurch den Ruf zu erwerben, ganz auf der Höhe der neuesten Errungenschaften zu stehen? Es muß davor gewarnt werden, daß in der allgemeinen Praxis und namentlich in der Kassenpraxis noch unerprobte Heilweisen ausprobiert werden; die Prüfung neuer Heilverfahren gehört in die Krankenhäuser und Kliniken.

Ferner muß verlangt werden, daß die Ärzte die wirksamen Mittel nicht in der Form komplizierter Zusammensetzungen geben. Die weitverbreiteten Formulae magistrales berolinenses und die F. m. Germanicae sind noch voll von Arzneirezepten ältester Art, welche nach dem Schema des wirksamen, des helfenden und korrigierenden Bestandteils aufgebaut sind. Diese Rezepte beruhen auf dem Autoritätsglauben, welcher jetzt noch einem Rezept von Heim, von Trousseau und anderen ärztlichen Größen anhaftet. Die neuere Pharmakologie lehrt, die wirksamen Arzneimittel in möglichst einfacher Form darzureichen, schon aus dem Grunde, damit ihre Wirkung klar erkannt werde; lange komplizierte Rezepte sind ein Kennzeichen eines kritiklosen Arztes.

Es ist oben darauf hingewiesen worden, daß die Not den Arzt dazu erziehen muß, in seiner Verordnungsweise sparsam zu sein. Bei den Kranken aus den Kreisen der freien Berufe und des immer mehr zusammenschrumpfenden Mittelstandes ist keine weitere Anleitung des Arztes zur Sparsamkeit notwendig, denn diese wird von den Kranken selbst ausgeübt. Anders bei den Kassen, bei welchen der Kranke dem Gesetze[1] gemäß Arznei und Heilmittel unentgeltlich geliefert erhält, und tatsächlich betrifft die Frage der Verbilligung der Arzneimittel hauptsächlich oder doch in erster

---

[1] Siehe Anhang.

Linie die Kassenpraxis; die Versicherten erwarten bei jeder Konsultation und für jedes Symptom ihr besonderes Rezept, und sie betrachten es oft geradezu als Unrecht, wenn sie ohne Rezept fortgehen müssen. Einzelne Krankenkassen haben den Verbrauch an Arzneimitteln durch ihre Mitglieder drei- bis viermal so hoch geschätzt als den durch selbstzahlende Kranke. Dieser Arzneihunger ist ein Überbleibsel aus vergangenen Tagen, wo eine ärztliche Beratung als unvollständig galt, wenn sie nicht durch ein Rezeptformular bekräftigt war. Wir wollen uns zugestehen, daß dieser Arzneihunger z. T. durch die Ärzte selbst großgezogen worden ist; denn es ist viel bequemer, den Kranken mit einem Rezept abzufertigen, als daß man sich die Mühe gibt, zuerst gründlich zu untersuchen und daraufhin detaillierte Anweisungen zu geben. Man fragt nach den Symptomen, und die Ausfertigung des Rezeptes geschieht dann mit der Sicherheit und Geschwindigkeit eines subkortikalen Reflexes.

Die Arzneiverschwendung betrifft in sehr viel geringerem Maße jene Arzneien, welche als wirkliche Heilmittel anzusehen sind, als vielmehr die Beruhigungsmittel, z. B. die Schlafmittel und die schmerzstillenden Drogen, die Appetitmittel, die Kräftigungsmittel u. ä. Die Arzneimittelverschwendung ist am größten bei jenen Rezepten, welche nach einem alten schlechten Brauch verschrieben werden, „ut aliquid fecisse videamur". Mit diesem faulen Grundsatz muß unter allen Umständen gebrochen werden, und der Arzt, welcher ihm huldigt, ist nicht viel besser als ein Kurpfuscher. Strümpell unterscheidet mit Recht die Heilmittel in notwendige, nützliche, unnötige und schädliche. An den notwendigen Heilmitteln darf nicht gespart werden, wohl aber an den nützlichen. Überflüssige Arzneimittel sind viel zu teuer, und der suggestive Einfluß auf den Kranken, den man sich von einem wirkungslosen Rezept verspricht, kann auch auf reellerem Wege erzielt werden. So ist z. B. eine Einreibung größtenteils nicht viel mehr als eine symbolische Handlung, und es ist wirklich gleichgültig, ob sie mit Belladonnasalbe, mit Kampferspiritus, Opodeldok oder, wie Kußmaul lehrte, mit Kognak und Eigelb vollzogen wird. Jedes billige Gleitmittel ist für die Massage ebensogut zu verwenden.

Die Arzneimittelverschwendung ist erfahrungsgemäß besonders groß bei dem System des „fixierten" Kassenarztes. Ihm liegt daran, in möglichst kurzer Zeit die ihm zugewiesenen Kranken pflichtgemäß abzufertigen, und das geschieht am schnellsten durch ein Rezept. Das ist auch der Grund, warum der fixierte Kassenarzt das Vertrauen seiner Kranken meist nicht in dem Maße genießt als derjenige Arzt, der aus freier Wahl des Kranken aufgesucht oder ans Krankenbett gerufen wird. Der finanzielle Nutzen, welchen die Krankenkassen aus dem System des fixierten Kassenarztes ziehen, wird aufgehoben durch die höheren Arzneikosten, und er wird überkompensiert durch den Schaden, der den Kranken aus ungenügender ärztlicher Untersuchung erwächst. Schon vor Jahrzehnten war es das Ideal engherziger politischer Kreise, z. B. des Ministeriums Abel in Bayern, den Ärztestand zu Beamten zu machen. Diesen Gedanken zu verwirklichen, war in den achtziger und neunziger Jahren den Krankenkassen vorbehalten und ist auch jetzt noch ihr Ziel; es ist zu verwerfen, und zwar vor allem deswegen, weil es die heilsame Konkurrenz unter den Ärzten ausschaltet, und weil es jenes notwendige Vertrauensverhältnis zwischen Arzt und Kranken zerstört, welches die Grundlage für den Erfolg jedes ärztlichen Handelns abgeben muß.

Wie kann aber bei dem Bestehen der freien Arztwahl die notwendige Sparsamkeit erreicht werden? Wird nicht gerade auch bei diesem System der Arzt der Verführung unterliegen, sich durch die Ausfertigung wohlwollender Krankheitsbescheinigungen und durch die Verordnung vieler teurer Heilmittel die Gunst seiner Kranken zu erwerben und seine Anziehungskraft zu vermehren? Mit guten Ratschlägen an den Arzt ist hier nichts getan, ein gewisser Zwang ist unentbehrlich. Dieser kann in der Weise durchgeführt werden, daß jeder Arzt, der sich zur freien Arztwahl bereit erklärt, der Kasse gegenüber die Verpflichtung übernimmt, gewisse Regeln innezuhalten und sich einer Kontrolle seiner Verordnungen zu unterwerfen. Zuerst müssen die Rezepte von einem unparteiischen Apotheker daraufhin durchgesehen werden, ob die Rezeptur in ökonomischer Weise erfolgt ist. Es ist aber unpraktisch, wenn die Beanstandung der Rezepte durch den Apotheker erfolgt. Diese muß vielmehr von einer ärztlichen Kontrollkommission ausgeübt werden, welche nicht nur die Fehler der Rezeptur, sondern auch die Verordnung übermäßig teurer und vieler Arzneimittel beanstandet. Die beanstandeten Rezepte gehen mit einem begründeten Vermerk an den Arzt zurück, und die ärztliche Kontrollkommission muß die Befugnis haben, bei wiederholten Fehlern dem Arzt eine Verwarnung zu erteilen und ihn schließlich zur Bezahlung überflüssiger Kosten heranzuziehen. Dieses System der Kontrollkommission hat sich durchweg bewährt und Kostenersparnis erzeugt. Es hat erziehend auf die Ärzte eingewirkt; denn die meisten von ihnen hatten keine Ahnung davon, wie teuer ihre Rezepte waren. Die freie Arztwahl und die notwendig damit verbundene Rezeptkontrolle bietet den besten Weg dar, um dem Arzneihunger der Kranken entgegenzutreten. In sehr wirksamer Weise kann der Arzneiverschwendung auch dadurch vorgebaut werden, daß man dem Kranken die Arzneien nicht vollständig unentgeltlich darbietet, wie dies im Krankenversicherungsgesetz ursprünglich vorgesehen war, sondern, daß man von ihnen gemäß § 182a der Reichsversicherungsordnung (Ausgabe 1926) die Bezahlung von $1/10$ bis $1/5$ des Arzneipreises verlangt[1]. Die Kranken werden dadurch über den Wert der Heilmittel aufgeklärt und schätzen sie höher ein. Ja, man möchte sich fragen, ob ein ähnliches System nicht auch bei der Bezahlung der Ärztekosten herangezogen werden könnte, doch hat dies die Gefahr, daß der Arzt dann nicht zur rechten Zeit, sondern zu spät gerufen wird, was etwa bei einer Diphtherie oder einer Tuberkulose oder einer Blinddarmentzündung von größtem Schaden ist. Unbedingt zu verwerfen ist der Vorschlag, daß dem Kassenkranken im Erkrankungsfall nur ein gewisses Krankengeld ausbezahlt wird, von dem er aus freiem Ermessen Arzt und Apotheke zu bezahlen hat. Dieses Krankengeld würde in den meisten Fällen zu anderen unzweckmäßigeren Dingen Verwendung finden.

Soll man nun so vorgehen, daß man den Kassenärzten ein Verzeichnis aller jener Arzneimittel, Spezialitäten und Kräftigungsmittel aushändigt, deren Verordnung verboten ist? Diese Tabula medicinarum prohibitarum wird auf dem Schreibtisch des Arztes liegenbleiben, ihn aber nicht auf seiner Praxis begleiten. Viel zweckmäßiger ist es, ihm ein Rezepttaschenbuch derjenigen Mittel und Verordnungen an die Hand zu geben, welches die erlaubten und erprobten Verordnungen in praktischer, kürzester und billigster Form enthält. Anhangsweise mag diesem Heftchen ein Verzeichnis derjenigen Präparate beigegeben sein, deren Verordnung ausgeschlossen oder nur in Ausnahmefällen gestattet ist. Auch sind die Synonyma aufzunehmen, welche für die Fabrikspezialitäten gebräuchlich sind, damit das übelberüchtigte Wort „Ersatzpräparat" vermieden wird. Denn der Kranke darf nicht auf den Gedanken kommen, oder gar durch Apotheker und Arzt dazu verleitet werden, zu glauben, daß er von seiner Kasse aus Ersparnisgründen weniger wirksame Präparate erhalte. Ist dieses Büchlein wirklich kurz und brauchbar zusammengestellt, wie es von demjenigen der Münchener freien Arztwahl[2] und dem des Wiener

---

[1] Siehe Anhang.
[2] Den vorstehenden Anforderungen werden in weitem Umfang gerecht die Schriftchen: 1. „Anleitung zu wirtschaftlicher Verordnungsweise für die kassenärztliche Tätigkeit der Ärzte Bayerns". Herausgegeben im Auftrage des Landesaus-

pharmakologischen Institutes von Fröhlich und Wasicky gilt, dann wird es den Arzt in Sprechstunde und am Krankenbett als treuer Ratgeber begleiten und größten Nutzen stiften. Grundsatz muß dabei sein, daß jedes wirksame Heilmittel auch in der Armenpraxis erlaubt sein muß, wenn es nicht durch ein anderes billigeres gleichwertig ersetzt werden kann.

Der Wirkungskreis der ärztlichen Kontrollkommission darf sich aber nicht bloß auf die Arzneiverordnung beschränken, sondern er muß auch auf die Verordnung aller andern Heil- und Pflegemittel, und vor allem auch auf die Gestattung der ärztlichen Extraleistungen und das Zeugniswesen ausgedehnt werden. Diese Kontrolle durch eine ärztliche Kommission hat Ersparnisse für die Krankenkassen zur Folge, und sie ist deshalb der Zustimmung der Kassen sicher; sie trägt dazu bei, ein gutes Einvernehmen zwischen der Kassenverwaltung und der Ärzteschaft anzubahnen und damit einem Zusammenbruch der Kassen vorzubeugen.

Die Krankenversicherung, welche meines Wissens zuerst von dem weitblickenden Bischof Erthal von Bamberg um 1780 und in den dreißiger Jahren des 19. Jahrhunderts in den Kommunen von Nürnberg und Augsburg eingeführt worden ist, stellt eine deutsche Erfindung dar, und ihre Ausbildung ist ein Ruhmesblatt der deutschen Geschichte, wegen deren uns das Ausland bewundert, und die es nachahmt. Der Krankenversicherung ist es in erster Linie zuzuschreiben, daß sich der Gesundheitszustand des deutschen Volkes in den letzten 40 Jahren gewaltig gehoben hat. Unvergessen bleibe die Botschaft des greisen Kaisers Wilhelm an den Reichskanzler im Jahre 1881, in welcher er auf die Vollendung dieses segensreichen Gesetzes drang, und mit der er sich ein Denkmal geschaffen hat, das nicht umgestürzt werden kann. Wir Deutschen sind darin vorausgegangen, aber wir waren es auch,

---

schusses für Ärzte und Krankenkassen von der Landesarzneimittelkommission oder Kustermann. Mit einem Begleitwort versehen von Prof. Dr. F. v. Müller, München und Prof. Dr. W. Straub, München. München 1926. — 2. „Deutsches Arzneiverordnungsbuch". Herausgegeben im Auftrage der Deutschen Arzneimittelkommission in Verbindung mit den Vertretern der Ärzte- und Krankenkassenverbände von Prof. G. Klemperer, Prof. E. Romberg, Prof. W. Zinn, Dozent Dr. P. Reckzeh unter Mitarbeit von Oberapotheker Dr. Schlockow. II. Ausgabe 1926. Berlin: Verlag von Urban & Schwarzenberg. Neue Auflage in Vorbereitung.

Ersteres neigt mehr dem System der Listen zu, letzteres kennzeichnet die aufgeführten Mittel durch Hinweis auf ihre Wirtschaftlichkeit.

welche als Pioniere alle Irrwege, alle Fehler des neuen Systems durchmachen mußten. Diese aufzudecken und zu verbessern, ist unsere Pflicht. Möge es auch uns beschieden sein, dazu beizutragen, daß diese sozialen Einrichtungen aufrechterhalten bleiben zum Segen des deutschen Volkes!

C.

Von Prof. Dr. W. Straub - München[1].

In der Arzneiversorgung unseres Volkes machen sich besondere Mißstände geltend. Ihre Neuheit liegt in dem Umstande, daß wir sie infolge der schlechten wirtschaftlichen Lage empfindlicher fühlen; bestanden haben sie schon seit langer Zeit. **Für Medikamente und Heilstoffe im weiteren Sinne muß vielfach mehr Geld ausgegeben werden, als der einzelne und die Sozialversicherung tragen kann.**

Man kann nicht sagen, daß heute eine Zunahme des Medikamentverbrauchs gegenüber den Vorkriegszeiten besteht, und auch nicht, daß die Ausgaben des einzelnen und speziell der leicht kontrollierbaren Krankenkassen für Medikamente und Heilstoffe gegenüber Vorkriegszeiten zugenommen hätten. Die Abrechnungen der Kassen zeigen das unzweideutig.

Wenn die Preise noch als drückend empfunden werden, so kann es sich nur darum handeln, daß sie relativ zu hoch sind für die verschlechterte Wirtschaftslage, und die Frage wird die sein, ob eine allgemeine Verminderung der Ausgaben für Medikamente beim gesamten Volk, dem sozial versicherten und dem nichtversicherten, durchführbar ist, und mit welchen Mitteln. Hier kann es nur zwei Wege geben, entweder den, daß die Ärzte weniger oder rationeller ihre Arzneimittel verordnen, oder daß die Produzenten und Zwischenhändler noch weiter im Preise der Ware heruntergehen.

Zunächst der erste Punkt: **Arzt und Medikament.** Über allgemeine Gesichtspunkte des Verhältnisses Arzt, Medikament und Kranker wird von anderer Seite berichtet. Als Pharmakologe muß ich aber zum Kapitel Arzt und Medikament leider sagen, daß die durch die geltende Prüfungs- und Studienordnung den Ärzten mitgegebene Ausbildung im Verkehr mit dem Medikament nicht ausreichend ist. Die Pharmakologie und Arzneiverordnungslehre gibt die Analyse der Heilwirkungen der Medika-

---

[1] Referat, ursprünglich abgedruckt in: Ärztl. Vereinsbl. f. Deutschland 1924, Nr. 1305.

mente; sie will den Arzt befähigen, das Wichtige von Unwichtigem zu trennen und ihn zu wissenschaftlicher Ökonomie seines therapeutischen Handelns erziehen, im Gegensatz zu dem synthetischen Charakter der alten empirischen „Arzneimittellehre", die aufzählte, was es alles gibt, und wozu es gut ist. Ausreichende Kenntnisse in Pharmakologie müßte also in der Verwendung der Arzneimittel das Resultat der Einfachheit erzielen. Statt dessen muß gesagt werden, daß die Mehrzahl der Ärzte immer noch empirisch vorgeht nach dem alten Rezept der alten Rezepte, oft notgedrungen, oft aus naheliegender Bequemlichkeit.

Die Klagen über schablonenmäßige Verordnung, über Zuvielverordnen sind so allgemein, daß sie hier nicht wiederholt zu werden brauchen. Es ist interessant genug, daß gerade die kontrollierbaren Verordnungen der Kassenärzte ein erstaunliches Material an Medikamentvergeudung und Zwecklosigkeit der Verordnung geben. Ich weise nur auf die monströsen Rezepte gegen Grippe hin, die in der kleinen Schrift von Dr. Nottebaum: „Wirtschaftliche Arzneiverordnung in der Kassenpraxis. Allgemeiner Verband Deutscher Landkrankenkassen"[1] zitiert werden. Es muß auch konstatiert werden, daß die maßgebend erscheinenden Rezepte in manchen viel benutzten Rezeptsammlungen, selbst noch neueren Datums, oft recht unrationell sind und von der Not der Zeit noch keine Notiz nehmen. Diese Sammlungen sind es aber gerade, aus denen der Durchschnittsarzt gern seine therapeutischen Initiativen bezieht.

Wenn der Arzt schon in der Qualität der Medikamente auf unsicherem Boden steht, so noch mehr in der Quantität. Für den jeweiligen Fall die richtige Menge zu verordnen, fällt ihm oft schwer. Er ist sich nicht immer klar, daß zu viel eines Medikaments verordnet ebenso unrationell sein kann wie zu wenig. Wenn zu alledem noch ein Quantum menschlicher Nachgiebigkeit gegen medikamentenhungrige Kassenpatienten kommt, so können die Verschwendungen am Vermögen des einzelnen und der Kassen ins Unerträgliche steigen.

Gerade von diesem letzteren Gesichtspunkt der Nachgiebigkeit aus war es nur zu begrüßen, daß die Kassen den Patienten mit 10 vH an den Medikamentkosten beteiligten — eine Maßregel von erzieherischem Werte, die vielleicht auch mittelbar der nichtversicherten Menschheit nützlich werden kann.

An der Ausbildung der jetzt praktizierenden Ärzte auf pharmakologischem Gebiet ist leider nichts zu verbessern. Die kom-

---

[1] Siehe: Literaturübersicht S. 256.

mende Generation wird ohne Vertiefung ihres Studiums sofort nach der Approbation sich in die ärztliche Praxis gejagt sehen. Es bleibt nichts anderes übrig, als durch autoritative Bevormundung der Ärzte und ihrer therapeutischen Absichten dem Mißstand, so gut es eben geht, zu steuern. Von seiten der Krankenkassen geschieht dies auch schon in weitestem Maße durch Ausgabe von sog. negativen und positiven Listen von Kassenmedikamenten.

Gegen derartige Bevormundung ist im allgemeinen nichts einzuwenden, wenn sie nach vernünftigen Gesichtspunkten gehandhabt wird.

Vernünftige Gesichtspunkte für eine Reglementierung sind:

1. Es sollen negative Listen ausgegeben werden, d. h. Verzeichnisse, in denen bestimmte Mittel als zur Zeit nicht kassenüblich gekennzeichnet werden. Das Gegenteil, also positive Listen, die die zwangsweise Verordnung namhaft gemachter Medikamente verlangt, ist aufs allerbestimmteste abzulehnen. Ein derartiger Zwang würde eine Degradierung des gesamten ärztlichen Standes bedeuten, eine Verödung des therapeutischen Denkens und würde auch sonst sehr viel Bedenkliches und Allzumenschliches mit sich bringen können.

2. Die approbierten Medikamentenlisten dürfen nicht absolut bindend sein. Es muß im Prinzip dem Arzt die Möglichkeit gelassen werden, jedes Medikament zu verordnen, von dessen Wirksamkeit er überzeugt ist. Der formale Weg zur Ausführung solcher Ausnahmen läßt sich finden.

3. Die Listen sind von Kommissionen aufzustellen, in denen die ärztlichen Mitglieder entscheidend zu Wort kommen können. Nur kaufmännische Gesichtspunkte der Billigkeit und Rentabilität dürfen nie maßgebend sein, ein Mittel aufzunehmen oder zu streichen.

4. Die Durchführung der erwünschten Medikamentenbeschränkung bzw. deren Kontrolle muß ärztlichen Vertrauenspersonen, aber nicht Kassenbeamten in die Hand gegeben werden.

5. Die Liste muß elastisch sein, d. h. periodisch und nicht zu selten revidiert und geänderten Verhältnissen angepaßt werden.

Derartige Wege der Selbsthilfe zur zwangsweisen Ersparnis sind schon mehrfach beschritten worden; sie sind nicht in jeder Hinsicht ideal und manchmal zu sehr von der Absicht, um jeden Preis zu sparen, beeinflußt.

Wenn z. B. seinerzeit vom „Verband kaufmännischer Krankenkassen" statt Salvarsan Wismutpräparate mit sanftem Nachdruck empfohlen wurden, so kann das nur als eine Fahrlässigkeit bezeichnet werden; denn diese neuen Wismutpräparate sind noch keineswegs als dem Salvarsan gleichwertig anzusehen. Über die Dauer von Heilung durch Wismut ist überhaupt noch kein Urteil vorhanden. Die Substituierung von Äthylmorphin für Codein aus der rein kaufmännischen Erwägung, daß die Dosis des letzteren kleiner sein kann als die des ersteren, ist bedenklich; für Codein aber gar Extractum Hyoscyami gegen Husten zu empfehlen, ist weit weniger als Ersatz. Eine abzulehnende Bevormundung ist es, Chinin nur bei Malaria in kleinsten Mengen zuzulassen. („Ortskrankenkasse" Nr. 40, November 1923.)

Auch bei der generellen Empfehlung der „Ersatzpräparate" für ein wortgeschütztes Original geht man wohl manchmal zu weit. Der Arzt denkt Aspirin und schreibt: Acetylsalicylsäureersatz. Es ist nicht ausgemacht, daß das Plagiat gleich gut und dabei billiger ist als das Original; man muß bei „Ersatz" auch im Auge behalten, daß er chemisch ganz richtig sein kann, aber pharmazeutisch in der endlichen Form, wie er zum Patienten kommt, mißhandelt. Es gibt Acetylsalicylsäuretabletten im Handel, die im Wasser kaum zerfallen.

Es ist hier auch der Ort, zu betonen, daß die Panikstimmung gegen sog. Valutadrogen oft recht über das Ziel geschossen hat; man kann nicht die „deutsche" Frangula wahllos für Fol. Sennae oder Rhabarber oder Aloe substituieren und ebensowenig Ipecacuanha durch Veilchenwurzel oder Primelwurzel, die höchstens einen nebensächlichen Teil der Inhaltsstoffe der Ipecacuanha enthalten. Daß Mutterkorn durch die Capsella bursa pastoris ersetzt werden könnte, wird wohl kaum mehr ernsthaft geglaubt. Wenn statt Borax Natriumbikarbonat empfohlen wurde, so muß man wissen, daß es sich nur um einen Ersatz der Alkalescenz des Borax handelte. Es ist dagegen nichts einzuwenden, statt Radix Ratanhia das Rhizoma Tormentillae zu verwenden oder statt Rad. Senegae die Rad. Saponariae oder — alle vier zu vermeiden.

Wir müssen uns klar darüber sein, daß eben bei uns sehr wenig wirksame Heilkräuter wachsen, und daß es mehr als unwahrscheinlich ist, daß noch eines existiert, das wir noch nicht gefunden hätten. Und wenn wirklich das eine noch gefunden wird, so werden die Sammlerkosten bei uns sich so hoch stellen, daß die Preise der ausländischen und selbst tropischen Drogen samt Fracht erreicht werden. Auf diesem Gebiet sind nationale Erwägungen unökonomisch.

Auch in der Verwendung von Mineralwasser kann der Sparradikalismus leicht über das Ziel hinausschießen. Man muß sich klar sein, daß vom echten Karlsbader Sprudelsalz die 55° heiße Karlsbader Quelle nur zur Not ersetzt wird, daß aber das Sal. Carolinum factitium des Arzneibuches und sein Hauptbestandteil Glaubersalz nur die unmittelbare Abführwirkung ersetzt, aber Gallensteinleiden, Diabetes und Fettsucht unberührt läßt. Das gleiche mag wohl für alle sog. künstlichen Quellsalzmischungen gelten[1]. Es ist eben nicht möglich, auf Quellwasseranalysen ein natürliches Mineralwasser aufzubauen. Reguläre Trinkkuren mit solchen Gemischen sollten lieber unterlassen werden[2].

Durchaus zu billigen ist die zurückhaltende Stellung der Listen zu den sog. Nährpräparaten. Einzig der Lebertran ist wegen seiner physikalischen Eigenschaften, seiner Natur eines flüssigen tierischen Fettes und schließlich seines Vitamingehalts wirklich unentbehrlich.

Den Patienten selbst für die Bereitung seiner Medikamente in größerem Maße heranzuziehen, ist untunlich. Man wird gut tun, ihm zu solcher Prozedur nur ein Mindestmaß von Geschicklichkeit zuzutrauen, jedenfalls keinerlei Verständnis für Quantität, soweit sie über die durch den Geschmackssinn regulierte Kochkunst hinausgeht. Es werden immer nur die einfachsten Dinge sein, die man dem Patienten sich selbst herstellen läßt, wie Baldriantee, Tee aus Kamillen oder Flieder; Grundsatz soll aber bleiben, daß der Arzneimittelverkehr unter Befolgung der Kaiserlichen Verordnung vom 22. Oktober 1901[3] in seinem wesentlichen Anteil in die Apotheke gehört.

Wenn auch kein Zweifel ist, daß auf diesem Wege der Bevormundung wirklich namhafte Ersparnisse gemacht werden können, so muß man doch sich klar sein, daß die nur unter zahlreichen Vorbehalten gutzuheißenden Maßnahmen stets einen Zwang darstellen, und daß die inneren Nachteile des Systems auch nicht aufhören werden, wenn die Beteiligten sich daran gewöhnt haben.

---

[1] Die Firma Schering bringt jetzt allerdings künstliches Karlsbader und künstliches Marienbader Salz in Form von Tabletten in den Handel, das das Ergebnis der Analyse weitgehend nachzuahmen sucht. O. Warburg und F. Umber, Klin. Wochenschr. 1926, Nr. 16. „Über künstliche Mineralwässer". Vgl. noch die Abhandlung von Th. Brugsch, S. 73.

[2] Die Versorgung mit natürlichen Heilwässern gehört neuerdings zu den Leistungen der Krankenkassen. In mehreren Städten sind Brunnenausschänke auch für Sozialversicherte eingerichtet worden.

[3] In der jetzt geltenden Fassung abgedruckt in: Veröffentlichungen des Reichsgesundheitsamts 1925, Nr. 18. (Berlin: Verlag von Julius Springer.)

Speziell für die Medikamentenversorgung der Kassenpatienten ist zu bedenken, daß deren Medikamentausgaben nur einen kleinen Bruchteil der Gesamtausgaben der Kassen betragen. Es ist bestimmt eine Gefahr für den ganzen ärztlichen Stand, wenn durch zwangsweise Vorschriften dem Arzt allmählich das Gefühl für die feineren Abstufungen in der Wirkung der Medikamente verlorenginge, eine Gefahr, die auf eine Ansehensminderung des deutschen Arztes in der Welt hinausläuft.

Unter Berücksichtigung der obigen Gesichtspunkte müßten sich beim Konsumenten durch Einwirkung auf die Ärzte beträchtliche Ersparungen machen lassen.

Arzneimittelhandel.

Es ist nun weiter zu untersuchen, ob im Handel mit Arzneimitteln auf dem Wege vom Produzenten über den Grossisten zum Apotheker nennenswert gespart werden kann. Die Arzneimittel werden unterschieden in offizinelle, d. i. in der Pharmakopöe definierte, und in nichtoffizinelle, die gewöhnlich Spezialitäten und Spezialpräparate sind.

Die Beschaffung und Zubereitung der offizinellen Arzneimittel ist Gegenstand der Apothekertätigkeit; ihr Konsumentenpreis richtet sich nach den offiziellen Taxen der Ware und der Arbeitsleistung. Spezialitäten und Spezialpräparate sind vom Apotheker fertig bezogen; er ist hier nur verantwortlicher Zwischenhändler.

Die große Anzahl der Spezialpräparate besteht aus von der Großindustrie hergestellten Produkten, denen eine meist neue therapeutische und chemische Idee zugrunde liegt. Der größte Teil der Spezialitäten schlechtweg ist zwar ebenfalls industriellen Ursprungs, besteht aber zumeist aus Mischungen offizineller oder offizinell gewesener Mittel, ist also irgendeine Form eines kombinierten Rezepts mit mehr oder weniger klarer Deklaration der Zusammensetzung. Verbesserung bestehender offizineller Medikamente oder gebräuchlicher Verordnungen ist diesen Spezialitäten nicht immer abzusprechen, doch sind sie im großen und ganzen die eigentliche crux des Arzneimittelhandels. Sie schwimmen auf der Reklame, die für sie ausgegeben wird, sind meist kurzlebig und deshalb fast immer zu teuer. Das Objekt der Reklame, der Arzt, steht ihnen hilflos gegenüber und ist deshalb geneigt, sie anzuwenden.[1]

---

[1] Vgl.: Regelung des Spezialitätenwesens. (Pharm. Ztg. 1926 Nr. 60—63, — Apotheker-Ztg. 1926 S. 785) und die Erklärung des Präsidenten des Reichsgesundheitsamts im Reichstage zum Arzneimittelgesetz am 19. März 1927 (290. u. 291. Sitzung, Reichstagsdrucks. S. 9736).

Apothekerpreise: Der Umsatz der Apotheken soll zur Zeit durchschnittlich zu einem Fünftel aus Rezeptur, zwei Fünfteln aus Handverkauf und zwei Fünfteln aus Spezialpräparaten sich zusammensetzen. Rezeptur und Handverkauf umfassen im großen und ganzen die offizinellen Mittel; Spezialitäten machen also mit ihren 40 vH des Umsatzes einen sehr beträchtlichen Anteil des Haushalts der Apotheken aus.

Der Verkaufspreis der offizinellen Mittel ist durch staatliche Taxe festgelegt. Hier wäre nur an Einzelheiten eine Ersparnis möglich, wovon später. — Auch die Arbeitsvergütung des Apothekers ist durch die Taxa laborum festgelegt; an ihr kann kaum etwas geändert werden. Apothekerverdienst an Spezialitäten ist zur Zeit 75 vH[1] als Zuschlag zum Ausgleich für den Entgang der taxa laborum der ja fertig eingekauften Spezialitäten. Eine Reduktion auf den früheren Satz von 60 vH würde den Konsumenten und der Kasse nur eine verschwindend geringe Verbilligung bringen. Auch muß anerkannt werden, daß die heutige Steuerbelastung des Apothekers größer ist als früher und er nur die Umsatzsteuer auf den Konsumenten abwälzen kann. Endlich gibt er durch Spezialverträge seinen Massenabnehmern, eben den Kassen, meist erhebliche Rabatte.

Eine wichtige Frage ist die Alkoholpreisfrage. Es ist auf das allerdringendste zu wünschen, daß der Medikamentenalkohol wieder freigegeben oder wenigstens im Preise beträchtlich reduziert würde; aber rein, ohne jedes Zusatzmittel, muß er hierfür bleiben.

Wenn in einigen Auslandsstaaten die Preise für Heilsera und Impfstoffe, insbesondere für Diphtherieserum, niedriger sind als in Deutschland, so ist das hauptsächlich darin begründet, daß dort die Heilsera und Impfstoffe in Staatsinstituten auf Kosten des Staates hergestellt werden. In Deutschland werden sie zur Zeit ausnahmslos von der Privatindustrie erzeugt, aber in einem Staatsinstitut auf Keimfreiheit und Wirksamkeit geprüft. Dabei ist zu bedenken, daß die Kosten für diese in Deutschland besonders sorgfältig durchgeführte Wertprüfung von seiten des Staates eine gewisse Belastung für den Produzenten zur Folge hat. Gegenüber dem allgemeinen Aufschlag auf Spezialitäten werden Sera und Impfstoffe nur mit einem Aufschlag von 40 vH von den Apotheken verkauft. Im übrigen wird von den zuständigen Stellen geprüft, ob die Abgabepreise der Sera und Impfstoffe sich nicht noch weiter senken lassen.

---

[1] Zuschlag von 40 vH für Sera, Salvarsane und Insuline.

Die Ausschaltung des Grossisten ist nicht ganz ohne Bedenken; denn eine geregelte und reibungslose Versorgung des Volkes mit Arzneimitteln verlangt wirklich vorhandene Stapellager. Inwieweit an seinem 20 vH Aufschlag noch abzuziehen ist, entzieht sich meiner Kenntnis, doch wird auch darin der Effekt praktisch von geringer Bedeutung sein.

Spezialpräparate: Die Industrie der Spezialpräparate, im großen und ganzen repräsentiert durch die deutsche pharmazeutische Großindustrie, bedarf einer besonderen Besprechung. Die Produkte dieser Industrie, die Spezialpräparate, sind die Träger der Entwicklung des Arzneischatzes überhaupt. Sie verdanken ihre Entstehung meistens der Absicht, etwas an Qualität ganz Neues oder wesentlich Verbessertes zu schaffen. Wenn sie sich bewähren, werden sie früher oder später zu offizinellen, also anerkannten Arzneimitteln. Das Antipyrin, das Salvarsan, das Novocain und viele andere sind zunächst als Spezialpräparate entstanden und erst nach ihrer Bewährung offizinell geworden. Die Qualität dieser Produkte ist eine von der ganzen Welt anerkannt gute. Das Ausland ist schon stolz, wenn seiner Industrie die Imitation des einen oder anderen synthetischen Produktes gelingt! In der Preisgestaltung kann die Industrie mit diesen neuen Mitteln keineswegs hemmungslos vorgehen; wenn es sich nur um eine wesentliche Verbesserung schon vorhandener Präparate handelt, dann muß der Preis dieser Präparate maßgebend sein für den der neueren. Nur in den recht seltenen Fällen rein synthetischer, absolut neuer Medikamente ist ein größerer Spielraum für den Gewinn dem Produzenten gelassen, immer unter der Voraussetzung, daß sie durch einen umfassenden Patentschutz wirksam monopolisierbar sind. Diese Fälle sind, wie gesagt, sehr gering. Antipyrin, Salvarsan usw. sind Beispiele dafür. Nach Ablauf des Patentschutzes, also nach 18 Jahren, bleibt dem Produzenten nur mehr der Vorsprung des Markenschutzes und seiner Betriebserfahrungen in der Herstellung der besten Form des Präparats, die dann die freigelassene Konkurrenz sich erst verschaffen muß. Ich bemerke, daß auch darin ein Beweis liegt, daß die von der „billigen Rezeptur" wahl- und kritiklos bevorzugten „Ersatzpräparate" nicht immer von Anfang an gleich die beste Qualität zu haben brauchen.

Die große technische Organisation der Fabriken erlaubt es ihnen aber auch, Spezialitäten im weiteren Sinne, also fabrikmäßig hergestellte Rezeptformen, in qualitativ einwandfreier Weise auf den Markt zu bringen; es sei hier nur erinnert an die bekannten zahlreichen Unternehmungen, die bezwecken, der Tablettenmedizinform in Deutschland Boden zu verschaffen, einem Handel, der vor dem Krieg zum größten Teil in ausländischen Händen lag. Die Produkte der M. B. K.-Firmen und anderer haben den ausgesprochenen Zweck, Medikamente in wirtschaftlicher Form, in passender Zahl der in der Einheit enthaltenen Packung (Kleinpackung) auf den Markt zu bringen.

Ein Vergleich der Preise der pharmazeutischen Spezialitäten 1914 und 1927 beweist, daß in zahlreichen Fällen die Industrie in der Preisgestaltung mit der allgemeinen Verteuerung nicht Schritt gehalten hat. Aus diesem Grunde ist die ursprünglich aufgestellte Übersicht der Spezialitätenpreise hier weggelassen und durch eine Zusammenstellung einiger vielgebrauchter Arzneimittel ersetzt worden. Sie soll dem Arzt ganz allgemein zeigen, daß die Arzneiverordnungen keineswegs als durchgängig teurer bezeichnet werden können, wie übrigens auch planmäßige Berechnungen an einer großen Anzahl von Arzneien (1914 und 1926) dargetan haben, daß die Preiserhöhungen noch unterhalb der Indexsteigerung[1] geblieben sind.

		Deutsche Arzneitaxe	
		1914	1927
		M	RM
Aether pro narcosi	100 g	1,85	0,50
Liquor Aluminii acetici	100 g	0,35	0,10
Hydrogenium peroxydatum solutum etwa 3 vH (Gewicht)	100 g	0,20	0,10
Acid. acetylosalicylicum	10 g	0,20	0,15
Tinct. Valeriana aetherea	10 g	0,25	0,20
Kalium bromatum	10 g	0,15	0,10
Liquor Ammonii anisatus	10 g	0,10	0,10
Acid. boricum	10 g	0,05	0,05
Species diureticae	10 g	0,10	0,10
Tinct. Jodi	10 g	0,30	0,30
Codeïnum phosphoricum	0,1 g	0,15	0,20
Hexamethylentetraminum	10 g	0,15	0,20
Chloroformium pro narcosi	100 g	0,70	0,80
Tannalbin	10 g	0,95	1,35
Oleum Jecoris aselli	500 g	1,30	1,80
Acetum Sabadillae	100 g	0,40	1,00

Es wird ohne weiteres einleuchten, daß bei veränderten Verhältnissen (Erlöschen von Patenten, veränderte Arbeitspreise nach der Arzneitaxe, veränderte Zuschläge auf den Ein-

---

[1] 1927: Februar 145,4, Juni 147,4 (Reichsgesundheitsbl. 1927, Nr. 36, S. 641).

kaufspreis usw.) man aus wenigen Preisen kein vollständiges Bild erhalten kann. Immerhin ist die kleine Übersicht für den Arzt nicht uninteressant und mag ihn vor einseitigen Fehlschlüssen bei der Beurteilung des Kostenaufwands für die erforderlichen Arzneimittel jetzt im Vergleich zur Vorkriegszeit schützen.

Gegenüber zahlreichen Bemängelungen und Vorwürfen über die Preispolitik der Großindustrie, besonders von seiten der Kassenverwaltungen, muß nachdrücklichst auf die ganz besondere Stellung dieser Industrie hingewiesen werden. Die pharmazeutische Großindustrie ist eine ganz speziell deutsche Industrie; ihre Entwicklung in der Vorkriegszeit verschaffte ihr den allbekannten Weltruf und Absatzgebiete auf der ganzen Erde. Das Inlandgeschäft war gegenüber diesen Auslandsabsätzen nahezu belanglos. Sie konnte ihre großen Auslandsgewinne in mittelbarer und unmittelbarer Weise der deutschen Volkswohlfahrt zuwenden und brachte mit einem Wort viel Geld ins Land und konsumierte sehr wenig Geld aus dem Lande. Die Hebung des Ansehens des deutschen Arztes war ihre unmittelbare Folge. Diese Dinge wurden in der bekannten Undankbarkeit gegen das Selbstverständliche hingenommen. Das hat sich jetzt leider gründlich geändert. Die extrem-nationalistische Einstellung des gesamten Auslandes tendiert auf Emanzipation von unserer Arzneimittelindustrie. Die Einfuhrmöglichkeiten in fremde Länder werden von Tag zu Tag schwieriger, und die Erfolge der im Ausland entstehenden pharmazeutischen Industrien auf Grund des Versailler Vertrages sind schon recht merklich. So steht unsere Industrie in einem schweren Existenzkampf. Sie wird sich entschließen müssen, ihre bisherigen Produkte als die weniger einträglichen zu behandeln und ihre frühere Stellung allmählich wieder auf Grund neuer Erfindungen, also auf Grund wissenschaftlicher und geistiger Tätigkeit, zurückzuerwerben.

Dazu braucht sie aber die Zusammenarbeit mit dem deutschen Arzt und den Konsum ihrer Produkte in ihrem Lande aufs notwendigste. Es ist eine allbekannte Tatsache, daß deutsche Spezialpräparate, die sich in Deutschland therapeutisch bewährt haben, leichter den Weg ins Ausland finden, da eben dieses Ausland in unserer deutschen Einrichtung der Zusammenarbeit von Chemiker, Arzt und Kaufmann, gestützt durch die Erprobung der Mittel im eigenen Lande, immer noch eine unübertroffene Wertprobe sieht.

Ganz besondere Aufmerksamkeit verlangen die zutage getretenen Bestrebungen der Ortskrankenkassen, Arzneimittel in eigener Regie herzustellen und zu vertreiben; die unverkennbare Tendenz war, die Kassenärzte unter dem Druck der Verordnung vom 30. Oktober 1923[1] mit positiven Listen zu zwingen, gerade diese Produkte möglichst ausschließlich zu verordnen. Darin liegt eine große Gefahr, einmal für den Ärztestand, dann aber auch für die deutsche Arzneimittelindustrie. Es braucht kaum betont zu werden, daß es gegen jedes ärztliche Standesbewußtsein und das Gewissen der Ärzte geht, sich seinen Arzneischatz vorschreiben zu lassen. Das führt zu völliger Verödung und therapeutischem Nihilismus. Es ist aber auch klar, daß die Tendenz solcher Unternehmungen auf die möglichst totale Ausschaltung der pharmazeutischen Großindustrie hinausläuft. Wie schon oben auseinandergesetzt, braucht diese die Bewährung ihrer Produkte am einheimischen Kranken. In dem schweren Kampfe um die Wiedergewinnung der verlorenen Auslandsmärkte kann sie nicht auch noch den merkantilen Bürgerkrieg gegen Volksgenossen führen, braucht im Gegenteil jede mögliche Förderung aus dem eigenen Lande.

Es muß aber auch gesagt werden, daß eine wirkliche Verbilligung der Medikamente durch solche Kassenmaßnahmen auf die Dauer nicht zu erreichen ist. Schon zur Herstellung des beliebten ,,Ersatzes" für Spezialpräparate ist Fabrikation nötig. Eigene Fabriken haben die Kassen nicht, und was sie von gefügigen kleineren Fabriken bekommen können, kann nur schlechtes Plagiat sein. Eine weitere Entwicklung des Arzneischatzes auf Grund einer pharmazeutischen Kassenindustrie ist ausgeschlossen, denn eigene Einfälle, die zu Neuheiten führen könnten, werden auf diesem dürren, ungedüngten Boden nicht ersprießen. Die Rentabilität derartiger Unternehmungen ist mehr als zweifelhaft, und die Verluste würden schließlich doch nur der Kasse, also letzten Endes dem Kassenmitglied, zugeschoben werden. So kann in diesen neuzeitlichen Bestrebungen kaum etwas anderes erblickt werden als ein etwas verspätetes und schon halb verunglücktes Experiment der Sozialisierung, dessen Folgen nicht früh genug erkannt und vereitelt werden können.

Wenn wir nun rückblickend die ganze Frage nochmals aufwerfen: Wie kann die Medikamentenversorgung verbilligt werden?, so bleibt als einzig gangbarer Weg nur übrig: **durch die Ärzte selbst! Sie müssen es lernen, an der richtigen**

---

[1] Die Materie ist in den ,,Richtlinien für wirtschaftliche Arzneiverordnung", aufgestellt vom Reichsausschuß für Ärzte und Krankenkassen, am 15. Mai 1925, geregelt. Siehe Anhang.

Stelle das richtige Medikament in der richtigen Menge zu verordnen. Wenn im Drange der Geschäfte und der Zeit dieses Ziel aus eigener Initiative nicht mehr zu erreichen ist, so muß eben der Zwang an die Stelle treten, aber ein Zwang nur in der fachmännischen und taktvollen Form der ärztlichen Kollegialität.

D.
Von Prof. Dr. J. Jadassohn-Breslau[1].

Es ist nicht notwendig, in diesem Kreise auf die Bedeutung des Kampfes gegen die Geschlechtskrankheiten hinzuweisen noch auch eingehender zu begründen, daß, wie die Dinge nun einmal liegen, gerade in der jetzigen Zeit die wirksamste Waffe in diesem Kampf noch immer die Behandlung ist. Diese verfolgt das doppelte Ziel: die Angesteckten möglichst schnell der von ihnen ausgehenden Ansteckungsgefahr zu entkleiden bzw. zu verhindern, daß sie wieder ansteckungsgefährlich werden, und sie vor den späteren schädlichen Folgen nach Möglichkeit zu schützen. Es bedarf nicht weiterer Begründung, daß die Erreichung dieses Zieles der individuellen wie der Volksgesundheit in gleicher Weise dient und auch vom ökonomischen Standpunkt aus das Vorteilhafteste ist.

Die Bekämpfung der Geschlechtskrankheiten hat unter der Ungunst der Verhältnisse in den letzten Jahren sehr schwer gelitten; ganz besonders trifft das für die Bekämpfung durch die Behandlung zu. Es interessiert uns hier nicht, zu erörtern, daß die Aufklärungsarbeit aus pekuniären Gründen zurücktreten mußte, daß die Prostitution — im weitesten Sinne — infolge der Arbeitslosigkeit usw. zunahm, daß trotz aller Armut unseres Volkes der Alkoholismus seit dem Kriege sein Haupt wieder erhoben hat und, wie immer, der Verbreitung der Geschlechtskrankheiten vorarbeitet usw. Je mehr wir das alles zugeben müssen, um so mehr müssen wir für die wirksamste, schnellste und gründlichste Behandlung der ansteckenden Geschlechtskrankheiten eintreten.

---

[1] Referat, ursprünglich abgedruckt in: Med. Klinik 1924, Nr. 15. — Die einleitenden Bemerkungen zu dem oben abgedruckten Referat treffen glücklicherweise mehrfach nicht mehr zu. Da sie aber mutatis mutandis von der Inflationszeit auf die jetzige Zeit sehr wohl zu übertragen, und die allgemeinen Gesichtspunkte, welche ich damals betont habe, noch immer gültig sind, glaube ich, an ihnen nichts ändern zu sollen.

Wenn wir im einzelnen verfolgen, wodurch vor allem die Betätigung in diesem Kampfe gehindert worden ist, so sind es sehr verschiedene Momente, die uns entgegentreten:

1. Die Landesversicherungsanstalten[1] haben unter dem Druck der Geldnot ihre segensreiche Tätigkeit in den Beratungsstellen und die von ihnen in großzügigster Weise übernommenen Heilverfahren mehr oder weniger stark eingeschränkt bzw. eingestellt.

2. Die Krankenkassen[2], deren Bedeutung im „Kampfe gegen die Geschlechtskrankheiten durch die Behandlung" außerordentlich groß war, hatten einerseits an vielen Orten die Aufnahme der Kranken in Hospitäler und Kliniken verweigert, welche sie sonst wenigstens für die ansteckungsgefährlichsten Stadien und Fälle zugestanden hatten. Dadurch mußten naturgemäß wesentlich mehr Ansteckungen verbreitet werden. Sie hatten aber auch vielfach Einschränkungen in bezug auf die Behandlung eintreten lassen, speziell das Salvarsan teils gesperrt, teils in besonders geringen, ganz unzureichenden Mengen bewilligt. Auch die Verordnung, daß die Krankenkassenmitglieder 10 bzw. 20 vH der Kosten für die Medikamente bezahlen mußten, hat gerade bei den Geschlechtskranken damals sehr schädlich gewirkt, — einmal, weil die Kosten für manche der bei ihnen zu verwendenden Mittel besonders hohe sind, dann aber, weil diese Patienten sich oft selbst nicht sonderlich krank fühlen und daher glauben, daß gerade bei den Ausgaben für diese Krankheiten gespart werden könne. Dazu war auch noch zeitweise der vertraglose Zustand gekommen, welcher, wie ich aus mehrfachen Mitteilungen weiß, die Unterbrechung zahlreicher Kuren, auch frisch Geschlechtskranker, bedingt hat.

3. Wie die Kassen hatten vielfach die Gemeinden, speziell die Wohlfahrtsämter, die Fürsorge für die Geschlechtskranken aufgeben oder herabmindern müssen.

4. Aber auch die Selbstzahler sind immer weniger in der Lage gewesen — und sind es leider vielfach auch jetzt noch nicht —, die Mittel für die ärztliche Behandlung und die Medika-

---

[1] Die meisten haben glücklicherweise ihre Tätigkeit wieder aufgenommen; doch ist die Durchführung von Heilverfahren auf Kosten der L. V. meines Wissens noch immer vielfach erschwert.

[2] Die Krankenkassen leisten jetzt in meinem Wirkungskreis wieder wesentlich das gleiche wie vor der Inflationszeit, — aber die Hospitalaufnahmen der Fälle, welche nur wegen ihrer Ansteckungsgefährlichkeit stationär behandelt werden müssen, machten oft noch Schwierigkeiten, die jetzt allerdings meist schon behoben sind.

mente aufzubringen. Die niedrigen Beamtengehälter, die Not des Mittelstandes machen das ohne weiteres verständlich.

Der nächstliegende Gedanke, die ökonomischen Hindernisse zu beheben, welche einer den heutigen Anforderungen und der heutigen Leistungsfähigkeit der wissenschaftlichen Medizin entsprechenden Versorgung der Geschlechtskranken im Wege stehen, ist naturgemäß der, daß Reich, Länder, Gemeinden diese für die Volksgesundheit ungeheuer wichtige Aufgabe übernehmen müßten. Wie groß aber hier die Schwierigkeiten sind, das hat sich ganz besonders bei der Beratung des Gesetzentwurfes[1] zur Bekämpfung der Geschlechtskrankheiten gezeigt.

Was kann nun geschehen, um die Kosten für die Behandlung der venerisch Kranken geringer zu machen, als sie es jetzt sind?

Dabei scheinen mir von vornherein zwei Gesichtspunkte von prinzipieller Bedeutung zu sein. Der erste ist der, daß unter keiner Bedingung die Behandlung auf ein Niveau herabgedrückt werden darf, das man mit dem berüchtigten „billig und schlecht" charakterisieren müßte. Es darf nicht unter das Maß heruntergegangen werden, das nach dem heutigen Stande der Wissenschaft das eingangs schon charakterisierte Ziel aller unserer Bestrebungen: möglichste Aufhebung der Ansteckungsgefährlichkeit und möglichste Sicherung der späteren Gesundheit der Erkrankten als erreichbar erscheinen läßt. Und mit diesem Gesichtspunkt ist der zweite eng verbunden: Die Lehre von der Behandlung der Geschlechtskrankheiten ist — wie auch kaum ein anderes therapeutisches Gebiet — nicht so weit vorgeschritten, daß wir jenes Maß mit allgemeiner Übereinstimmung festsetzen könnten. Selbst die wissenschaftlich am meisten an-

---

[1] Das am 18. Februar 1927 verkündete und am 1. Oktober 1927 in Kraft getretene Gesetz zur Bekämpfung der Geschlechtskrankheiten (Reichsgesetzbl. I. Teil S. 61, Reichsgesundheitsbl. S. 182, Deutsche med. Wochenschr. 1927, Nr. 8, Münch. med. Wochenschr. Nr. 12) bedeutet auch insofern einen gewaltigen Fortschritt, als nunmehr auf Grund des § 2, Abs. 2 dieses Gesetzes die Behandlung Minderbemittelter, die keinen Anspruch auf anderweitige ärztliche Behandlung haben, oder denen die Behandlung auf Grund einer Versicherung wirtschaftliche Nachteile bringen könnte, aus öffentlichen Mitteln sichergestellt wird. Auf Grund des § 4, Abs. 2 können Personen, die geschlechtskrank und verdächtig sind, die Geschlechtskrankheit weiter zu verbreiten, einem Heilverfahren unterworfen, auch in ein Krankenhaus verbracht werden, wenn dies zur Verhütung der Ausbreitung der Krankheit erforderlich erscheint. Eine möglichst billige und doch völlig ausreichende Behandlung der Geschlechtskranken wird aber auch nach Inkrafttreten des Gesetzes erforderlich sein.

erkannten Vertreter meines Faches sind darüber sehr verschiedener Meinung. Wollte man ein Mindestmaß festsetzen, so wäre die Gefahr vorhanden, daß die Kassen für ihre Angehörigen nie mehr als dieses Maß gewähren würden. Daraus aber würde resultieren, daß manchen Ärzten die Durchführung einer Behandlung aufgezwungen würde, welche ihrer Überzeugung als ungenügend widerspricht.

Trotz dieser Erwägungen ist es unter so außergewöhnlich ungünstigen Umständen, wie sie jetzt in Deutschland bestehen, notwendig, aufs sorgfältigste zu überlegen, wie etwa bei der Behandlung der venerisch Kranken gespart werden könnte, ohne daß für Gegenwart und Zukunft Schaden entstände. Dabei sind verschiedene Möglichkeiten gegeben. Man kann in erster Linie fragen, ob die für die Behandlung der Geschlechtskranken notwendigen Mittel verbilligt werden können. Es ist bekannt, wie sehr die Preise der Salvarsanpräparate beklagt und verurteilt worden sind. Die Hoechster Fabriken haben aber immer erklärt, daß diese Preise den Herstellungskosten entsprechend seien. Sie sind ebenso wie die Apothekerzuschläge herabgesetzt worden und sind jetzt wesentlich billiger als vor dem Kriege.

Analoge Erwägungen können natürlich auch bei anderen Mitteln — z. B. den Wismutpräparaten, manchen Gonorrhöemitteln — angestellt werden.

In zweiter Linie ist zu erwägen, ob die Kosten für die ärztliche Behandlung vermindert werden können. Hier sind theoretisch auseinanderzuhalten, praktisch aber oft schwer zu trennen: die Ausgaben, welche durch den Entgelt für die ärztlichen Leistungen, und diejenigen, welche durch Medikamente entstehen. Die Preise der ersteren werden durch die Gebührenordnung und die Abmachungen mit den Krankenkassen bestimmt. Sowohl bei den einfachen Konsultationen als bei den Sonderleistungen sind die Urteile der Ärzte über die Notwendigkeit ihrer Zahl naturgemäß verschieden. Die Patienten drängen vielfach zu Polypragmasie. Hier muß im Interesse der Kassen eine gewisse Kritik geübt werden. In Breslau und, wie ich höre, auch anderwärts hat sich dafür mehr als das System der Vertrauensärzte, die oft als Organe der Kassen nicht das volle Vertrauen genießen, eine von dem Verein der Kassenärzte eingesetzte Kommission zur Prüfung der Rezepte und der ärztlichen Leistungen bewährt, welche eine strenge Kontrolle durchführt. Gerade bei den venerischen Krankheiten werden gewiß viele Sonderleistungen (Gonokokkenuntersuchungen, Einspritzungen usw.) gemacht, welche nicht besonders berechnet werden, da sich die Kassen zu sehr durch sie belastet fühlen würden. Solche Leistungen wären also unzweifelhaft ein im allgemeinen Interesse gebrachtes Opfer der Fachärzte. Es müssen aber auch immer und immer wieder die Kassen über die Notwendigkeit aufgeklärt werden, gerade bei der Behandlung der Geschlechtskrankheiten nicht kleinlich zu sein, wozu sie mancherorts auf Grund der bekannten Vorurteile sehr geneigt sind.

Wir Ärzte stehen gewiß alle auf dem Standpunkt, daß für unsere Kranken nur das Beste gut genug ist. Aber auch hier: „Est modus in rebus." Wir mußten schon immer und müssen jetzt noch viel mehr berücksichtigen, daß eine Beschränkung in den Ausgaben für alle Kranken, denen nicht große Mittel zur Verfügung stehen — und das sind jetzt die meisten —, notwendig ist. Trotz der Bedenken gegen schematische Vorschläge zur Behandlung der Geschlechtskrankheiten nach ökonomischen Gesichtspunkten werden wir also die Frage aufs eingehendste prüfen müssen, ob es richtig ist, für die Ärzte Ratschläge zu erteilen, nach denen die Geschlechtskranken genügend wirksam und doch relativ billig behandelt werden können. Die Ausarbeitung solcher Ratschläge ist zur Zeit außerordentlich schwierig; denn gerade bei der Behandlung der Geschlechtskrankheiten sind viele Fragen ganz besonders im Fluß. Der eine sieht eine vielleicht an sich kostspielige Maßnahme als außerordentlich wirksam an und ist daher überzeugt, daß sie ohne Schädigung des Patienten und der Volksgesundheit nicht entbehrt werden kann, ja, daß sie wegen der Abkürzung der Krankheit sogar besonders sparsam ist, der andere zweifelt an ihrer Bedeutung. Auch vom ökonomischen Standpunkt bedenklich ist die moderne therapeutische Publizistik. Der in ihr zutage tretende übertriebene Optimismus verführt die Ärzte immer wieder zur Verwendung neuer, oft teurer und doch keineswegs besonders wirksamer Methoden.

Ich kann es heute nicht als meine Aufgabe ansehen, im einzelnen solche Vorschläge zur möglichst billigen Durchführung einer wirksamen Behandlung der Geschlechtskrankheiten zu machen. Sie müßten in einer Kommission ausgearbeitet werden. Dabei müßte aber bei jedem einzelnen Punkte besonders beachtet werden, daß dem Ermessen des Arztes möglichst viel Freiheit gewährleistet wird, damit nicht etwa — wie erwähnt — Minimalangaben besonders von den Krankenkassen als die Normalmaße angesehen werden, über die hinauszugehen den Ärzten erschwert oder sogar unmöglich gemacht wird.

Nur um ganz im allgemeinen zu zeigen, wie viele und wie verschieden geartete Fragen dabei zu erörtern sind, möchte ich bei den einzelnen venerischen Krankheiten die wichtigsten Punkte hervorheben.

Das Ulcus molle fällt dabei am wenigsten ins Gewicht. Mit Karbolätzungen und Jodoform — von dem man bei geeignetem Vorgehen nur verschwindend wenig braucht — kommt man meist zum Ziel. Kostspieliger wird schon die häufigste Komplikation des Ulcus molle, der Bubo. Es ist noch immer das beste und wahrscheinlich auch das billigste, wenn man frische Bubofälle aus der arbeitenden Bevölkerung in stationäre Behandlung gibt, weil eine Anzahl von ihnen dadurch vor der Vereiterung und vor einem längeren Krankenlager geschützt wird. Die Frage, wie weit man das auch bei ambulanten Patienten durch die moderne parenterale Therapie (Milch, Terpentin usw.) erreichen kann, ist noch nicht entschieden. Doch sind solche Methoden ja billig und daher mit Recht zu verwenden.

Bei den gonorrhoischen Erkrankungen sind die des Mannes und der Frau und bei beiden wieder die unkomplizierten Fälle von den komplizierten zu sondern.

Die Gonorrhöe des Mannes ist vielfach das Feld einer nicht notwendigen Polypragmasie geworden. Das Sparsamste ist hier unzweifelhaft — von der Prophylaxe abgesehen — die abortive Therapie. Aber dazu kommen die Patienten leider meist zu spät. Bei der „systematischen antiseptischen Behandlung" sind die Silberpräparate unentbehrlich. Ich persönlich bin der ketzerischen Meinung, daß man mit Argentum nitricum in verschiedenster Abstufung der Konzentration mit geringeren Kosten ungefähr ebenso weit kommt wie mit den modernen Silberverbindungen, zumal man von den meisten der letzteren viel stärkere Lösungen verwendet. Spülungen können die Behandlung häufig sehr abkürzen, sind aber (außer in Klinik oder Hospital) kostspielig. Für die Urethritis posterior und Zystitis sind sie oder Instillationen oft unentbehrlich. Die Harnröhrenbehandlung mit Stäbchen usw. ist teuer und meist wenig wirksam. Die innere Behandlung der Harnröhrengonorrhöe könnte meines Erachtens ohne irgendwie wesentlichen Schaden in den allermeisten Fällen unterbleiben. Besonderer Wert ist auf die Konstatierung der Heilung nach Abschluß der Behandlung zu legen. Bei den Komplikationen ist jetzt die Behandlung mit Vakzine und mit unspezifischen, parenteral eingeführten Mitteln an der Tagesordnung. Wegen der sachlichen und ärztlichen Kosten bedingt das nicht unbeträchtliche Ausgaben. Die Frage, wieviel man bei Epididymitis und Prostatitis — den häufigsten Komplikationen der Gonorrhöe des Mannes — damit erreicht, ist meines Erachtens nicht entschieden; kann man aber bei den unendlich zahlreichen Publikationen über die ausgezeichneten Erfolge dieser Methoden die Ärzte an ihrer Verwendung verhindern? Bettruhe und Hitze bei den akutesten Fällen von Epididymitis sind Sparmaßregeln, Suspensorien unentbehrlich, können aber sehr billig hergestellt werden. Bei der Prostatitis acuta ist die Hospitalbehandlung bei Arbeitern kaum zu vermeiden. Die eigentliche chronische Harnröhrengonorrhöe des Mannes, die Strikturen bedürfen sorgfältigster lokaler Behandlung. Dagegen ist die postgonorrhoische Urethritis ein recht harmloser, dabei sehr häufiger Prozeß — bei ihr können viele unnütze Ausgaben (sowohl für ärztliche Eingriffe, Dehnungen usw. als auch für Medikamente) vermieden werden. Um so notwendiger aber ist es, ihre Diagnose, d. h. die Abwesenheit der Gonokokken, durch Provokationsverfahren usw. sicherzustellen, soweit es möglich ist, — und es ist mit größter Wahrscheinlichkeit möglich, wenn man dabei Mühe und daher auch Kosten nicht scheut.

Außerordentlich viel schwieriger liegen die Dinge bei der Gonorrhöe der Frau. Diejenigen, welche diese für fast unheilbar erklären, werden konsequenterweise jeden dafür gemachten Aufwand für überflüssig halten. Das wäre meines Erachtens sehr falsch. Im Prinzip gehören alle akuten Fälle, vor allem bei Nichtverheirateten, in stationäre Behandlung. Da diese die Hauptquelle der Verbreitung der Gonorrhöe sind, muß alles geschehen, um sie auszuheilen. Bei der ambulanten Behandlung sind die ärztlichen Maßnahmen, die fast immer täglich vorzunehmen sind, das Teuerste. Hier wird den Krankenkassen das Recht zur Beschränkung der Bezahlung von Sonderleistungen gewiß zuzuerkennen sein, und auch der Privatarzt wird nicht jeden solchen Eingriff bei weniger Bemittelten zum vollen Preis einstellen wollen. Salben- und Stäbchenbehandlung kann auch bei der Frauengonorrhöe sehr eingeschränkt werden.

Den größten Schwierigkeiten begegnen wir bei der Frage der Ersparnismaßregeln bei der Syphilisbehandlung. Gerade bei ihr muß uns immer auch bei rein ökonomischer Betrachtung der Gedanke vorschweben, daß unzureichende Behandlung die Zahl der ansteckenden Rezidive und damit der Ansteckungsfälle und die Zahl derjenigen erhöht, welche später wegen Tabes, Paralyse usw. zu einem sehr großen Teil der Pflege auf öffentliche Kosten anheimfallen. Hier spielt jetzt in erster Linie die Frage eine Rolle, ob das Salvarsan unentbehrlich ist, bzw. in welchem Umfang es angewendet werden soll, und wieweit man es durch andere billigere Mittel ersetzen kann. Wir werden hier natürlich nicht in eine Diskussion über die Bedeutung der Salvarsanbehandlung eintreten können. Ich will daher meinen Standpunkt nur ganz kurz präzisieren:

Für mich ist das Salvarsan das wesentlichste Hilfsmittel im Kampf gegen die Syphilis. Gerade bei den frischen ansteckungsgefährlichen Fällen muß es jetzt den Kernpunkt der Behandlung bilden. Daß die Quecksilberpräparate — auch die modernsten — es nicht ersetzen können, darüber sind fast alle meine Fachkollegen einer Meinung. Ein sehr beachtenswerter Konkurrent ist dem Salvarsan im Wismut erwachsen. Die Erfahrungen, die ich selbst damit gemacht habe, sind recht günstig; doch habe ich es nicht gewagt, das Salvarsan bei einer größeren Anzahl von frischen Luesfällen durch Wismut zu ersetzen — ich habe es nur damit kombiniert. Dieser vorsichtige Standpunkt scheint durch die meisten bisherigen, in der Literatur vorliegenden Berichte und einige eigene Erfahrungen bestätigt zu werden. Die Verantwortung, welche der Arzt auf sich nimmt, wenn er eine größere Anzahl von frisch Syphilitischen ohne Salvarsan läßt, ist zu groß, als daß irgendeine Behörde das empfehlen oder auch nur gutheißen könnte. Zur Kombination mit Salvarsan kann meines Erachtens auch jetzt schon die Wismut- statt, bzw. neben der Quecksilberbehandlung verwendet werden. Es wäre sehr zu wünschen, daß auch die Wismutpräparate billiger werden[1].

Sehr wichtig ist dann noch, auch vom ökonomischen Standpunkt aus, die Frage, wie groß die Salvarsankuren sein, wie oft sie wiederholt werden sollen, und unter welchen besonderen Bedingungen sie durch andere Mittel ersetzt werden können. Wer die Salvarsanliteratur kennt, weiß, wie außerordentlich die Ansichten über die wirksamen Dosen schwanken. Das Reichsgesundheitsamt[2] hat seinerzeit Maximalmengen angegeben, über die bei der einzelnen Injektion und innerhalb eines gewissen Zeitraums nicht hinausgegangen werden sollte — doch sehen sehr angesehene Fachärzte diese Dosen jetzt als nicht ausreichend an. Bei den von den Kassenärzten unter dem Druck der Ersparnisnotwendig-

---

[1] Das Wismut hat sich immer mehr als ein anscheinend vollständiger Ersatz oder vielmehr als eine Verbesserung der Quecksilberbehandlung erwiesen; aber auch die Anschauung, daß es das Salvarsan nicht verdrängen kann, hat sich mehr und mehr gefestigt.

[2] Richtlinien des Reichsgesundheitsrats für die Anwendung der Salvarsanpräparate, Veröff. des Reichsgesundheitsamts 1921, S. 881 und 1923, S. 209.

keit verwendeten Salvarsanmengen drohen oft geradezu die Gefahren der berüchtigten „Anbehandlung". Man müßte also eine Höchstdosis angeben, über welche bei einer Kur nicht hinausgegangen werden dürfte, wenn nicht ganz besondere Gründe vorliegen, und eine Minimaldosis, unter welcher es — ebenfalls bei Ausschluß besonderer Gründe — nicht gegeben werden sollte. Und man müßte ganz besonders darauf aufmerksam machen, daß es unrichtig wäre, etwa möglichst oft an dieser Minimalgrenze zu bleiben. Auch die Zahl der Injektionen, mittels deren diese Dosen verabreicht werden sollen, muß dem Arzt überlassen bleiben. Allenfalls könnte man, um einzelne Mißbräuche, wie sie mir zu Ohren gekommen sind, zu vermeiden, eine Höchstzahl für eine Kur bestimmen — auch da wären natürlich besondere Ausnahmefälle zu konzedieren[1].

Bei der Frage der Wiederholung der Salvarsankuren ist dem individuellen Ermessen des Arztes um so größere Freiheit gegeben, als die wissenschaftlichen Vertreter des Faches gerade in dieser Beziehung ganz außerordentlich differieren. Die sog. Abortivbehandlung der sero-negativen primären Lues ist gewiß für den Augenblick die billigste. Aber keine Behörde wird es jetzt bei der Divergenz der Meinungen über diese Methode auf sich nehmen, sie gleichsam offiziell zu sanktionieren. Zudem ist die Zahl der in diesem Stadium den Arzt aufsuchenden Patienten noch immer keine sehr große. Wer auch in diesen Fällen mehrere Kuren aus Vorsicht vornehmen zu müssen glaubt, dem soll das trotz aller Ungunst der Zeiten nicht verunmöglicht oder erschwert werden. Immerhin könnte man betonen, daß für die primäre seronegative Lues bei auch serologisch einwandfreiem Verlauf 1 bis 3 mit kurzen Intervallen gegebene Kuren als ausreichend angesehen werden. Bei der frühen sero-positiven Lues wären vielleicht 3—5, bei späteren Sekundärfällen noch mehr Kuren zu nennen. Dabei muß die Möglichkeit bestehen, die therapeutischen Resultate, wie natürlich auch jederzeit die Diagnose, durch wiederholte serologische Untersuchungen, schließlich auch durch Lumbalpunktionen zu kontrollieren.

---

[1] Durch das neue Deutsche Arzneibuch wird bestimmt, daß die 6 Salvarsanpräparate nur in den Handel gebracht werden dürfen, nachdem sie einer staatlichen Prüfung in dem Staatsinstitut für experimentelle Therapie in Frankfurt a. M. nach den erlassenen besonderen Bestimmungen unterzogen und zum Verkauf zugelassen sind. Vgl.: Kolle u. Leupold, Arb. a. d. Staatsinst. f. exper. Ther. u. d. Georg Speyer-Hause zu Frankfurt a. M., Heft 18, 1927 (Jena, G. Fischer) und Reichsgesundheitsbl. 1927, Nr. 3. u. 4.

Die weitere Frage, wie weit jetzt im weiteren Verlauf der Erkrankung ein Ersatz des Salvarsans durch Hg oder durch Wismut empfohlen oder konzediert werden könnte, wird ebenfalls außerordentlich verschieden beantwortet werden. Man wird sich wohl darüber einigen können, daß späte Lues der Haut, Schleimhäute, Knochen bei alten Leuten auch ohne Salvarsan ausreichend behandelt werden kann, und daß man bei Wiederholungskuren bei Tabes, wie sie jetzt wohl viel vorgenommen werden, wenigstens zeitweise auf Salvarsan, das man zunächst auch Tabikern nicht entziehen sollte, verzichten kann — von der Paralyse ganz zu schweigen.

Die Kuren bei sog. „latenter Frühlues" werden ja an und für sich von den Ärzten in recht verschiedener Stärke und Häufigkeit vorgenommen. Es kommt dabei natürlich sehr auf den Begriff „Latenz" an. Ist die Seroreaktion positiv, so würde ich nicht auf Salvarsan verzichten wollen. Milder kann man bei der Spätlatenz sein.

So streng ich persönlich in bezug auf das Salvarsan auch wäre, so sehr glaube ich, könnte man mit der Jodmedikation und dann bei den „Adjuvantia", bei Zahnpasten und Mundwässern, bei Verbandmaterial und ähnlichem sowie durch die von den Krankenkassen mit Recht vorgeschriebene ökonomische Verschreibweise sparen.

Wie Sie sehen, sind die Vorschläge, die ich für Verbilligung bei der Behandlung der Geschlechtskrankheiten machen könnte, nicht sehr weitgehend; denn mich leitet vor allem die Furcht, daß durch unzureichende Behandlung neben dem unsäglichen individuellen und familiären Unglück auch ungeheure Kosten in nächster und in fernerer Zukunft bedingt werden können. Viel größer wären meine Hoffnungen, daß durch Änderungen in der Organisation Verbilligungen zustande kommen können. Ich denke hier vor allem an Ersparnisse bei der Einrichtung und Betätigung der Beratungsstellen, ebenso an Änderungen bei den Krankenkassen, die z. B. durch die „freiwilligen Mitglieder" sehr belastet werden, vor allem aber auch an möglichst zahlreiche Aufnahmen der frischen kontagiösen Fälle in die Hospitäler auf Kosten der Krankenkassen, Wohlfahrtsämter usw. — Maßnahmen, welche, auch ohne daß das zahlenmäßig nachweisbar wird, zur Vermeidung immer wachsender Ausgaben führen müssen.

E.

Von Prof. Dr. L. v. Zumbusch - München[1].

Das Thema erschöpfend etwa so zu behandeln, daß daraus ein Schema der Behandlung abgeleitet werden könnte, ist nicht angängig. Erstens würde eine vollständige Beschreibung viel zu viel Zeit beanspruchen, zweitens handelt es sich naturgemäß vielfach um Dinge, welche Fragen des einzelnen Falles sind und welche dem Ermessen des behandelnden Arztes überlassen werden müssen. Ich muß mich auf gewisse Hinweise beschränken.

Hauptsächlich werden wir uns über folgende Punkte klar zu werden haben:

1. Die notwendigen Medikamente, was ihre Unentbehrlichkeit, die anzuwendende Menge, den Preis usw. betrifft.

2. Die Frage, inwieweit Geschlechtskranke ohne Unterbrechung der Berufstätigkeit behandelt werden können und dürfen, welche Kategorien aber der Krankenhausbehandlung überwiesen werden sollen.

3. Ob und in welcher Beziehung zwecklos behandelt wird.

Wenn wir die einzelnen Geschlechtskrankheiten besprechen, so scheint mir etwa folgendes das Wichtigste zu sein:

a) Ulcus molle. Hier kommt der erste Punkt kaum in Betracht, um so mehr meines Erachtens der zweite. In den meisten Gegenden des Deutschen Reiches war und ist zwar das Ulcus molle glücklicherweise recht selten, so daß die Frage keine allzu weittragende Bedeutung hat; vielleicht mag es aber von Interesse sein, wenn ich aus meiner sehr reichlichen Erfahrung von der Zeit, wo ich noch in Wien war, feststelle, daß es bei jedem, auch dem kleinsten Ulcus molle, entschieden geraten ist, die Kranken ins Bett zu legen, was vielfach der Einweisung in ein Krankenhaus gleichkommt. Unterläßt man es, so kommt es in der Mehrzahl der Fälle zu eitrigen Bubonen, welche dann die Krankheitsdauer erheblich verlängern und Spitalsbehandlung und operativen Eingriff unabweislich machen. Es ist gut, die Leute bis zur vollen Heilung zurückzuhalten; auch klinisch schon vollkommen rein aussehende und abheilende Geschwüre ziehen sonst noch Bubonen nach sich. Der Gefahr der Weiterverbreitung der Krankheit beugt zwar das am 1. Oktober 1927 in Kraft getretene Gesetz zur Bekämpfung der Geschlechtskrankheiten durch die

---

[1] Referat, ursprünglich abgedruckt in: Münch. med. Wochenschr. 1924, Nr. 24.

§§ 5[1] und 6[2] vor, doch verhindern in der Regel die damit verbundenen Schmerzen den Koitus ohnedies. Eine Jodoformbehandlung läßt sich wegen des penetranten und verräterischen Geruches ambulant nicht ausführen.

Als zwecklose Maßnahmen wären breite Inzisionen bei Bubonen zu nennen, die lange nicht so schnell zur Heilung führen wie Punktion mit Ansaugen des Inhalts, Einfüllen von Jodoformöl und dergleichen und Verschließen mit Pflaster, weiterhin auch die Röntgenbehandlung der Bubonen, die sich, abgesehen von einzelnen Fällen, wo sie strumöse Beschaffenheit haben, den warmen Umschlägen in keiner Weise überlegen zeigt.

b) **Gonorrhöe.** Auch hier wird die Wahl des Medikamentes keine wesentlichen Unterschiede bedingen: ob man dieses oder jenes Silberpräparat verordnet, ist sowohl nach Preis als nach Wirkung nicht sehr erheblich. Die kolloidalen Silberpräparate durch Argentum nitr. zu ersetzen, ist sehr oft nicht zweckmäßig; es ist viel schmerzhafter, wirkt wegen der momentan eintretenden Zersetzung weniger und bereitet Unkosten durch das unvermeidliche Verderben der Wäsche[3]. Nicht so rasch zerfallende kristalloide resp. molekular-disperse Silberlösungen, die in ebenso geringer Konzentration wirken, würden hier vielleicht vorzuziehen sein.

Was die Frage der stationären Behandlung betrifft, so kann sie hier aus zwei Gründen wichtig sein (analog zur Syphilis): einmal bildet Gonorrhöe, besonders ältere Fälle, fast kein Hindernis für den Koitus. Hier muß also alles eingewiesen werden, was verdächtig ist, die Krankheit weiterzuverbreiten. In diesem

---

[1] § 5. Wer den Beischlaf ausübt, obwohl er an einer mit Ansteckungsgefahr verbundenen Geschlechtskrankheit leidet und dies weiß oder den Umständen nach annehmen muß, wird mit Gefängnis bis zu drei Jahren bestraft, sofern nicht nach den Vorschriften des Strafgesetzbuches eine härtere Strafe verwirkt ist.

Die Verfolgung tritt nur auf Antrag ein. Ist der Täter ein Angehöriger des Antragstellers, so ist die Zurücknahme des Antrags zulässig.

Die Strafverfolgung verjährt in sechs Monaten.

[2] Wer weiß oder den Umständen nach annehmen muß, daß er an einer mit Ansteckungsgefahr verbundenen Geschlechtskrankheit leidet und trotzdem eine Ehe eingeht, ohne dem anderen Teile vor Eingehung der Ehe über seine Krankheit Mitteilung gemacht zu haben, wird mit Gefängnis bis zu drei Jahren bestraft.

Die Verfolgung tritt nur auf Antrag ein. Die Zurücknahme des Antrags ist zulässig.

Die Strafverfolgung verjährt in sechs Monaten.

[3] Siehe dagegen J. Jadassohn S. 36.

Punkt wäre Sparsamkeit ganz verkehrt. Um der Krankheit willen sind einzuweisen akute frische Fälle bei Leuten, die sonst körperlich schwer arbeiten oder viel gehen müssen, dann akute Fälle von Urethr. posterior (mit erheblich gesteigertem Harndrang) und selbstverständlich die Komplikationen, mit Ausnahme etwa der leichteren Prostatitiden.

In bezug auf den dritten Punkt wird nach beiden Seiten gefehlt: Einerseits sind die Vorschriften der Kassen vielfach kleinlich, indem bei einem Kranken in einer gewissen Zeitspanne nur soundso viel Extraleistungen bewilligt werden, dabei ist es aber oft nötig, daß eben der Kranke wochenlang täglich mit Instillationen, Massagen, Dehnungen usw. behandelt wird, da sonst kein Resultat zu erzielen ist.

Anderseits entstanden diese Vorschriften wohl z. T. durch eine oft gröbliche Polypragmasie von seiten einzelner Ärzte. Ein Punkt sei hervorgehoben, das ist die Frage der Harnröhrenkatarrhe ohne Gonokokken, mögen sie postgonorrhoisch sein, oder als solche entstanden. Hier müßte darauf gedrungen werden, daß in zweifelhaften Fällen durch genaue Untersuchung und durch energische Provokation, soweit das in unserer Macht steht, festgestellt wird, ob überhaupt noch Gonorrhöe vorliegt, d. h. Gonokokken da sind. Ist dies nicht der Fall, so scheiden alle Fälle, wo nicht Strikturen oder andere verschlimmerungsfähige Zustände vorhanden sind, aus der Behandlung aus. Nach meiner Erfahrung wenigstens ist die Therapie der Urethritis simplex eine sehr sterile Sache.

Zweifellos dürfte es sein, daß viel zu viel mit den kostspieligen Vakzinepräparaten, die bei offener, unkomplizierter Gonorrhöe ohne, bei Komplikationen von mäßigem Wert sind, gearbeitet wird, ebenso mit den unspezifischen fiebererregenden Injektionen.

c) **Syphilis.** Die Behandlung geschieht mit Quecksilber, Jod, Wismut und Salvarsan. Kein anderes Mittel kann das Salvarsan ersetzen, es muß in genügenden Mengen gegeben werden, und kleine Mengen zu geben ist schlechter als gar kein Salvarsan.

Die Menge Salvarsan für eine Kur dürfte kaum unter 5 g zu bemessen sein, doch muß die Dosierung selbstverständlich dem behandelnden Arzt überlassen bleiben. Bei primärer und sekundärer Syphilis ist Salvarsan unentbehrlich, ebenso bei tertiärer Syphilis mit klinischen Erscheinungen (nicht nur Residuen solcher).

Die Kosten der Salvarsanbehandlung werden maßlos überschätzt. Die Dosis 0,6 g Neosalvarsan kostet zur Zeit 1,95 M., gegen 6,60 M. resp. 5,70 M. vor und während des Krieges, also kaum mehr ein Drittel. Nehmen wir nun z. B. an, ein Syphilitiker bekomme alles in allem im Lauf der Zeit 50 Einspritzungen zu 0,6 g Neosalvarsan, so kostet das Mittel etwa 100 M. Gelingt es aber bei einem Menschen, durch rechtzeitige und energische Behandlung das Auftreten von Paralyse zu verhindern, so sind 100 M. ein geradezu verschwindend kleiner Betrag. Mit 100 M. wird man kaum zwei Monate Anstaltspflege bestreiten, abgesehen von allem Unglück, Jammer, Elend und Schaden, den eine Erkrankung an Paralyse für den Betroffenen, seine Familie und die Allgemeinheit nach sich zieht.

Es ist also ebenso unverständig wie verfehlt, Sparsamkeit bei der Syphilistherapie einem Kampf um die Herabminderung der Salvarsanbehandlung gleichsetzen zu wollen.

Bei den Hg-Mitteln wird man ohne Schaden besonders teuere Präparate beiseite lassen können, ebenso bei Wismut und Jod.

Jod wird meines Erachtens vielfach in zu großer Dosis verschrieben. Die großen zugeführten Jodmengen werden doch außerordentlich rasch wieder eliminiert. Am besten wird es sein, Kaliumjodid oder Natriumjodid gelöst in Tropfenform zu geben.

4. Von der Einweisung in ein Spital wird dasselbe zu sagen sein wie bei der Gonorrhöe. Die Unverläßlichkeit der Kranken einerseits, die damit verbundene Gefahr von Weiterverbreitung auf sexuellem[1] und anderem Wege, die Gefahr nachlässiger Behandlung oder des Wegbleibens, dann auch die oft vorhandene Unmöglichkeit für die Kranken, von zu Hause regelmäßig den Arzt aufzusuchen, lassen es am sichersten erscheinen, solche Kranke möglichst in klinische Behandlung zu geben. Besonders alle, die hochinfektiös sind, aus den letzteren Gründen, aber auch solche, die sonst Schwierigkeiten mit der Kur haben. Selbstverständlich sind alle venerisch Kranken aus gewissen Berufen (Lebensmittelgewerbe, Friseure und dergleichen) einzuweisen. Bei älterer, nicht mehr stark ansteckender Lues wird es Frage des einzelnen Falles sein, ob die Lage so ist, daß der Kranke im Krankenhaus behandelt werden muß.

5. Zwecklos und zuviel behandelt werden ohne Zweifel viele Fälle alter Lues, wo z. B. nur wegen einer positiven Seroreaktion fort und fort Kuren gemacht werden. Es muß zwar zugegeben werden, daß hier die Indikationsstellung nicht so einfach ist wie bei der frischen Syphilis, aber schließlich gibt es für die, welche ihrer Sache bei einem Falle nicht sicher sind, immerhin Stellen, von wo sie sich Rat holen können.

---

[1] Vgl. S. 42, Abs. 4 und Fußnoten [1] und [2].

Leitsätze[1]:

A. Allgemeines.

1. Es ist daran festzuhalten, daß die Wahl der Behandlungsart, die Auswahl, Dosierung und Applikationsart der Mittel Frage des Falles und Sache des behandelnden Arztes ist und bleiben muß.
2. Die im folgenden wiedergegebenen Regeln stellen demnach nur Ratschläge und Winke dar, unter keinen Umständen aber Vorschriften, die für einen Arzt bindend gemacht werden könnten.
3. Es muß festgestellt werden, daß Sparsamkeit bei der Krankenbehandlung unter den jetzigen Zeitumständen geboten ist, daß sie aber nicht übertrieben werden darf, ohne daß schwerer Schaden entsteht.
4. Neue Mittel sollen vom praktischen Arzt erst verwendet werden, wenn sie genügend klinisch erprobt sind, nicht auf den ersten empfehlenden Aufsatz hin.

B. Spezielles.

a) Medikamente usw.

1. Sparsamkeit kann vor allem darin geübt werden, daß nicht viel größere Mengen verschrieben werden, als für die Behandlung nötig ist, aber auch nicht so kleine, daß das Rezept ungebührlich oft repetiert werden muß.
2. Sind ähnlich wirkende Mittel in verschiedener Preislage vorhanden, so wird das billigere zu wählen sein.
3. Bei Ulcus molle und Gonorrhöe wird die Wahl der Mittel nach diesen Gesichtspunkten stattfinden können, die Arzneimittelkosten spielen hier allerdings keine so große Rolle.
4. Bei Syphilis ist Salvarsan unentbehrlich im ersten und zweiten Stadium und im dritten Stadium, sofern Erscheinungen (nicht nur Residuen) da sind.
5. Salvarsan ist bis nun durch kein anderes Mittel zu ersetzen, es muß auch in genügender Menge (ca. 5 g Neosalvarsan pro Kur) gegeben werden, denn zu wenig Salvarsan ist schlechter als gar keines.
6. Es ist dabei gleichgültig, ob eine frische (primäre oder sekundäre) Syphilis zur Zeit der Einleitung der Kur klinische oder serologische Symptome aufweist oder nicht. Auch sog. Sicherheitskuren mit Salvarsan sind unentbehrlich.
7. Bei Quecksilber, Wismut und Jod leisten die billigen Präparate so ziemlich dasselbe wie die kostspieligen, Jod wird zweifellos oft in zu großen Tagesdosen verordnet.

---

[1] Diese Leitsätze sind in einer besonderen Kommission weiter ausgearbeitet worden. Diese Fassung kann durch die Geschäftsstelle der Deutschen Gesellschaft zur Bekämpfung der Geschlechtskrankheiten, Berlin W 8, Wilhelmstr. 45, bezogen werden, bei der auch Abdrucke des Gesetzes zur Bekämpfung der Geschlechtskrankheiten vom 18. Februar 1927 erhältlich sind.

b) Einweisung in Krankenhäuser.

1. Die Einweisung erfolgt aus zweierlei Gründen: Erstens um der Krankheit selbst willen, zweitens aus sanitätspolizeilichen Gründen.

2. Um der Krankheit selbst willen ist die Einweisung zu verlangen:

a) bei allen Fällen von Ulcus molle, besonders bei körperlich arbeitenden Leuten, da sonst in der Regel Bubonen auftreten, welche Krankheitsdauer und Kosten stark vermehren;

b) bei akuter Gonorrhöe bei Leuten, die schwer arbeiten oder viel gehen müssen;

c) bei allen Fällen von Urethritis posterior mit gesteigertem Harndrang und bei den allermeisten Komplikationen (Epididymitis, schwere Prostatitis, Gelenkschmerzen usw.);

d) bei Frauen mit Bartholinitis, Kolpitis acuta und Anzeichen von Neigung der Krankheit zum Aszendieren;

e) bei Fällen von Syphilis mit Allgemeinerscheinungen (Temperatursteigerung, Cephalaea u. dgl.);

f) bei allen Fällen mit Schmerzen, Fieber oder sonst gestörtem Allgemeinbefinden;

g) wenn die Dinge so liegen, daß aus irgendwelchen Gründen (Armut, Wohnungsverhältnisse, Entfernung u. dgl.) außerhalb des Krankenhauses keine ordnungsgemäße Behandlung durchgeführt werden kann.

3. Aus sanitätspolizeilichen Gründen ist Einweisung geboten:

a) bei allen Personen, von welchen mit Grund angenommen werden kann, daß sie sonst die Krankheit weiterverbreiten könnten;

b) bei Leuten, deren Gewerbe es nötig macht: Lebensmittelgewerbe, Friseure usw.

c) Zwecklose und vermeidbare Dinge bei der Behandlung.

1. Breite Inzision bei Bubonen. Punktion mit Entleerung des Abszesses. Einfüllen desinfizierender Lösungen, Verschluß der Öffnung mit Pflaster führt schneller zur Heilung.

2. Bestrahlung der Bubonen mit Röntgenstrahlen zur Erweichung, nützlich nur bei gewissen Fällen strumöser Bubonen, sonst überflüssig.

3. Langdauernde Behandlung von Harnröhrenkatarrhen, seien sie postgonorrhoischer oder von Anfang an katarrhalischer Art Sobald durch energische Provokation die Abwesenheit von Gonokokken festgestellt ist, erübrigt sich weiteres Behandeln, es sei denn, es liegt ein verschlimmerungsfähiger Zustand (Striktur oder dgl.) vor.

4. Die Vakzinebehandlung kann sehr beschränkt werden, sie ist bei offener Gonorrhöe ohne, bei Komplikationen nur von beschränktem Wert. Ebenso die meist indikationslos gemachten Einspritzungen von Milch und anderen unspezifischen fiebererregenden Mitteln.

5. Fortgesetzte Salvarsanbehandlung bei Spätsyphilis, um z. B. eine als einziges Symptom vorhandene positive Seroreaktion zum Schwinden zu bringen, oder weil Residuen oder Zustände vorhanden sind, die nach ihrer Natur der Rückbildung nicht mehr fähig sind.

6. Bei Tabes lassen sich öfters mit mäßigen Salvarsanmengen quälende Symptome beseitigen; Heilung, ja selbst Stillstand zu erzielen, gelingt nicht, hier sind Maßnahmen allgemeiner Natur besser. Bei Paralyse ist antisyphilitische Behandlung mindestens zwecklos.

Anhang zu den Referaten D und E.

Breger, Zu dem Entwurf eines Gesetzes zur Bekämpfung der Geschlechtskrankheiten. (Reichsgesundheitsblatt 1926, Nr. 1, S. 13.)
Gesetz zur Bekämpfung der Geschlechtskrankheiten vom 18. Februar 1927. Reichsgesetzbl. I. Teil, S. 61. Reichsgesundheitsblatt S. 182. Deutsch. med. Wochenschr. 1927, Nr. 8.
v. Zumbusch, Über das Gesetz zur Bekämpfung der Geschlechtskrankheiten, Münch. med. Wochenschr. 1927, Nr. 12.
Jadassohn, Über Syphilisbehandlung, Therap. d. Gegenwart 1925, S. 559.
Ders., Über Gonorrhöebehandlung, ebenda, 1926, S. 22.

III.
Abhandlungen.

1. Sparsame, sachgemäße Behandlung ernährungsgestörter Säuglinge[1].

Von Prof. Dr. G. Bessau - Leipzig.

Die natürliche Ernährung des gesunden Kindes.

Nicht nur die zweckmäßigste, allen Gefahren am sichersten vorbeugende Ernährungsmethode ist die natürliche Ernährung an der Mutterbrust, sondern auch gewiß die sparsamste. Gerade vom Gesichtspunkte der Ökonomie aus sollte jeder Arzt auf die natürliche Ernährung dringen. Die für die Reichsstillprämie verausgabten Millionen sind im Verhältnis zum Nutzeffekt die sparsamste Methode zur Erhaltung von Menschenleben.

Nur ausnahmsweise fehlt der Mutter die Milch vollständig; den gänzlichen Mangel, eine Agalaktie, habe ich selbst nie beobachtet. Hypogalaktie ist nicht so selten. Hier kommt alles darauf an, die vorhandene Milchmenge zu erhalten und auf das individuelle Maximum zu steigern. Oft wird eine Zufütterung notwendig sein. Es kann nicht genug betont werden, daß eine derartige Zufütterung dem Kinde nichts schadet. Bei Milchmangel der Mutter darf nicht abgesetzt werden, die Zwiemilchernährung ist die Methode der Wahl. Gegen die Zufütterung kann nur das eine Bedenken bestehen, daß das Kind diese bevorzugt und sich allmählich „selbst absetzt". Deshalb muß die Zufütterung so gestaltet werden, daß sie für das Kind nicht einen besonderen Anreiz oder eine besondere Erleichterung darstellt. Man gebe sie nicht unnötig stark gesüßt, und wenn es sich um kleine Mengen Beikost handelt, besser mit dem Löffel als mit der Flasche, da die Kinder gerade das leichte Flaschetrinken fast stets dem

---

[1] Ursprünglich veröffentlicht in: Fortschritte der Therapie 1927, Nr. 1—3.

Ernährungsstörungen der Säuglinge. 49

schwereren Trinken an der Brust vorziehen, an der Löffelfütterung aber weniger Gefallen zu finden scheinen.

Wenn die Zwiemilchernährung nicht zur Ablaktation führt, dann ist sie eine hervorragende Methode, die gewiß keine schlechteren Resultate gibt als die ausschließliche Frauenmilchernährung. Oft hat man den Eindruck, daß eine kleine Zufütterung das Ergebnis sogar verbessert. Die Zufütterung ist wahrscheinlich das Physiologische: die saugenden Tiere pflegen nur wenige Tage lediglich Muttermilch zu trinken und schon nach kurzer Frist sich irgendwelche Beikost zu suchen.

Die Zwiemilchernährung ist eine so sichere Methode, daß es fast von untergeordneter Bedeutung ist, was zur Frauenmilch zugefüttert wird. Wenn jemand eine Nahrung als Beikost zur Frauenmilch empfiehlt, so hat er über den Wert dieser Nahrung fast gar nichts ausgesagt, weil eben neben Frauenmilch sozusagen alles vertragen wird. Will man die zweckmäßigste Art der Zufütterung bestimmen, so müssen als Indikator nicht gesunde Säuglinge, sondern konstitutionell abgeartete Kinder gewählt werden, die besonders empfindlich auf Nahrungseinflüsse reagieren: Neuropathen oder Exsudativ-diathetische. Diese Kinder gedeihen bei Zwiemilchernährung gesetzmäßig besser als bei ausschließlicher Frauenmilchdarreichung. In schwierigeren Fällen zeigt sich der besondere Wert der Zufütterung von Buttermilch. Wenn keine Neigung zu Durchfällen besteht, geben wir sie in Form der „Holländischen Säuglingsnahrung" (Buttermilch + $1^1/_2$ vH Weizenmehl + 6 vH Kochzucker), die fertig (— in Deutschland hergestellt — als „H. S.") im Handel zu beziehen ist; bei Neigung zu Durchfällen bevorzugen wir Buttermilch[1] + 4 vH Maismehl (Stolte) und noch mehr ein Gemisch aus $1/_2$ konzentrierter Buttermilch konzentrierte Buttermilch = 2 Teile der fertigen Büchsennahrung + 1 Teil Wasser, $1/_2$ konzentriertem Reisschleim (siehe weiter unten) + 3 bis 5 bis 7 vH (auf das Gesamtgemisch berechnet) Soxhlets Nährzucker. Wenn es sich um ein konstitutionell normales Kind handelt, dessen Ernährung keine besonderen Schwierigkeiten bereitet, genügt die einfache Halbmilch bei jungen Kindern $1/_2$ Milch, $1/_2$ (2 bis 5 vH) Schleimsuppe + 5 bis 6 vH[2] Kochzucker; bei Kindern jenseits des 3. Lebensmonats $1/_2$ Milch, $1/_2$ (4 vH) Mehlsuppe mit gleichem Zuckerzusatz. Wo Trinkunlust oder Neigung zu Er-

---

[1] Buttermilch ohne Zusatz ist als „H.A." = Holländische Anfangsnahrung erhältlich. Diese Präparate verdienen vor den gewöhnlichen Molkereiprodukten unbedingt den Vorzug.

[2] Auf die Gesamtmenge berechnet.

brechen besteht, gebe man die Beikost in möglichst konzentrierter Form, z. B. in Form der Moroschen Buttermehlvollmilch (siehe weiter unten).

Man trachte mit kleinen Mengen der Zufütterung auszukommen; $^3/_5$ der Gesamtnahrung sollten, wenn irgend möglich, durch Frauenmilch gedeckt sein. Sinkt die Frauenmilchmenge unter diesen Anteil, so treten die Regeln in Kraft, die bei der künstlichen Ernährung erörtert werden sollen.

Vom 3. Lebensmonat an (auch früher) kann man frisch ausgepreßte klare Fruchtsäfte (Apfelsinen, Tomaten) zu den einzelnen Mahlzeiten zufüttern. Eine derartige Zufütterung ist zum mindesten sehr modern, über ihren wirklichen Wert sind die Akten noch nicht geschlossen.

Mit Beginn des 2. Lebenshalbjahrs ist langsames Absetzen nicht nur erlaubt, sondern zweckmäßig. In Abständen von 2—3 Wochen wird eine Frauenmilchmahlzeit nach der anderen durch eine möglichst abwechslungsreiche breiförmige Kost ersetzt. Der Speisezettel eines 9 Monate alten Kindes würde ungefähr lauten:

1. Brustmilch. 2. Apfel-Keks-Brei (roh). 3. Brühgrieß (als Brei) mit Gemüse — Spinat, Mohrrüben, Blumenkohl — (Gemüsewasser einkochen lassen, Gemüse durch ein feines Sieb geben). 4. Kohlehydratbrei (Zwieback, Maismehl usw.) mit Zweidrittel- oder Vollmilch gekocht, dazu roher Fruchtsaft. 5. Brustmilch. Im weiteren Verlauf können dann die beiden Frauenmilchmahlzeiten einfach durch Vollmilch (kurz abgekocht) ersetzt werden. Am Ende des ersten Lebensjahres sollte die tägliche Kuhmilchmenge 600 g nicht übersteigen; sie ist mit dem Älterwerden des Kindes nicht zu steigern, sondern allmählich weiter zu mindern. Einseitige Milchernährung ist fast immer offensichtlich von Nachteil, erzeugt funktionelle Minderwertigkeit und begünstigt einen großen Komplex mesenchymaler Abartungen und Erkrankungen der frühen Kindheit.

Die künstliche Ernährung des gesunden Säuglings.

Muß der Säugling künstlich („unnatürlich") ernährt werden, so wird man unter dem Gesichtswinkel der Sparsamkeit selbstverständlich solche Nahrungen wählen, die im Hause selbst zubereitet werden können. Nur hierin wird die Sparsamkeit liegen dürfen, während der Kostenpunkt für die einzelnen Nahrungsstoffe nicht in die Überlegung eingestellt werden sollte. Das teuerere Nahrungsgemisch wird das ökonomischere, wenn es das Kind mit größerer Gewißheit gesund erhält; denn, wenn der Säugling bei einem billigeren nicht gedeiht oder gar krank wird, so werden die nunmehr aufzubietenden Kosten die Ersparnis gewiß mehr als wettmachen.

Das beste Gemisch ist die billigste Methode.

Ich warne zunächst vor stärkeren Milchverdünnungen. Nur während der ersten 8, höchstens 14 Lebenstage dürfte ein Kind Drittelmilch erhalten, spätestens von da ab Halbmilch ($^1/_2$ Milch, $^1/_2$ Schleimsuppe + 5 bis 6 vH Zucker) und vom 4. Monat ab statt Schleimsuppe Mehlsuppe. Zweifellos viel besser aber als diese früher gebräuchlichen Milchkohlehydratgemische sind die modernen Säuglingsnahrungen, die nicht nur mit Kohlehydrat, sondern gleichzeitig mit Fett angereicherte Milchgemische darstellen. Diese Nahrungen sind selbstverständlich teurer im Herstellungspreis, aber dadurch, daß die Kinder besser und bedeutend sicherer gedeihen, im Endeffekt die ökonomischeren. Es kommen in Frage:

1. die Czerny-Kleinschmidtsche Buttermehlnahrung:

Zur Herstellung dieser Nahrung werden auf die Verdünnungsflüssigkeit 7 vH Butter, 7 vH Weizenmehl und 5 vH Kochzucker (bei ganz jungen Kindern 5 vH Butter, 5 vH Mehl, 4 vH Zucker) verwendet[1]. Die Butter wird über gelindem Feuer unter starkem Umrühren mit einem Holzlöffel so lange erhitzt, bis sie schäumt und nicht mehr nach Fettsäuren riecht. Dann wird das Weizenmehl hinzugefügt und mit der zerlassenen Butter vermischt. Beides zusammen wird dann über mäßigem Feuer (Asbestplatten) unter beständigem Rühren so lange gekocht, bis die Masse etwas dünnflüssig und bräunlich geworden ist. Jetzt wird das Wasser (angewärmt) und der Zucker hinzugefügt, nochmals aufgekocht, durch ein Haarsieb gegossen, schließlich das abgemessene Quantum roher Kuhmilch zugefügt und das Ganze kurz aufgekocht bzw. sterilisiert. Die trinkfertige Mischung ist kühl zu halten. Der Milchzusatz beträgt bei Kindern weit unter 3 kg $^1/_3$, bei solchen von etwa 3 kg und darüber etwa $^2/_5$ der trinkfertigen Gesamtnahrung, von der pro Kilo Körpergewicht höchstens 200 g pro Tag verabreicht werden. Durch die starke Erhitzung wird auch eine nicht mehr frische Butter brauchbar, doch muß die zugesetzte Milch tadellos sein. Das Weizenmehl sei lieber fein- als grobkörnig. Die Nahrung schmeckt gut und wird von den Kindern stets gern genommen.

2. die Morosche Buttermehlvollmilch. Diese hat den Vorzug ganz besonders einfacher Herstellung:

Auf 100 g Vollmilch kommen 3 g Weizenmehl, 7 g Kochzucker, 5 g Butter. Das Ganze wird nach Anrühren des Mehles mit einem

---

[1] Zur Abwägung der kleinen Mengen Butter, Mehl und Zucker ist mit Vorteil eine Briefwage zu benutzen.

kleinen Anteil kalter Milch unter Rühren aufgekocht, und damit ist die Nahrung bereits fertig.

Der Morosche Buttermehlbrei (Vollmilch + 7 vH Weizenmehl + 5 vH Kochzucker + 5 vH Butter, Rühren und Kochen wie bei der Buttermehlvollmilch) ist eine außerordentlich konzentrierte Ernährungsform, bei der die Kinder nicht selten — insbesondere zur heißen Jahreszeit — in die Gefahr des Wassermangels geraten; deshalb ist auf Wasserzufütterung neben den Breimahlzeiten Bedacht zu nehmen. Bei spezieller Indikation zu sehr konzentrierter Ernährung, z. B. beim habituellen Erbrechen, kann der Buttermehlbrei von Nutzen sein.

Bei allen fettreichen Gemischen ist genaue Dosierung unerläßlich. Die Zusätze sollten möglichst genau abgewogen werden, von der Gesamtnahrung gebe man nur so viel, als zur Erlangung einer guten Gewichtskurve notwendig ist. Von der Czerny-Kleinschmidtschen Buttermehlnahrung trinken die Kinder durchschnittlich 175 ccm pro Tag und Kilo Körpergewicht, also etwa $1/_6$ ihres Körpergewichtes; von der Moroschen Buttermehlvollmilch 100 ccm pro Tag und Kilo Körpergewicht, also ungefähr $1/_{10}$ desselben. Man ist immer wieder überrascht, zu sehen, wie gut die allermeisten Säuglinge die fettreichen Gemische vertragen, sehr oft sogar solche, bei denen reichliche Fettzufuhr gemeinhin als kontraindiziert gilt, z. B. bei den Kindern mit exsudativer Diathese. Will man hier die Fettzufuhr einschränken, so tut man gut, 4—3 Mahlzeiten der genannten fettreichen Gemische zu geben und daneben 1—2 Buttermilchmahlzeiten als Zufütterung, wobei die Buttermilch in der gleichen Weise je nach der besonderen Indikation mit Zusätzen versehen wird wie bei der Zufütterung zur Frauenmilch. Gerade die Ernährung mit 2 oder auch mehr in der Zusammensetzung (Eiweiß, Fett) recht verschiedenen Gemischen ist offensichtlich zweckmäßiger als die aus der allgemeinen Angst vor der künstlichen Ernährung geborene Monotonie.

Kontraindiziert sind die fettreichen Nahrungsgemische bei dyspeptischen Zuständen und auch im Reparationsstadium der Verdauungsstörungen.

Die Ernährung mit den fettreichen Gemischen ist bei der künstlichen Ernährung des Säuglings die Methode der Wahl. Bei den einfachen Milch-Kohlehydrat-Gemischen gedeihen gewiß viele Kinder, aber ein beträchtlicher Teil erkrankt; noch mehr Kinder gedeihen zwar anscheinend, werden aber „dysergisch"[1] und damit krankheitsbereit. Wer

---

[1] Die Wortbildung „Dysergie" stammt von Abels. Wir verknüpfen mit ihr einen weiteren Begriff, als es Abels getan hat, der

Ernährungsstörungen der Säuglinge. 53

sich das Ziel eines möglichst 100 vH Erfolges steckt, wird es nicht
darauf ankommen lassen, daß das Kind bei den Milch-Kohlehydrat-Gemischen erst funktionell minderwertig wird, um dann
beliebigen Komplikationen zum Opfer zu fallen, sondern von
vornherein die angegebenen fettreichen Gemische wählen.

Auch bei der künstlichen Ernährung wird wie bei der natürlichen im 7. Lebensmonat auf eine abwechslungsreiche breiförmige Kost übergegangen. Hier muß die tägliche Gesamtmilch-
menge besonders beachtet werden, die bei Kindern im 2. Lebenshalbjahr, wie oben ausgeführt, 600 g nicht übersteigen sollte.
Der auf S. 50 angegebene Speisezettel für ein etwa 9 Monate
altes brustgenährtes Kind gibt auch hier eine zweckmäßige
Anweisung mit der Maßgabe, daß anstatt der Brustmahlzeiten
Zweidrittel- oder Vollmilch zu geben sein würde.

Die Ernährungsstörungen an der Brust.

Soweit bei Frauenmilchernährung Störungen ex alimentatione
auftreten, handelt es sich kaum je um Schädigungen durch eine
fehlerhafte Qualität der Frauenmilch (Wechsel der Frauenmilch-
quelle ist deshalb nicht nur sehr unökonomisch, sondern meist
auch völlig nutzlos), sondern lediglich um Störungen ex quantitate. Die Störungen durch Überfütterung werden durch Reduktion der Frauenmilchmengen, am besten durch Reduktion
der Zahl der Mahlzeiten bewirkt. Hat die Überfütterung bereits
zu Verdauungsstörungen geführt, so muß vorübergehend eine
Hungerpause eingeschaltet werden; für Inganghalten der Brust
ist durch Abdrücken, evtl. auch Abpumpen zu sorgen. Bei
Unterernährung (nicht eindeutige Symptome sind: Gewichts-
stillstand, Unruhe des Kindes, Saugen an gereichten Gegen-
ständen; sicherere Symptome sind kleiner Bauch, kleine, in der
Regel seltene, bei neuropathischen Kindern auch vermehrte
Darmentleerungen; am sichersten ist eine exakte Feststellung
der Tagestrinkmenge durch Bestimmung sämtlicher Mahlzeiten
und Addition der einzelnen Mengen, nicht etwa durch Multipli-
kation einer Mahlzeit mit der täglichen Zahl der Mahlzeiten,
da die Kinder bei den einzelnen Mahlzeiten sehr verschiedene
Mengen trinken) wird man trachten, die Frauenmilchmenge
zu steigern, nicht durch Überfütterung der Mutter, sondern,
falls die Unterernährung durch Trinkschwäche u. dgl. bedingt

---

unter Dysergie die geminderte Resistenz gegenüber Infekten versteht.
Wir bezeichnen als Dysergie jedwede Funktionsabartung des geschädigten Kindes, also nicht nur die Infektionsbereitschaft, sondern
auch die Ödembereitschaft, die Dyspepsiebereitschaft usf.

ist, durch sachgemäßes Abpumpen, besser noch Abspritzen restierender Frauenmilchmengen. Ist die Frauenmilchmenge nicht zu heben, so kommt Zwiemilchernährung in Frage, die, wie geschildert, sich ausgezeichnet bewährt.

Bei Ernährungsstörungen ex constitutione (exsudative Diathese, Neuropathie) ist die Zwiemilchernährung (siehe oben) die Methode der Wahl.

Die Ernährungsstörungen des Flaschenkindes.

Auch hier gibt es, wie bei der natürlichen Ernährung, einfache Störungen ex quantitate, d. h. solche Störungen, die durch ein Zuviel oder Zuwenig eines an sich zweckmäßigen Gemisches bedingt werden. Bei diesen Störungen aber zeigt sich, daß es sich strenggenommen wohl nicht mehr um rein quantitativ bedingte Noxen handelt. So sehen wir bei der Überfütterung häufiger und früher und auch viel schwerere Verdauungsstörungen auftreten, die vorsichtiger antidyspeptischer Therapie bedürfen (siehe weiter unten). Bei der Unterernährung mit künstlicher Nahrung leidet das Kind fast stets offensichtlich schwerer als bei der Unterernährung an der Brust. Es ist dies ein deutlicher Hinweis auf die Unterlegenheit der künstlichen Ernährung. Erst dann wird der Beweis erbracht sein, daß irgendeine künstliche Nahrung der Frauenmilch gleichwertig ist, wenn bei einem gewissen Grade der Unterernährung die funktionelle Schädigung des Kindes keine höheren Grade aufweist als bei dem gleichen Grade der Unterernährung mit Frauenmilch. So dürfen wir in den meisten Fällen mutmaßen, daß neben der allgemeinen Unterernährung vielleicht der Mangel an bestimmten Nahrungskomponenten bei künstlicher Ernährung eine besondere Rolle spielt. Wir können hier nicht das Gebiet des Hypothetischen betreten, sondern wollen uns darauf beschränken, die bekannten Mangelschäden einer kurzen Besprechung zu unterziehen. In erster Linie kommt der

Milchmangelschaden

in Betracht. Es kann keinem Zweifel unterliegen, daß zu starke Milchverdünnungen, wie sie aus einer übertriebenen Angst vor der künstlichen Ernährung noch oft verordnet werden, die häufigste Ursache der chronischen Ernährungsstörungen darstellen, die sich morphologisch (Hypotrophie, Atrophie), vor allem aber funktionell (Dysergie) zu erkennen geben; die Funktionsminderung wird dann zu der Grundlage aller möglichen weiteren Erkrankungen und Todesfälle, deren letzte, alimentäre Ursache auch heute noch nur zu oft unerkannt bleibt oder unterschätzt wird. Das völlige Weglassen der Milch und ausschließliche Ernährung mit Schleim- oder Mehlsuppen führt zum bekannten Bilde des

Mehlnährschadens.

Kinder, die mit Viertel- oder Drittelmilch ernährt werden, erkranken an einer „forme fruste" des gleichen Schadens. Halbmilchernährung ist bei den meisten Gemischen das mindeste, was auf die Dauer einem Säugling geboten werden muß.

Die leichteren Formen der Milchmangelschäden sind auf eine der oben empfohlenen fettreichen Dauernahrungen überzuführen. Die schweren Formen (Mehlnährschaden) erheischen, da sie zu höchstgradiger Dysergie, insbesondere zu äußerster Resistenzlosigkeit gegenüber Infekten führen, abgesehen von peinlichster Pflege und Infektionsprophylaxe, Frauenmilch- bzw. Zwiemilchernährung. Ist Frauenmilch nicht zu beschaffen, dann ist wenigstens vorübergehend Eiweißmilch empfehlenswert, die am besten als Handelspräparat bezogen wird; Eiweißmilch deshalb, weil hier bei ausreichender Milchzufuhr am wenigsten leicht ein Durchfall entsteht, der für Kinder dieser Gruppe sofort deletär werden kann. Sind die Kinder bereits dyspeptisch, so kommt die vorsichtigste Form der antidyspeptischen Therapie in Frage, wie sie weiter unten geschildert werden wird.

Reichliche Milchernährung kann nun ihrerseits zum Zustandsbilde des

Milchnährschadens

führen, jenem eigentümlichen chronischen Nichtgedeihen bei hellen, trockenen, sog. Kalkseifenstühlen. Das Wesen des Milchnährschadens liegt im wesentlichen in einer unzweckmäßigen Korrelation der organischen Nährstoffe, wobei unzureichende Quantität und ungeeignete Qualität der Kohlehydrate besondere Bedeutung hat, wahrscheinlich aber auch bisher nicht definierte Stoffe der Molke[1] wesentlich beteiligt sind. Das Beispiel der Moroschen Buttermehlvollmilch lehrt, daß die meisten Säuglinge Kuhvollmilch anstandslos vertragen, wenn derselben Fett und vor allem Kohlehydrate in geeigneter Weise hinzugefügt werden.

Fast alle Fälle von Milchnährschaden bedürfen eigentlich nur des Übergangs zu einer bewährten Dauernahrung, wie sie für die Ernährung des gesunden Kindes geschildert wurde. Bei

---

[1] Nach unseren neuesten Untersuchungen befindet sich im eiweiß-, zucker- und salzfreien Frauenmilchmolkenrest ein milchnährschadenwidriges Prinzip.

diesen Dauernahrungen, auch bei den fettreichen, bleibt selten ein Milchnährschaden bestehen, geschweige denn, daß ein solcher hierbei entstehen würde. Bei Kindern, die aus konstitutionellen Gründen besonders hartnäckig zum Milchnährschaden neigen, kann vorübergehend eine eigentliche **Heilnahrung** zwischengeschaltet werden. Als solche kommt für ganz junge Kinder die **Holländische Säuglingsnahrung**, jenseits des ersten Lebensvierteljahres die **Keller**sche Malzsuppe in Frage, die leicht im Hause hergestellt werden kann. Wir haben sie seit Jahren kaum mehr verordnet. Oft genügt es, den künstlichen Nahrungsgemischen, bei denen das Kind Neigung zu Obstipation zeigt, ein wenig Löflunds Malzsuppenextrakt hinzuzufügen.

Isoliertes Fehlen einzelner Nahrungsstoffe
kann das **Fett** betreffen. Magermilchernährung ist unbedingt zu verwerfen, Buttermilch ohne Fettzusatz sollte auch nur als Heilnahrung und dementsprechend vorübergehend gegeben werden. Als Fettzulage möge im allgemeinen die hochwertige Butter gewählt werden; sie braucht dann nicht ganz frisch zu sein, wenn sie mit Mehl zu einer Einbrenne verarbeitet wird.

Mit dem Mangel an Milchfett verbindet sich der noch bedeutungsvollere Mangel an **Vitamin A**, der zu schwerer chronischer Ernährungsstörung und

Keratomalazie

(Beginn mit Xerosis conjunctivae, Bitôtsche Flecken!) führt. Die Therapie der Keratomalazie deckt sich mit dem bei den schweren Formen der Milchmangelschäden Gesagten; insbesondere ist reichliche Zufuhr von Vitamin A notwendig, am besten in Form des außerordentlich A-reichen Lebertrans (anfangs vorsichtig! cave Durchfälle, die Säuglingen mit Keratomalazie leicht das Leben kosten, auf jeden Fall aber den Augenprozeß verschlimmern). Man beachte, daß Säuglinge, die an Augenentzündungen leiden (Konjunktivitiden, insbesondere Blennorrhöe), unter keinen Umständen an A-Vitamin Mangel leiden dürfen, da sonst relativ harmlose Prozesse zu schweren Augenzerstörungen führen können.

Isolierter Mangel an **Faktor C** führt zum Krankheitsbilde des Säuglingsskorbuts, der

Möller-Barlowschen Erkrankung

(Beginn mit allgemeiner Unruhe des Kindes, Berührungsempfindlichkeit der Gliedmaßen, Zahnfleischblutungen bei durchbrechenden oder bereits durchgebrochenen Zähnen, periostalen

Blutergüssen, die zu Schwellungen in der Nähe der Gelenke führen — ein Säugling leidet nie an Gelenkrheumatismus!! —, charakteristischen Knochenveränderungen, die im Röntgenogramm frühzeitig erkennbar sind, meist kleinen Blutbeimengungen im Urin, evtl. auch anderweitigen Blutungen). Hier ist naturgemäß reichliche Zufuhr des Faktors C notwendig. Wir empfehlen nicht rohe Milch, die andersartige Gefahren bedingen kann, sondern eine frische, kurz aufgekochte Milch, die in der üblichen Weise mit Zusätzen versehen wird, wobei namentlich anfangs die Kost zweckmäßigerweise je nach Lage des Falles antidyspeptisch eingestellt wird, da Durchfälle den Säuglingsskorbut wie andere Avitaminosen stark verschlimmern und evtl. Lebensgefahr heraufbeschwören. In besonderem Grade antiskorbutisch wirkt die Zufütterung frischer roher Fruchtsäfte, die in nicht zu kleinen Mengen, mindestens 30 g pro die, gegeben werden müssen: Apfelsinensaft, Zitronensaft, Tomatensaft, evtl. auch Kirschsaft. Schädlich ist ferner die Monotonie der Ernährung; diese Kinder, die sich ja meist im 2. Lebenshalbjahr befinden, bedürfen unbedingt einer abwechslungsreichen Kost unter Heranziehung mannigfacher Vegetabilien, wie sie schon für den gesunden Säugling empfohlen wurde.

Ob — bei ausreichender Milchzufuhr — eine B-Avitaminose im Säuglingsalter vorkommt, ist mehr als zweifelhaft, ob demnach eine besondere Zufuhr von Vitamin B (meist Hefepräparate) jemals indiziert ist, sehr fraglich. Wir haben von Vitamin-B-Präparaten bisher keine Erfolge gesehen.

In jüngster Zeit ist es Mode geworden, gesunden und kranken Säuglingen sehr hohe Dosen aller möglichen Vitamine zu verabfolgen; die Zufuhr soll weit über das hinausgehen, was erfahrungsgemäß zur Verhütung avitaminotischer Krankheitsbilder notwendig ist, und dazu dienen, Dysergien des Säuglings besonders günstig zu beeinflussen. Hier ist der Wunsch der Vater des Gedankens, und der pädiatrischen Ernährungslehre werden, wenn sie wieder einmal Wünsche und Wirklichkeit nicht scharf scheidet, Enttäuschungen gewiß nicht erspart bleiben. Wir selbst sind bisher von der nutzbringenden Wirkung überschüssig zugeführter Vitamine, die notabene kostspielig sind, nicht überzeugt, möchten aber mit einem endgültigen Urteil noch zurückhalten.

Nicht selten finden wir bei künstlicher Ernährung

Wassermangel

als Ursache chronischen Nichtgedeihens. Das Wasserbedürfnis der einzelnen Säuglinge ist merkwürdig verschieden. Das eine

Kind kann sich auf eine konzentrierte Kost, z. B. Moros Buttermehlvollmilch oder sogar Buttermehlbrei, ohne weiteres einstellen, das andere Kind bedarf nebenher noch der Zufuhr von Wasser. Wenn ein Kind bei einer konzentrierten Nahrung, wie sie aus besonderer Indikation jetzt häufig verordnet wird, nicht recht gedeihen will, denke man an die Möglichkeit des Wasserhungers und gebe versuchsweise neben der konzentrierten Kost Tee in Form eines dünnen Aufgusses von chinesischem oder russischem Tee oder auch von Fencheltee. Ganz besonders beachte man die Notwendigkeit einer nicht zu knapp bemessenen Wasserzufuhr im Sommer, wo die Kinder leicht durch Schwitzen Wassereinbußen erleiden. Bei Wassermangel und konzentrierter eiweißreicher Kost kommt es leicht zum „Eiweißfieber", das durch Wasserzufuhr prompt behoben wird.

Der Säuglingsdurchfall.

Er entsteht viel häufiger beim bereits funktionell geschädigten, dysergischen Kinde als beim „euergischen". Wer nicht überrascht werden will, muß wissen, daß die funktionelle Schädigung des Kindes, der Grad der Dysergie, der morphologischen, dem Grade der Hypotrophie, nicht parallel geht. Man sieht gerade bei künstlicher Ernährung recht oft mäßig hypotrophische Kinder mit überraschend schwerer Dysergie (Finkelsteins „larvierte Dekomposition"), während man andererseits bei Frauenmilchernährung nicht selten stark hypotrophische, ja atrophische Kinder sieht, die auffallend wenig dysergisch, ja manchmal vielleicht als euergisch zu bezeichnen sind (charakteristisches Beispiel: Unterernährung bei Frauenmilch).

Bei euergischen Kindern tritt ein Durchfall, soweit es sich um einen Schaden ex alimentatione handelt, in erster Linie bei Überfütterung auf. Je stärker dysergisch ein Kind ist, um so geringfügigere Ursachen vermögen eine dyspeptische Reaktion auszulösen, so daß im einzelnen Falle die äußere Ursache oft nicht erkannt werden kann. Auf die Pathogenese der dyspeptischen Reaktion kann an dieser Stelle nicht eingegangen werden.

Die Prophylaxe des gefürchteten Säuglingsdurchfalls besteht obenan darin, daß die Säuglinge durch zweckmäßige Ernährung im euergischen Zustand erhalten werden. Heute werden unnötigerweise noch viel zu viele Kinder dysergisch. Die Dysergie wird nicht beachtet (es fehlt auch noch an einem klinisch brauchbaren Test), und so kommt der Durchfall namentlich dem Unerfahrenen überraschend. Abgesehen von meines Erachtens relativ seltenen Ausnahmen konstitutioneller Dysergie verträgt der junge Säugling, der eben noch nicht künstlich dysergisch gemacht worden ist (am häufigsten durch Milchmangel- und Fettmangelschädigung), erstaunlich viel: er ist eben euergisch. Hält man ihn durch Ernährung mit den oben geschilderten fettreichen Gemischen in diesem Zustande, so wird er, wenn nicht auf infektiöser Basis, nicht so leicht an einem Durchfall erkranken. Die mangelnde „Toleranz" des Säuglings gegenüber der künstlichen Nahrung ist zumeist ein Kunstprodukt, selten nur Ausdruck einer angeborenen funktionellen Minderwertigkeit. In gut geleiteten Säuglingsanstalten ist heute der alimentär bedingte Durchfall eine Ausnahme geworden, einfach deshalb, weil wir nicht mehr künstlich Dysergien erzeugen, sondern durch zweckmäßige Ernährung von vornherein die Kinder eutrophisch und euergisch erhalten.

Je dysergischer das Kind, um so vorsichtiger muß die antidyspeptische Therapie geleitet werden. Als Methode der Wahl müssen wir nach unseren Erfahrungen das folgende Vorgehen bezeichnen:

Aussetzen der bisherigen Ernährung, 2—3 Teemahlzeiten, bei schweren Störungen und stärkerem Erbrechen Magenausheberung und Spülung mit Karlsbader Mühlbrunnen (auch künstlichem), wobei 100—150 ccm des Wassers im Magen belassen werden. Nach der Teefütterung Übergang zur Ernährung mit konzentriertem Reisschleim.

Der Reis wird ausgelesen und durch mehrmaliges Abquirlen in klarem Wasser gereinigt. Danach bleibt er möglichst 12 Stunden in Wasser stehen und wird alsdann in 10 vH Aufschwemmung bis zum völligen Zerfallen unter wiederholtem Nachfüllen der Flüssigkeit gekocht. Die Kochdauer beträgt je nach Güte des Reises 2—3 Stunden. Danach wird das Ganze, nachdem es evtl. durch eine Passiermaschine gegangen ist, 3 mal durch ein feines Haarsieb getrieben. Der so entstandene 10 vH Reisschleim erfährt beim Stehen im Laufe von 24 Stunden eine gewisse Verfestigung, doch kann er nach Erwärmung immer noch ein mittelweites Saugerloch passieren. Der Schleim wird nicht gesalzen[1].

Von dem Reisschleim darf das Kind nach Belieben trinken. Der Reisschleim kann auch mit Eigelb versetzt werden (auf $1/2$ l des konzentrierten Reisschleims 1 Eigelb); die Nahrung wird hierdurch kalorisch und vor allem qualitativ wertvoller, einen Schaden haben wir niemals gesehen. Am 2. Behandlungstage wird der Reisschleim mit 3 vH, weiterhin mit 5—6 vH Soxhlets Nährzucker versetzt. Die Reisschleim- bzw. Reisschleim-Eigelb-Therapie wird etwa 2 Tage lang durchgeführt.

---

[1] Neuerdings als „Trockenreisschleim", der durch kurzes Kochen mit Wasser trinkfertig wird, als Handelspräparat zu beziehen.

Das weitere Vorgehen richtet sich nach der Schwere des Falles, die nach der Schwere der Diarrhöe (Wasserverlust!), der bestehenden Dystrophie und Dysergie zu beurteilen ist. In leichteren Fällen geht man so vor, daß man Mahlzeit für Mahlzeit den Reisschleim ersetzt durch $^1/_2$ Milch, $^1/_2$ konzentrierten Reisschleim + 5 vH Soxhlets Nährzucker, so daß in 5—6 Tagen das Kind dann zu jeder Mahlzeit die letztere Mischung erhält. Dieses Vorgehen ist zweckmäßiger, als wenn bei der Einführung der Milch diese in täglich steigender Menge gleichmäßig auf die Tagesration verteilt wird. Nach einiger Zeit wird man dann die Halbmilchernährung durch eine zweckmäßigere Dauernahrung ersetzen können. In schwereren Fällen bevorzugen wir die Kombination des Reisschleims mit der Finkelsteinschen Eiweißmilch. Wir gehen so vor, daß wir vom 3. Behandlungstage ab zur 1., 3. und 5. Mahlzeit konzentrierten Reisschleim (evtl. mit Eigelb) + 5 vH Nährzucker verabfolgen, wovon das Kind nach Belieben trinken darf; zur 2., 4. und 6. Mahlzeit wird konzentrierte Eiweißmilch gegeben (konzentrierte Eiweißmilch = 2 Teile Büchseninhalt + 1 Teil Wasser), so daß das Kind also abwechselnd mit Reisschleim und Eiweißmilch ernährt wird. Man fängt mit streng dosierten, kleinen Eiweißmilchmengen an: 10—20—30 (—40) g pro Mahlzeit und steigt allmählich — um 10—20 g pro Mahlzeit — auf, so daß von Tag zu Tag die Eiweißmilchmengen sich immer mehr den getrunkenen Reisschleimmengen angleichen. Die konzentrierte Eiweißmilch wird von vornherein mit 3 vH Soxhlets Nährzucker, sehr bald mit 5—6 vH (schließlich bis 10 vH) versetzt. Zwischendurch muß Tee gefüttert werden, da sonst die zugeführte Wassermenge zu gering bleibt. Diese Methode der alternierenden Ernährung hat sich ausgezeichnet bewährt, besser als der Übergang vom Reisschleim zu Eiweißmilch-Reisschleim-Mischungen. Unser Vorgehen scheint uns die Methode der Wahl zu sein; bei nicht-infektiösen Durchfällen sind Versager eine Seltenheit.

Die Ernährungstherapie jener schweren Durchfallsstörungen, die zum Symptomenkomplex der

Intoxikation

führen, fällt im wesentlichen mit der eben geschilderten zusammen. Bei der Intoxikation ist nur besonderer Nachdruck auf möglichst schnelle und reichliche Wasserzufuhr zu legen. Die Kinder, die sofort, ohne zu erbrechen, größere Teemengen trinken, geben von vornherein die bessere Prognose. Die wirksamste Form der Wasserzufuhr ist diejenige per os, jede andere

Form der Darreichung hat gegenüber dem Intoxikationszustand bedeutend geringere Wirkung. Zwar pflegen wir nebenher subkutan Ringerlösung zuzuführen, aber aus der besonderen Indikation heraus, dem geschädigten Kreislauf aufzuhelfen; hierfür ist tatsächlich die parenterale Wasserzufuhr das geeignetste Mittel, geeigneter als die medikamentösen Kreislaufmittel. Wir warnen direkt vor den Kreislaufmitteln, bevor für hinreichende Wasserzufuhr gesorgt ist. Die Wasserzufuhr per os kann vereitelt werden durch unstillbares Erbrechen; dieses fassen wir als zentral bedingt auf und bekämpfen es recht erfolgreich durch subkutane Gaben von Luminal-Natr. (0,05—0,075—0,1 in 1 ccm), die 4stündlich wiederholt werden können.

Infektiöse Ernährungsstörungen.

Bei den mit Durchfällen einhergehenden Darminfektionen (in erster Linie Ruhr, in zweiter Linie Paratyphus B, ziemlich selten Typhus, häufig Grippe-, gelegentlich auch echte Influenzaenteritis) fällt die diätetische Therapie ungefähr mit derjenigen der oben geschilderten Durchfallsstörungen zusammen, nur wird man hier im großen und ganzen den Hunger abkürzen können und baldmöglichst nicht nur für kalorisch ausreichende, sondern auch qualitativ suffiziente Nahrung zu sorgen haben.

Ganz ähnlich liegen die Verhältnisse bei den sog. parenteralen Verdauungsstörungen, die durch irgendwelche Infekte außerhalb des Magendarmtrakts hervorgerufen werden.

Der Effekt der Ernährungstherapie bei den infektiösen Störungen ist naturgemäß kein mathematisch zuverlässiger, da es sich hier um kein alimentäres Problem im engeren Sinne handelt und die Entwicklung des Infektes ausschlaggebend sein kann.

Bei infektiösen, enteralen oder parenteralen, Störungen Ernährungsmethoden zu wählen, die auf die Infektionsstörung eine alimentäre Ernährungsstörung heraufpfropfen können (Mast, sehr fettreiche Nahrung usw.), ist gewiß unzweckmäßig. Wir haben jedenfalls mit einer vorsichtigen, antidyspeptisch eingestellten Diät die besseren Erfahrungen gemacht. —

Noch einige Worte zur exsudativen Diathese, Rachitis, Spasmophilie und Anämie, die nicht als Ernährungsstörungen im engeren Sinne aufgefaßt werden können, aber doch weitgehende Beziehungen zur Ernährung haben.

Die exsudative Diathese

ist bekanntlich ihrem Wesen nach eine Konstitutionsanomalie, demnach sind nur ihre Manifestationen einer Beeinflussung zugänglich. Diese können durch zweckmäßige Ernährung eingeschränkt werden: Vermeidung jeder Überfütterung und Reduktion des Fettes in mäßigen Grenzen. Die ideale Ernährungsform ist die Zwiemilchernährung. 4—3 Frauenmilchmahlzeiten, 1—2 mal Holländische Säuglingsnahrung, oder bei Kindern, die zu Dyspepsie neigen, $^1/_2$ konzentrierte Buttermilch, $^1/_2$ konzentrierter Reisschleim + 5 bis 6 vH Soxhlets Nährzucker. Bei künstlicher Ernährung wählt man statt der Frauenmilchmahlzeiten ein fettreiches Gemisch und fügt in gleicher Weise die so gut wie fettfreien Buttermilchmahlzeiten hinzu. Ein gewisser Eiweiß- und Salzreichtum der Nahrung, wie ihn die Buttermilchzufütterung mit sich bringt, scheint dringend indiziert, wie die schweren, ganz jungen Kinder betreffenden Manifestationsformen, die als Erythrodermia desquamativa bezeichnet werden, eindringlich lehren. Bemerkenswert ist, daß bei solchen schweren Fällen kleine Blutinjektionen (10 ccm frischen väterlichen oder mütterlichen Blutes intramuskulär) den Kindern oft über ein kritisches Stadium hinweghelfen (Schiff). Sorgfältige Behandlung der erkrankten Hautgebiete ist unerläßlich: Trockenhaltung, Ölreinigung, reichliche Verwendung guten, d. h. mineralischen Puders, als Salben zur Ablösung der Borken 2—3 vH Salizylvaseline, dann — evtl. nach Pinselung mit 1—2 vH Silbernitratlösung bei starkem Nässen — Borvaseline, Zinköl, Zinkpaste; oft noch wirksamer essigsaure Tonerde = Eucerinsalbe (Liquor Alum. acet., Eucerin anhydric. ā ā) oder Bismuth. carb., Bals. Peruv. ā ā 2,0, Liqu. Alum. acet. 4,0, Ungt. boric. 14,0, Past. Zinc. ad 100,0 (Bestandteile der Combustinsalbe).

Die Rachitis

kann von verschiedenen Gesichtspunkten mit der Ernährung in Beziehung gebracht werden, wenn auch ihre Entstehung gewiß kein einfaches alimentäres Problem darstellt. Man verhüte auch hier die Überfütterung, insbesondere die einseitige Milchernährung, und gehe möglichst auf gemischte Kost über. Eine besondere Rolle wird einem speziellen antirachitischen Faktor, dem Vitamin D[1], zugeschrieben. Dieses Vitamin ist besonders reichlich im Lebertran enthalten, daher die Zweckmäßigkeit der Lebertranmedikation, die praktisch in Form des Phosphorlebertrans durchgeführt wird. Wirksamer als die Lebertrandarreichung, am besten mit ihr zu kombinieren, ist die natürliche oder künstliche Bestrahlung des kindlichen Körpers: im Sommer möglichst ausgiebige Freiluftbehandlung, Besonnung des gesamten kind-

---

[1] Nach der neuen Entdeckung von Windaus: = Ultraviolett bestrahltes Ergosterin.

Ernährungsstörungen der Säuglinge. 63

lichen Körpers, natürlich unter allmählicher Gewöhnung, während der ungünstigen Jahreszeit Bestrahlung mit künstlichen Lichtquellen. Das wirksame Prinzip sind die ultravioletten Strahlen, die durch die „künstliche Höhensonne" und ähnliche Bestrahlungsapparate erzeugt werden. Die Höhensonnenbehandlung ist zweifellos das wirksamste antirachitische Mittel; es aktiviert wahrscheinlich gewisse Lipoidsubstanzen der Haut, die hierdurch die Funktion eines antirachitischen Faktors gewinnen. Die Bestrahlung der Säuglingsnahrung oder bestimmter Bestandteile derselben läßt gleichfalls den antirachitischen Faktor entstehen; Verfütterung bestrahlter Kost scheint sich zu bewähren, die Methode ist aber noch nicht endgültig spruchreif. Wir treten für weitgehende Prophylaxe und frühzeitige und energische Behandlung der Rachitis einschließlich der Höhensonnenbestrahlung ein, weil dieses Verfahren, zunächst relativ kostspielig, überaus ökonomisch ist. Man denke an die Folgen der Rachitis, die sich nicht nur auf dem Gebiete der Kinderheilkunde, sondern auch auf dem der Orthopädie, der Geburtshilfe, der Zahnheilkunde und noch mancher anderer Disziplinen abspielen; man vergegenwärtige sich alle die möglichen Schäden, all das resultierende Krüppeltum und — die Kosten, die zum Ausgleich aufgebracht werden müssen, wobei dann noch allzuoft Kosten und Erfolg in schreiendem Mißverhältnis stehen. Hier heißt es übereinstimmend vom ärztlichen und ökonomischen Gesichtspunkt aus, das Übel an der Wurzel fassen.

So gut wie unwirksam bei Rachitis sind sowohl zu Hause wie an der Quelle durchgeführte Solbäderkuren, die noch immer viel zu viel verordnet werden, und die Behandlung mit inneren Sekreten, gleichviel auf welche Weise sie dem Körper zugeführt werden.

Die der Rachitis verwandte

Spasmophilie

wird durch die gleichen Methoden an ihrer Wurzel gefaßt wie die Rachitis.

Zur symptomatischen Behandlung im akuten Manifestationsstadium dienen Hunger (Tee- oder Schleimdiät) und Chloralhydratklysmen (0,3—0,4—0,5 Chloralhydrat in Schleim — Rp. Chloral. hydr. 0,4, Mucilag. Gum. arabic., Aqu. dest. ana 14,0 zum Klistier). Die vielfach empfohlenen großen Kalkdosen

Rp. Sol. Calc. chlorat. cryst. 30,0/250,0
Liqu. Ammon. anisat. 3,0
Gummi arab. 2,0
Sir. simpl. ad 300,0

(8—12mal täglich 2 Teelöffel [= 10 ccm] in Schleim)

sind zwar wirksam, werden aber in der Regel schlecht vertragen; in schweren Fällen bevorzugen wir subkutane Injektionen von Magnesiumsulfat, pro Kilogramm Körpergewicht des Kindes 2,5 ccm einer 8 vH sterilen Lösung. Als mildere Beruhigungsmittel zum Gebrauch für längere Zeit bewährt sich am besten Calcium bromat. in mäßigen Dosen: 3—4 mal täglich 1 Teelöffel einer 10 vH Lösung. Streng zu vermeiden sind alle erregend wirkenden Prozeduren (Sinnesreize, heiße Bäder oder Packungen, Senfwickel usf.).

Nach der therapeutisch unerläßlichen Hungerperiode zunächst milchfreie Ernährung, am besten mit Eigelb-Reisschleim + Nährzucker, und dann allmählicher Übergang zu einer zweckmäßigen Dauerernährungsform unter Vermeidung einer Überfütterung im allgemeinen und insbesondere unter knapper Bemessung der Kuhmilchzufuhr und reichlicher Verwendung mannigfacher Vegetabilien. Durch die Spasmophilie besonders gefährdet ist das pastöse Kind, hier also besondere Vorsicht angebracht. Die ersten Höhensonnenbestrahlungen können Krampfanfälle propagieren; sie sollen daher im nüchternen Zustand, evtl. nach vorangegangener Magnesium-sulf.-Injektion, ausgeführt werden.

Anämie.

Es gibt viel mehr blasse Säuglinge als anämische (Blutbefund!). Blässe ohne Anämie ist lediglich durch zweckmäßige Diätetik und ausgiebige Freiluftbehandlung zu beeinflussen. Liegt eine wirkliche Anämie vor, so genügt bei den rein pseudochlorotischen Formen (geringe Reduktion der Zahl der roten Blutkörperchen bei starker Reduktion des Farbstoffgehaltes ohne sonstige nennenswerte Veränderung des Blutbildes), wie wir sie namentlich bei Frühgeborenen und Debilen sich entwickeln sehen, Eisen in hohen Dosen; Ferr. oxyd. saccharat. (3 mal täglich 0,5) genügt vollständig. Die schwereren Formen der Anämie, die mit stärkerer Reduktion der Erythrozytenzahl und mannigfachen qualitativen Veränderungen der roten Blutkörperchen einhergehen (Anisozytose, Poikilozytose, Polychromasie, Normo- und Megaloblastose), erhalten am besten eine oder mehrere Bluttransfusionen, intravenös (Zitratblut)[1], evtl. intraperitoneal (defibriniertes Blut); das Blut des Spenders muß biologisch mit dem Blute des Empfängers verglichen werden

---

[1] Die Erythrozytenzahl des Kindes wird um etwa 1 Million erhöht, wenn eine Blutmenge = dem 70ten Teil seines Körpergewichts transfundiert wird.

(am zweckmäßigsten Moss-Test; die hierfür nötigen agglutinierenden Sera mit Gebrauchsanweisung sind bei Ruete-Enoch, Hamburg, zu haben); außerdem empfiehlt sich die biologische Probe, d. h. Vorinjektion einer kleinen Menge Blutes (etwa 20 ccm) und Nachinjektion der Hauptmenge nach einigen Stunden. Die weitere Behandlung besteht in zweckmäßiger Ernährung: Milcheinschränkung, evtl. noch unter die bei der Normalkost angegebenen Mengen, evtl. Zufuhr der notwendigen Eiweißmengen in Form von gekochten oder gebratenen, ganz fein gewiegten mageren Fleischsorten oder parenchymatösen Organen; insbesondere aber gemischte Kost unter reichlicher Zufuhr aller möglichen Gemüse und Früchte. Nützlich ist Arsen; da die Sol. Fowleri vom Darm des Säuglings oft nicht gut vertragen wird, subkutan Natr. cacodyl. $^1/_2$—2 mg, 1 mal täglich. — Ultraviolettlicht hat keine Wirkung, obwohl diese schwereren Formen der Anämie mit der Rachitis in der Regel gekoppelt sind. Bei der Pflege verdient eine besonders sorgfältige Infektionsprophylaxe allergrößte Beachtung.

Anhangsweise die Besprechung einiger spezieller Indikationen:

Appetitlosigkeit hat stets eine Ursache. Ätiogene Behandlung ist anzustreben, symptomatische ein meist wenig erfolgreicher Notbehelf. Wir verwenden keine medikamentösen Appetitmittel.

Erbrechen: Beim habituellen Erbrechen ist gewöhnlich das wirksamste die Konzentrierung der Kost (evtl. Wasserzufuhr außerhalb der Mahlzeiten). Beim Pylorospasmus konzentrierte Kost in zahlreichen, anfangs sehr kleinen, allmählich ansteigenden Mengen. Oft am besten die Breiform, wenn möglich Frauenmilchbreie (Frauenmilch mit 8—10 vH Mondamin). Medikamentös Atropin intern (1 vT Lösung, 5—6 mal täglich 1—5 und mehr Tropfen) oder sicherer subkutan (0,05 —0,1—0,2 ccm einer 1 vT sterilen Lösung pro dosi). Beim zerebralen Erbrechen bewährt sich Luminal (Luminal-Natrium 0,05—0,075—0,1 subkutan).

Stopfmittel sind überflüssig, obstipierende Effekte diätetisch zu erreichen; bei Säuglingen ist Opium gefährlich!

Abführmittel sind ebenfalls zumeist überflüssig; auch in dieser Hinsicht ist die Regulation diätetisch herbeizuführen. Zur schnelleren Entleerung des Magendarmkanals (im ganz frischen Durchfallsstadium, bei ganz akuter Ruhr usw.) einmaliges Abführen mit Rizinusöl (8—10 ccm); zum dauernden milderen Abführen Löflunds Malzsuppenextrakt, in schwereren Fällen, insbesondere bei sich entwickelndem Hirschsprungschen Symptomenkomplex, Istizin (abends 1 Tablette = 0,15 g).

Kreislaufmittel werden sicherlich oft ohne hinreichende Indikation verordnet. Digitalis und digitalisähnliche Präparate kommen nur selten in Frage; im Kollaps empfiehlt sich Kampfer (nur Ampullenöl zu verwenden wegen der Abszeßgefahr) oder — wir bevorzugen es — Kardiazol (0,2—0,5 ccm subkutan). Bei Exsikkosen denke man zuerst an die Bekämpfung des Wasserverlustes; hier ist Wasserzufuhr das beste Kreislaufmittel. Kreislaufmittel ohne Wasserzufuhr sind bedenklich. Auch bei Atrophien sind Kreislaufmittel nur mit Vorsicht anzuwenden. Wir haben oft den Eindruck gehabt, daß das Herz manches heruntergekommenen Kindes zu Tode gepeitscht werden kann, daß es ohne Kreislaufmittel eher durchhält. Wo eine Atmungslähmung im Vordergrund steht: Lobelin (1,0 ccm des Ampulleninhalts = 3 mg), evtl. in 1—2stündlichen Abständen zu wiederholen.

Beruhigungsmittel: Das physiologische und vielleicht wirksamste Beruhigungsmittel ist ausgiebiger Aufenthalt in frischer Luft. Der vielbekämpfte Schnuller entspricht einem physiologischen Bedürfnis der meisten Kinder; er erscheint unbedenklich, wenn er hygienisch einwandfrei beschaffen ist und behandelt wird. Bedenklich sind optische und akustische Reize zur Ablenkung des Kindes, am bedenklichsten natürlich andauernde Verabreichung von Narcoticis (Beruhigungssäfte!). Sind Beruhigungsmittel vorübergehend notwendig (Spasmophilie, starker Juckreiz usw.), dann verordne man das relativ harmlose Calcium bromat. innerlich (0,3—0,5 in 10 vH Lösung), beachte aber das Auftreten einer Bromakne, einer nicht ganz selten zu beobachtenden Idiosynkrasieform des Säuglings. Empfehlenswert ist auch Urethan in relativ großen Dosen (mehrmals täglich 0,5—0,75—1,0 per os oder besser 0,8—1,5 per Klysma).

Bei sehr starkem Hustenreiz ist Codein. phosphor. erlaubt (3—4mal täglich 1—4 mg), vielleicht am wirksamsten in Kombination mit Veramon (0,2, 1—2mal täglich).

Als Schlafmittel ist vielleicht noch immer das billigste und beste Chloralhydrat rektal (0,3—0,5 in Schleim); sehr empfehlenswert auch Allional ($^1/_2$ Tablette = 0,08 der wirksamen Substanz) per os oder rektal.

Wer Säuglinge sachgemäß und sparsam behandeln will, mache sich zum Grundsatz: zweckmäßige Ernährung, viel Freiluft, wenig Medikamente!

2. Sparsame, sachgemäße Behandlung Leber- und Gallenkranker[1].
Von Prof. Dr. Th. Brugsch-Halle a. S.

Die Therapie der Gallenkranken, soweit sie nicht in die Domäne des Chirurgen hineingehört, läßt sich prinzipiell in die Ernährungstherapie, die Hydro- und Thermotherapie, die Trinkkuren, die arzneiliche Therapie, die Immuntherapie und die Strahlentherapie einteilen. Die Strahlenbehandlung der Leber- und Gallenerkrankungen darf hier übergangen werden, dagegen geziemt es sich wohl, einige allgemeine Ausführungen über die Ernährungstherapie der Gallen- und Lebererkrankungen anzufügen. Wenn auch die Galle an sich den Charakter eines Exkretes trägt, so ist sie doch für den Ablauf der gesamten Verdauung regulationsgemäß von besonderer Bedeutung und trägt hier den Charakter eines Sekrets. Diese Bedeutung kommt schon dadurch zum Ausdruck, daß die Galle normalerweise nicht kontinuierlich in den Darm einträufelt, sondern sich im Einspiel mit der Magenentleerung schußweise, gemischt mit dem Safte der Bauchspeicheldrüse in den Darm entleert. Es wird die Lebergalle, die kontinuierlich abträufelt, durch einen Ansaugungsmechanismus der Gallenblase konzentriert und beim Verdauungsakte ein Gemisch von wenig konzentrierter Leber- und stärker konzentrierter Blasengalle (die Aufsaugung der Lebergalle in der Gallenblase geschieht hauptsächlich durch Wasserresorption) in den Darm gespritzt. Dieses Ausspritzen vollzieht sich durch eine Tonuserhöhung der mit glatter Muskulatur versehenen Gallenblase, wodurch die Widerstände im Gebiete der Papilla Vateri überwunden werden. Auf die große Bedeutung des intraabdominellen Druckes, der — besonders beim Tiefertreten des Zwerchfells — den Gallenblasendruck erhöht, sei nebenher hingewiesen, ferner auf die Tatsache, daß abwechselnde Kontraktionen und Erschlaffung des Dünndarms im Bereiche der Papilla Vateri zu einem „Melken" von Leber- bzw. Mischgalle in den Dünndarm führt. Bezeichnen wir (nach unserem und Horsters' Vorschlage) die Bildung der Lebergalle als Cholerese, die Austreibung jenes Gemisches von Leber- und Blasengalle, wie sie im Ablauf der Verdauung notwendig ist, als Cholagogie, so ist es verständlich, daß eine Störung der Verdauung immer dann zu erwarten ist, wenn entweder die zum Ablaufe der Verdauung von vornherein notwendige Gallenmenge fehlt (verminderte Cholerese) oder wenn der Mechanismus der Gallenaustreibung gestört ist (Dyscholagogie bzw. Acholagogie). Bei den

---
[1] Ursprünglich abgedruckt in: Medizin. Klinik 1925, Nr. 38.

Erkrankungen der Leber kommen wir in den Bereich der Störungen der Cholerese, vorzugsweise Acholeresen oder Hypocholeresen; im Bereiche der Erkrankung der ableitenden Gallenwege, die man gemeiniglich mit dem Namen der Gallenerkrankungen zusammenfaßt, stoßen wir auf die Dyscholagogien oder Acholagogie. Als eine Acholagogie müssen wir eine vollkommene Unterbrechung der Choledochusleitung bezeichnen (z. B. beim Carcinom des Caput pancreatis oder beim Stein an der Papilla Vateri), als eine Dyscholagogie die Verengerung des Choledochus bzw. Hepatikusweges, ferner die Störungen im Gebiete der Gallenblase, wie wir sie bei den Stauungserscheinungen der Gallenblase, bei Steinbildung, Entzündungen antreffen. Es kann nun nicht im einzelnen hier auf die klinische Trennung der Hypocholeresen bzw. Acholeresen einerseits, der Dyscholagogien bzw. Acholagogie andererseits eingegangen werden (darüber wird am Schlusse dieser Abhandlung noch einiges gesagt werden können); das prinzipiell Wichtige ist, daß sowohl bei den Hypocholeresen wie bei den Hypocholagogien zu wenig Galle, verglichen mit den physiologischen Aufgaben der Galle für den Ablauf der Verdauung, in den Darm gelangt, so daß es dadurch zu Störungen der Verdauung kommt. Die Kenntnis der physiologischen Bedeutung der Galle für den Ablauf der Verdauung gestattet uns aber erst, auf diese Störungen gebührend Rücksicht zu nehmen.

Hier seien einige Bemerkungen über diese physiologische Bedeutung der Galle für den Ablauf der Verdauung eingeflochten: Die Galle bewirkt eine Lösung der beim Verdauungsakt frei gewordenen wasserunlöslichen Fettsäuren, indem sich diese mit den Gallensäuren komplex binden. Fehlen die Gallensäuren, d. h. fehlt die Galle im Darm, so leidet die Fettresorption Not, indem etwa 40 vH des mit der Nahrung eingeführten Fettes durch den Stuhl zu Verlust gehen; daher der acholische Fettstuhl. Die Galle setzt ferner die Pepsinwirkung herab, besitzt desinfizierende Eigenschaft, weiter aktiviert sie auch das fettspaltende Ferment des Pankreassaftes und schließlich regt sie die Darmperistaltik an.

Die Menge der Lebergalle, die der Mensch pro Tag in Kubikzentimetern absondert, läßt sich auf $24 \times 0{,}5$ ccm $\times$ Körpergewicht in Kilo normalerweise beziffern, so daß ein Mensch von 70 kg bei normaler Ernährung etwa 840 ccm absondert. Die Gallenblase besitzt bei ausgewachsenen Menschen eine Kapazität von durchschnittlich 50 ccm; die Gallenblase vermag die Lebergalle durch Wasser- und Salzresorption innerhalb mehrerer Stunden auf das 10fache zu konzentrieren, so daß eine Gallenblase normalerweise bei Verdauungsruhe ein Quantum Lebergalle für mehr als 12 Stunden zu speichern vermag. Diese gespeicherte Blasengalle wird dann im Ablauf der Verdauung — gemischt mit Lebergalle — in den Verdauungstraktus gespritzt (Mischgalle). Fehlt durch Verlust der Gallenblase die Speicherungsfähigkeit der Galle, so entsteht ein Manko an Galle, da die in der Verdauungsruhe sonst als Blasengalle gespeicherte Lebergalle nunmehr kontinuierlich während der Verdauungsruhe in den Darm träufelt und so für die Verdauung größtenteils verlorengeht.

Zu berücksichtigen ist ferner, daß ein enterohepatischer Kreislauf auch für die Gallensäuren besteht, indem diese, soweit sie nicht im Darm bakteriell zerstört werden, immer wieder resorbiert und von neuem durch die Galle abgeschieden werden. Gallenfistelträger erleiden daher auf die Dauer eine Einbuße an Gallensäuren, die schließlich zu einem für die Lebertätigkeit (hinsichtlich der Gallenproduktion) schweren Manko führt. Zwischen Cholesterin und Gallensäuren besteht ferner noch eine für die Physiologie und Pathologie wichtige Beziehung. Das Cholesterin der Nahrung wird im Darm resorbiert und zum Teil von der Leber als solches wieder ausgeschieden; zum andern Teil ist es als Matrix für die Bildung der Gallensäuren in der Leber anzusehen. Da die Gallensäuren Lösungsfähigkeit für schwer lösliche Substanzen besitzen, so ist in dem Quotienten Cholesterin zu Gallensäuren gewissermaßen das Problem der Gallensteinbildung mit enthalten. Je größer in der Galle die Quote des Cholesterins und je geringer die Quote der Gallensäuren, um so größer muß bei gegebenem Milieu (Gallenblasenstauung bzw. Gallenstauung) die steinbildende Tendenz der Leber- und Blasengalle sein.

Bezüglich der unmittelbaren Wirkung der einzelnen Nahrungsstoffe auf die Absonderung der Lebergalle (Cholerese) einerseits und der Absonderung von Mischgalle (Cholagogie) andererseits läßt sich sagen, daß Eiweiß und Kohlenhydrate stärker choleretisch wirken als Eiweiß und Fett; eine starke cholagoge Wirkung haben gewisse Fette und Peptone. So kann man beispielsweise eine Gallenblase zur Abgabe ihres gespeicherten Inhaltes innerhalb zweier Stunden bringen, wenn man eine Fettmahlzeit, bestehend aus 2 Eiern und einem viertel Liter Sahne, gibt; die Gallenblase wird dabei nicht etwa leer, sondern sie beherbergt eine Galle, die sich der Zusammensetzung der Lebergalle nähert. Reines Öl ist keineswegs ein gutes Cholagogum, dagegen Peptonum siccum.

Verordnung Nr. 1. Rp. Pepton. sicc. 50,0
D. ad scat. S. Mehrmals täglich 1 Messerspitze — zwischen
2 Mahlzeiten — in Wasser zu nehmen. (Handverkauf in den Apotheken.)

Dem Arzte treten Störungen der Cholerese bzw. Cholagogie unter dem Bilde des Ikterus auf der einen Seite und unter dem Bilde der Gallenerkrankungen, vor allem Gallenblasenerkrankungen auf der anderen Seite entgegen. Der Effekt für die Verdauung ist in beiden Fällen ein völliges Fehlen bzw. eine Verminderung der Galle. Die diätetische Einstellung erfordert infolgedessen eine Anpassung an diese Tatsache der Hypocholie bzw. Acholie. Man wird ihr am besten diätetisch gerecht durch eine mehr oder minder starke Reduktion der Fette in der Nahrung. Ganz braucht man allerdings nicht auf die Zufuhr der Fette in der Nahrung zu verzichten, wenn man die Fette emulsioniert mit der Milch verabreicht. So wird auch bei einem völligen Abschluß der Galle vom Darm (totale Acholie) ein Quantum von 1—1$^{1}/_{2}$ Litern nicht allzu fetter Milch pro Tag gut vertragen, wenn zu der Nahrung reichlich Kohlenhydrate gereicht werden: Weißbrot (geröstet), Brei aus allerlei Mehlen, gesiebte Kompotts, Fruchtsäfte. Überhaupt bedeutet Zufuhr reichlicher Kohlenhydratmengen generell bei Lebererkrankungen einen diätetischen Vorteil, da der Aufbau des Glykogens in der Leber die Funktion der Leberzellen hebt. So bewirkt auch der durch Insulin erzwungene Glykogenaufbau in der Leber eine vermehrte Cholerese (Brugsch und Horsters), weshalb auch die Behandlung von Lebererkrankungen mit kohlenhydratreicher Ernährung und Insulin seine Berechtigung hat.

Verordnung Nr. 2. Man injiziere subkutan $^{1}/_{2}$ Stunde vor dem zweiten Frühstück und $^{1}/_{2}$ Std. vor dem Mittagessen, die beide 50—100 g Kohlenhydrate enthalten sollen, je 10 Einheiten Insulin.

Will man Stauungszustände der Gallenblase beseitigen, so verordne man häufige Mahlzeiten, am besten 6 am Tage! Es ist nicht unbedingt nötig, daß die Mahlzeiten sehr fettreich sind; auch ein geringer Gehalt an Fett neben Eiweiß genügt schon als intensiver cholagoger Nahrungsreiz.

Gegen Stauungen der Gallenblase ist auch eine durch mehrmalige tiefe Inspirationen („Summtherapie") bewirkte intraabdominelle Drucksteigerung wirksam. Die „Summtherapie" ist mehrmals am Tage zu wiederholen.

Den stärksten cholagogen Impuls ergibt die durch einen Brechakt bewirkte intraabdominelle Drucksteigerung, die sehr häufig zu einer plötzlichen, sehr erheblichen Entleerung der Gallenblase führt. Daher manchmal schnelle Beendigung eines Kolikanfalls durch Erbrechen.

Leber- und Gallenkrankheiten.

Ersatz der Galle.

Bei Gallenfistelträgern ist der tägliche Verlust der Fistelgalle von erheblicher Bedeutung für den Kräftezustand des Organismus. Da für einen 70 kg schweren Menschen die tägliche Gallenmenge auf $70 \times 24 \times 0{,}5$ ccm (s. o.), d. h. = 840 ccm zu veranschlagen ist und neben kleinen Mengen Eisen, Gallenfarbstoffen, anorganischen Salzen, die Lebergalle etwa 1 vH an gallensauren Salzen und 1 vH an Cholesterin und Lezithin enthält, so empfiehlt es sich, Gallenfistelträgern eine künstliche Galle zuzuführen, für die wir hier ein einfaches Rezept geben.

Verordnung Nr. 3. Rp. Natr. cholic. 2,5 Calc. carbon. 0,5
Cholesterin 4,0 Magn. carbon. 0,5
Lezithin 1,0 Calc. phosph. 0,5
Natr. chlorat. 2,5 Aqu. dest. ad, 500
F. emulsio! D.S. Vor dem Gebrauch zu schütteln! $^1/_4$ Stunde nach jeder Mahlzeit sind etwa 100 ccm innerhalb einer Stunde, mit Saccharin gesüßt, zu trinken.

Für die Fälle von komplettem Ikterus, wo starker Juckreiz durch Gallensäureretention im Blute besteht, ist die Verabreichung einer künstlichen Galle kontraindiziert; es handelt sich in diesen Fällen zu allermeist um mechanischen Verschluß der Gallengänge. In den Fällen, wo die Differentialdiagnose (siehe weiter unten) die hepatische Erkrankung, also den infektiösen bzw. toxischen Ikterus ergibt, ist ein Versuch mit Zufuhr von künstlicher Galle erlaubt; diese Zufuhr darf indessen nicht ohne weiteres das Maß der Zufuhr der fehlenden Galle im Darm haben, da ja beim Ikterus — ganz gleichgültig ob mechanischen oder infektiöstoxischen Charakters — die vom Darm aus resorbierten Gallensäuren und das Cholesterin nicht wieder in den Darm hineingelangen; es könnte mithin durch längere Zufuhr von künstlicher Galle zu toxischen Erscheinungen kommen. (Über Giftigkeit der Gallensäuren vergleiche weiter unten; daselbst siehe auch über die Therapie des Ikterus mit Gallensäuren.)

Thermotherapie.

Diese spielt bei der Behandlung der Lebererkrankungen und Gallenerkrankungen seit alters her eine große Rolle. Die Wärme, äußerlich appliziert, bewirkt im Leber- und Gallengebiete Hyperämie; daneben bewirkt sie wohl von der Peripherie aus reflektorisch einen Einfluß auf die Motilität des cholagogen Systems im Sinne einer die atonische Gallenblase tonisierenden Wirkung. Die Spasmen einer entzündlichen Gallenblase werden ferner durch die Hitze gemildert.

Als Wärmespender dienen bei allen Leber- und Gallenerkrankungen die heißen, feuchte Wärme erzeugenden Kataplasmen, die man nach alter Sitte aus Leinmehl bereitet, vor dem Gebrauche kocht und dann in entsprechend große Leinwandsäckchen einfüllt. Dieses Leinwandsäckchen wird in ein trocknes Tuch gelegt und — so heiß es der Patient vertragen kann — auf den Leib gelegt. Weil aber bei der Wiedererwärmung das Leinmehl meist einen säuerlichen Geruch entwickelt, ist das von O. Vierordt empfohlene Kartoffel-Kataplasma vorzuziehen, das zudem wenig näßt. Es werden einfach frischgekochte Kartoffeln auf ein Leintuch gelegt, das, zu einem Sack zusammengelegt, mit Sicherheitsnadeln festgesteckt und glattgewalzt wird. Zur Feuchthaltung und Erwärmung der Kataplasmen, wobei man statt des Leinsamens und der Kartoffeln auch feuchten Lehm (Tonerde) benutzen kann, hat die Industrie Kataplasmen-Wärmeapparate konstruiert, die man indessen in der Praxis gut umgehen kann, wenn man in einen Kochtopf mit siedendem Wasser ein großes Drahtsieb oder ein in der Küche vorhandenes Reibesieb stellt und auf dieses das Kataplasma legt. Schlammpackungen, unmittelbar auf den Leib des Kranken, lassen sich wegen der Schmutzerei nicht im Hause verwenden. Die Anwendung trockener Hitze (heiße Tonteller oder elektrisches Heizkissen) ist nicht so gut wie heiße Kataplasmen, deren Wirkung intensiver ist.

Trinkkuren.

Bei den Erkrankungen der Leber und der Gallenwege spielen neben der Thermotherapie ebenfalls seit alters her die Trinkkuren eine große Rolle. In Frage kommen hier hauptsächlich nur die alkalisch-salinischen Wässer, die kalt oder warm genossen werden. Es seien erwähnt die Karlsbader Quellen, deren natürliche Quelltemperatur zwischen 73,2° C (Sprudel), Mühlbrunnen 49,7° C, Marktbrunnen 40° C und Spitalbrunnen 36,6° C liegt.

Der Karlsbader Mühlbrunnen enthält im Liter 5,4 g feste Bestandteile und zwar in der Hauptmenge schwefelsaures Alkali, kohlensaures Alkali und Kochsalz; er repräsentiert eine etwa 0,5 vH Glaubersalzlösung. An festen Bestandteilen ist die Luciusquelle (Tarasp) reicher, die einen Prozentgehalt von 1,5 besitzt, bei gleichem Gehalt an Glaubersalz wie Karlsbad, während der Marienbader Ferdinandsbrunnen 0,47 vH Glaubersalzgehalt besitzt, bei 1 vH fester Bestandteile, der Kissinger Rakoczy hingegen mit 0,58 vH, Chlornatrium, bei 0,9 vH festen Bestandteilen kochsalzreicher als die ebengenannten Brunnen ist. Die Mergentheimer Karlsquelle, die mehr als 2 vH feste Bestandteile enthält, besitzt den stärksten Kochsalzgehalt mit 1,16 vH neben 0,34 vH Glaubersalz, 0,23 vH Bittersalz und 0,1 vH schwefelsauren Kalk. Dadurch nähert sich diese Quelle bereits den stark abführend wirkenden Bitterwässern.

Wenn man sich über die Wirkung der eben genannten Glaubersalzquellen bei Leber- und Gallenleiden Rechenschaft gibt, so läßt sich nach dem Stande unserer heutigen Kenntnis mit Bestimmtheit nur behaupten, daß sich weder ihre choleretische noch ihre cholagoge Wirkung experimentell erweisen läßt. Wenn am Kaninchen unter gewissen Versuchsbedingungen vielleicht dem Karlsbader Mühlbrunnen eine gewisse choleretische Wirkung zugesprochen werden kann, so ist dieser Befund schon nicht mehr am Hunde, dessen Leberfunktion der des Menschen weit näher steht, oder am Menschen mit einer Gallenfistel zu erweisen. Das gleiche gilt hinsichtlich einer cholagogen Wirkung, wie uns eigene diesbezügliche Versuche (Brugsch und Horsters) gelehrt haben. Trotzdem läßt sich aus der Praxis heraus ein Einfluß der eben genannten Glaubersalzwässer auf Leber- und Gallenkranke nicht ableugnen! Der Angriffspunkt dieser Wässer muß zum Teil wohl darin gesucht werden, daß einmal die Katarrhe des Magen-Darmkanals bei den genannten Kranken beseitigt werden, sodann eine hyperämisierende Wirkung auf die Pfortader ausgeübt wird, die noch durch die heißen Umschläge auf die Lebergegend verstärkt wird.

Für die Praxis ist die Frage von Bedeutung, ob eine Trinkkur mit Glaubersalzquellen wirksam nur am Orte der Quelle sein kann, oder ob auch die Versandquelle die gleiche Wirksamkeit hat, oder ob auch — aus Billigkeitsrücksichten — der Brunnen selbst aus natürlichen oder künstlichen Quellsalzen im Hause ohne Wirkungsverlust bereitet werden kann. Die Erfahrungen sprechen dafür, daß auch Versandbrunnen — unter bestimmt eingehaltenen Bedingungen — einen gleichen Erfolg haben wie die Trinkkur an der Quelle. Schwieriger ist bereits die Frage der Verwendung der natürlichen oder künstlichen Salze. Im allgemeinen entfalten die künstlichen wie die natürlichen die Wirkung der natürlichen Quelle, doch ist diese als Versandquelle für längere Zeit angenehmer zu nehmen als ein künstlich aus den Salzen hergestellter Brunnen.

Verordnung Nr. 4. Rp. Sal Carolinum factitium 50,0
D.S. Etwa 6 g sind auf 1 l Wasser zu lösen und glasweise als Brunnen heiß (50° C) zu trinken. (Handverkauf in den Apotheken.)

Die Ursache, warum der künstlich bereitete Brunnen dem Versandbrunnen geschmacklich nachsteht, liegt an der Kohlensäurearmut; die natürlichen Quellen sind reich an freier und halbgebundener Kohlensäure, während der künstlich hergestellte Brunnen schal ist. Diesem Übelstande abzuhelfen hat die chemische Industrie (Schering) Mineraltabletten eingeführt, die getrennt dem Wasser zugesetzt werden und dann zur Bildung von Glaubersalz und freier Kohlensäure nach der Formel führen:

$$NaHSO_4 + NaHCO_3 = Na_2SO_4 + H_2O + CO_2$$

Verordnung Nr. 5. Rp. Mineraltabletten (E. Schering Nr. I: künstliches Karlsbader, Nr. II: künstliches Marienbader) Originalpackung. (Handverkauf in den Apotheken.)
D.S. Je eine Tablette ist in 200 ccm 45° C heißem Wasser nacheinander zu lösen; der Brunnen ist sofort zu trinken.

Durchführung einer Trinkkur bei Leber- und Gallenleiden.

Man lasse früh und nachmittags während der heißen Umschläge 1—2—3 Becher = 200 ccm der Quelle trinken. Die Temperatur wähle man bei Leber- und Gallenerkrankungen möglichst zwischen 40—50° C. Der Brunnen wird schluckweise (innerhalb von 5—10 Minuten ein Becher) getrunken. Wo die Glaubersalzquelle Verstopfung verursacht, lasse man zum ersten Becher am Morgen noch 5 — 10 — 15 g künstliches Karlsbader Salz hinzufügen. Dieser Zusatz kann (siehe unter Bitterwässer) zudem eine gute cholagoge Wirkung ausüben.

Bitterwässer.

Die magnesiumsulfathaltigen Wässer: Hunyadi-Janos, Apenta, Friedrichshaller, Saidschitzer und auch das oben erwähnte Mergentheimer Wasser besitzen eine stark abführende Wirkung, die sowohl auf ihren hohen Gehalt an Magnesiumsulfat wie Natriumsulfat beruht.

Der Gehalt an Magnesiumsulfat und Natriumsulfat bei Apenta ist etwa 4 vH, bei Hunyadi Janos 4,5 vH; bei der Mergentheimer, Saidschitzer, Friedrichshaller Quelle ist er niedriger. Diese Tatsachen heben wir besonders darum hervor, weil bei einem Gehalt eines Wassers von mehr als 4—5 vH Magnesiumsulfat bzw. Natriumsulfat, per os verabreicht, eine Cholagogie eintritt, indem sich Mischgalle in das Duodenum ergießt. Diese cholagoge Wirkung beruht nicht eigentlich auf einer Gallenblasenkontraktion, sondern in einer Melkwirkung auf den Choledochus durch das sich abwechselnd kontrahierende und erschlaffende Duodenum. Diese

Wirkung kommt wohl ursächlich in specie dem Sulfation auf den Darm zu, da sich erweisen läßt, daß konzentrierte Kochsalzlösungen nicht die gleiche cholagoge Wirkung haben. Für die Praxis der Gallenerkrankungen bedeutet darum die Verabreichung konzentrierter Bittersalz- oder Glaubersalzwässer, oder noch besser der Glauber- oder Bittersalze, einen cholagogen Reiz für den Fall von Stauungszuständen im Gebiet des Choledochus. Man verfährt therapeutisch am besten so, daß man nüchtern 15 g künstliches Karlsbader Salz mit 100 ccm Wasser trinken läßt, oder indem man 200 ccm eines mindestens 4 vH Bitterwassers verordnet. Für längeren Kurgebrauch eignet sich die Verordnung stärker konzentrierter Glaubersalz- oder Bittersalzlösungen nicht, da dadurch der Darm zu heftig strapaziert wird (Darmkatarrh!).

Choleretika.

Darunter verstehen wir alle jene Mittel (Medikamente), die einen Einfluß auf die Absonderung der Lebergalle haben. Ein solcher Einfluß kann ganz verschieden sein: So vermehrt ein Mittel schnell die Menge der Lebergalle in einer kurzen Zeit, um in der darauf folgenden Zeitspanne evt. zu einer die Vermehrung ausgleichenden Verminderung zu führen; wir wollen ein solches Mittel ein choleretisches Stoßmittel nennen. Ein anderes Mittel wirkt auf die Vermehrung der Lebergalle ein, zeitlich langsamer, aber dafür nachhaltiger ohne Kompensation durch eine nachlassende Cholerese; wir wollen es schlechthin als Choleretikum bezeichnen; ein drittes Mittel wieder wirkt auf die Cholerese im Sinne einer Verminderung der ausgeschiedenen Lebergalle: Anticholeretikum. Ehe wir auf die Bedeutung der Choleretika für die Therapie eingehen, seien einige Ausführungen über die Prüfung der Choleretika gemacht. Maßgebend ist naturgemäß nur das Experiment am Menschen, d. h. am Gallenfistelträger. Der Versuch, durch Duodenalsondierung die Cholerese festzustellen, ist unbefriedigend, in jeder Weise zu Täuschungen geeignet, experimentell für die Beurteilung einer „Cholerese" gar nicht brauchbar. Als Ersatz kann der Hund mit Gallenblasenfistel dienen: Die Versuche an diesem erwiesen sich bis jetzt immer kongruent am Menschen. Das gleiche gilt aber nicht ohne weiteres vom Kaninchen! So ist z. B. Atophan als Choleretikum beim Kaninchen so gut wie unwirksam, beim Hund und Menschen aber hoch wirksam!

Sinn der choleretischen Therapie: Wir fassen eine Lebererkrankung, die mit Ikterus einhergeht, ohne daß dieser durch mechanischen Abschluß der Gallengänge bedingt ist, als eine Erkrankung der Leber auf, die in einer Insuffizienz der Cholerese besteht. Es ist dabei die Frage ganz gleichgültig, wieweit die Leberzelle sich an der Bildung des im Blute befindlichen Gallenfarbstoffes beteiligt hat, es ist denkbar, daß dieser nur in den Kupferschen Sternzellen gebildet wird und von den Leberzellen durch die Gallenkapillaren ausgeschieden wird; es ist ebensogut denkbar, daß zur Umbildung des Blutfarbstoffes in Gallenfarbstoff neben den Sternzellen auch die Leberzellen chemisch tätig sein müssen: Der infektiös-toxische, nicht auf Verschluß der Gallengänge beruhende Ikterus führt zu einer Insuffizienz der Gallenfarbstoffausscheidung der Leber, darüber hinaus aber zu einer Insuffizienz der Ausscheidung anderer mit der Galle laufender Stoffe wie Eisen, Gallensäuren, Cholesterin, Salze, Wasser. Diese choleretische Insuffizienz ist nicht völlig gleich für die einzelnen Stoffe. So leidet z. B. die Ausscheidung des Eisens stärker Not als die Ausscheidung des Gallenfarbstoffes beim experimentellen Toluylendiaminikterus. Ähnlich scheinen die Dinge auch beim infektiös-toxischen Ikterus des Menschen zu liegen. Auch die Gallensäuren werden beim infektiös-toxischen (noch nicht kompletten) Ikterus verschieden gut ausgeschieden, worauf die klinische Beobachtung hinweist: Ikterusfälle mit starkem Hautjuckreiz und solche mit schwachem oder fehlendem Juckreiz.

Der Sinn der Choleretika in der Therapie ist der, die Cholerese der insuffizienten Leber zu beheben, aber nicht nur quantitativ, sondern auch qualitativ. So wird es stets unser therapeutisches Bestreben sein, den Ikterus der Haut zu beseitigen, d. h. die Exkretion des Gallenfarbstoffes anzuregen. Von diesem Gesichtspunkt aus ist es unerläßlich, die speziellen choleretischen Qualitäten der sogenannten Choleretica zu kennen. Wenn wir hier auch erst im Beginne unserer Erkenntnisse stehen, so verfügen wir doch schon über ein gewisses Beobachtungsmaterial.

Choleretika I. Ordnung, d. h. lebergallentreibende Mittel, die imstande sind, in nicht toxischen Dosen die tägliche oder halbtägliche Lebergallenmenge auf maximal 200 und mehr vH zu steigern.

Hierzu gehört nur das Atophan (Phenylchinolincarbonsäure). Das Atophan bewirkt bereits nach intravenösen oder intramuskulären Injektionen von 0,5—1 g Atophan bzw. Atophan-Natrium oder nach Verabreichung von 1 g Atophan per os Choleresen von 30—100 vH; nach größeren Dosen, über den Tag verteilt (1—2—3 g Atophan per os), nimmt die Cholerese auf die hohen Werte zu (vgl. Brugsch und Horsters, Meißner).

Leber- und Gallenkrankheiten.

Choleretika II. Ordnung. Darunter verstehen wir Choleretika, die eine Maximaltages- bzw. Halbtagescholerese von 100—200 vH Steigerung in nicht toxischen Dosen hervorrufen. Hierher gehören zunächst die Gallensäuren (vgl. die neueren Untersuchungen von Pohl, Neubauer, Specht, Brugsch und Horsters, Adler). Bevor wir auf diese Gallensäuren in ihrer therapeutischen Verwendbarkeit eingehen, seien einige allgemeine Ausführungen gemacht.

In Frage kommen therapeutisch die physiologischen Gallensäuren: Taurocholsäure, Glykocholsäuren und die freie Cholsäure einerseits, die Desoxycholsäure, Dehydrocholsäure andrerseits. Durch meinen Mitarbeiter Gillert ist die Toxizität dieser Gallensäuren festgestellt worden; sie ergibt folgende Werte:

pro Kilogramm Körpergewicht beim Kaninchen ist	tödlich	noch verträglich	tödlich nach Tagen
von Natriumglykocholat . . .	0,09 g	0,08 g	
von Natriumtaurocholat . .	0,11 g	0,09—0,1 g	
von Natriumcholat	0,05 g	0,05 g	
von Natriumdesoxycholat . .	0,015 g	0,01 g	
von Natriumapocholat . . .	0,09 g	0,07 g	
von Natriumdehydrocholat .	1,1 g	1,0 g	
von Menthadioxycholansäure .	—	1,0 g	von 2 g an.

Umgerechnet für den Menschen (70 kg Gewicht) wäre eine intravenöse Injektion von 3,5 g Natriumcholat gerade tödlich; die entsprechende Dosis von Natriumdehydrocholat könnte 70 g betragen. Weiter zeigen ältere Versuche von Weiß und Stadelmann, daß Gallenfistelhunde 5—9 g Glykocholsäure per os vertragen. Aus eigenen Beobachtungen können wir angeben, daß 2,0 g Natriumcholat per os als Einzeldosis beim Menschen gegeben gut vertragen wird; es wäre also gegen die Verabreichung von 6mal 0,5 g Natriumcholat innerhalb 24 Stunden vom Standpunkte der Toxikologie nichts einzuwenden. Von Natriumdehydrocholat haben wir selbst wochenlang, ja monatelang ohne den geringsten Schaden 2,0 g und mehr pro die verabreicht.

Die Giftigkeit der Gallensäure hängt eng mit ihrer Wirksamkeit zusammen; nimmt man als Maßstab die Oberflächenaktivität einerseits, die Fähigkeit zur Komplexsalzbildung andrerseits (darauf beruht ja die ,,lösende Wirkung" der Galle für wasserunlösliche Körper im Darmkanal), so zeigt sich bei dem desoxycholsauren Na die stärkste Oberflächenaktivität und größte Giftigkeit, bei dem dehydrocholsauren Na die niedrigste Oberflächenaktivität und die geringste Giftigkeit; die übrigen Gallensäuren stehen in der Mitte. Ähnlich liegen die Dinge für die Komplexsalzbildung. Das heißt mit anderen Worten, die Gallensäuren sind um so giftiger, je wirkungsvoller sie sind. Was nun in specie die choleretische Wirkung anlangt, so ist nach unseren Versuchen (Brugsch und Horsters) im allgemeinen die Desoxycholsäure der Cholsäure und diese der Dehydrocholsäure überlegen; mit der choleretischen Wirksamkeit nimmt aber die Toxizität zu!

Nach unseren Erfahrungen kann man beim Menschen (70 kg) ohne jede Gefahr

> von Natriumcholat . . . 6 × 0,5 g innerhalb 24 Std. geben
> von Natriumdehydrocholat 8 × 0,5 g innerhalb 24 Std. geben
> von Natriumdesoxycholat 3 × 0,1 g innerhalb 24 Std. geben.

Bei der intravenösen Injektion erscheint die Injektion von 2,0 g Natriumdehydrocholat erlaubt, ferner die Injektion von 1,0 g Natriumcholat (siehe auch A. Adler und E. Schmid).

Legt man diese Werte zugrunde, so hält sich die Cholerese beim Menschen unter der peroralen Therapie von Natriumcholat (4—6 mal 0,5 g pro die) bzw. Natriumdehydrocholat (6—8 mal 0,5 g) auf 60—100 vH. Die intravenöse Injektion von Natriumdehydrocholat 0,5—1,0 g dürfte beim Menschen eine Cholerese von kaum mehr als 50 vH verursachen. Bei der intravenösen Injektion von 1,0 g Natriumcholat kann die Größe der Cholerese auf 100 vH Steigerung eingesetzt werden. Die intravenöse Injektion von 2,0 g dehydrocholsaurem Natrium ruft eine Cholerese bis 100 vH hervor (A. Adler und E. Schmid). Es stehen sich in dieser Beziehung etwa 1 g Natriumcholat und 2 g Natriumdehydrocholat gleich.

Was die Möglichkeit der Verwendung der Gallensäuren in der Praxis anlangt, so sind wir auf die Spezialitäten angewiesen. Es wäre an der Zeit, das Natriumcholat als offizinelles Präparat in die Pharmakopöe einzuführen, da es von allen Gallensäurepräparaten das zweckmäßigste, weil am meisten physiologische, andererseits das billigste Präparat zu sein scheint.

> Verordnung Nr. 6. Rp. Natrii cholici 0,5   D. ad caps. amyl.
> S. am Tage 3—6 Pulver zu nehmen.

> Verordnung Nr. 7. Rp. 10 vH Natriumcholatlösung 50,0 steril!
> D.S. Zur intravenösen Injektion (bis zu 10 ccm zu injizieren)!

Die Dehydrocholsäure und Desoxycholsäure werden als Spezialitäten in den Handel gebracht, die erstere als „Decholin" (s. d.), die Desoxycholsäure als Menthadioxycholsäure (siehe Degalol). Zu den Choleretizis II. Ordnung sind ferner die Salizylsäure, die Benzoesäure und die Zimtsäure zu rechnen. Ihre choleretische Wirkung erfolgt allerdings erst in verhältnismäßig großen Dosen. So bleiben z. B. schon beim Hunde Dosen unter 2 g Na salicyl. choleretisch wirkungslos, obwohl große Dosen eine Cholerese maximal bis 200 vH machen (siehe Versuche von Meißner). Für die Therapie beim Menschen dürfte wohl in erster Linie die

Salizylsäure in Frage kommen. In den Versuchen von Meißner am Gallenfistelträger rufen Dosen von 2 g Na. salicyl. per os eine Cholerese von ca. 30 vH hervor, die sich wahrscheinlich durch größere Tagesdosen steigern läßt. Eine vielleicht größere Cholerese erzielt man, wie sich aus den Versuchen von Meißner ergibt, mit Benzoesäure und Zimtsäure in etwas kleineren Dosen als bei der Salizylsäure, deren Dosierung doppelt so groß sein muß.

Verordnung Nr. 8. Rp. Acid. benzoic. 0,5
D. ad caps. amyl. Nr. X
S. 6 Kapseln im Laufe des Tages zu nehmen.

Als Choleretika III. Ordnung bezeichnen wir diejenigen Mittel, die in nicht toxischen Dosen eine maximale Cholerese von 30—100 vH erwirken, es handelt sich hier um die ätherischen Öle: Oleum Menthae piperitae, Ol. terebinthinae, Ol. Carvi. Aber auch hier ist die Verabreichung in verhältnismäßig hoher Dosierung notwendig, da beim Hunde erst 30 Tropfen dieser ätherischen Öle eine an 100 vH herankommende Cholerese bewirkt. 0,8 g Menthol bewirkte eine Cholerese von 70 vH (Meißner).

Wir haben die Aufzählung der Choleretica etwas eingehender hier besprochen, um dem Leser die Möglichkeit der Überprüfung des choleretischen Wertes mancher Arzneimittel und Spezialitäten zu bieten, wobei nicht unterlassen werden soll zu betonen, daß auch Kombinationen mehrerer Präparate zu günstigen choleretischen Wirkungen führen: es muß allerdings ein jedes Mittel in der Kombination einen choleretischen Wirkungswert besitzen.

Qualitativ choleretische Wirkung.

Für das Problem der Behandlung der Insufficientia choleretica hepatis, d. h. der mit Ikterus einhergehenden und nicht auf mechanischer Gallenstauung beruhenden Lebererkrankungen ist die Frage der qualitativen Cholerese von ausschlaggebender Bedeutung.

Dem Atophan kommt als Choleretikum die Fähigkeit zu, den Bilirubinspiegel im Blute zu erniedrigen und die mit der Galle ausgeschiedene Bilirubinmenge zu erhöhen (Brugsch und Horsters, Grunenberg und Ullmann). Daneben vermag das Atophan die Eisenausscheidung durch die Galle zu erhöhen (Brugsch und Irger). Die Gallensäureausscheidung in der Galle wird ebenfalls durch Atophan vermehrt (Brugsch und Horsters). Auf Grund dieser choleretischen Eigenschaften wurde das Atophan in die Therapie des Ikterus eingeführt, wo es unzweifelhaft in manchen Fällen zur Abkürzung des Krankheitsverlaufes beiträgt.

In Analogie dazu wurden dann auch die Gallensäuren in die
Therapie des Ikterus eingeführt; A. Adler und E. Schmid glauben
nachweisen zu können, daß die Gallensäuretherapie zu einer vermehrten
Bilirubinausschwemmung führe, die nicht auf Verwässerung
der Galle zurückzuführen sei, sondern mit Vermehrung des
Trockengehalts und absoluter Vermehrung des ausgeschiedenen
Bilirubins einhergehe. Was aber die Vermehrung des Trockengehalts
der Galle nach Gallensäuretherapie anlangt, so werden die
Gallensäuren, die injiziert werden, von der Leber sehr schnell ausgeschieden
und vermehren den Trockengehalt um die Menge der
injizierten Gallensäuren, drängen dabei aber andere Stoffe von
der Ausscheidung ab, ganz besonders auch das Bilirubin und
Cholesterin; in dieser Beziehung decken sich unsere Beobachtungen
durchaus mit denen von Adlersberg und Neubauer. Es steht
also hier die Gallensäurentherapie der Atophantherapie nach.
Qualitativ sind die Gallensäuren in der Hauptsache Choleretika;
doch sie besitzen den Vorteil, daß sie überhaupt wieder eine
Cholerese in Gang bringen und so den entero-hepatischen Kreislauf
stimulieren; darauf beruht auch die über einen Tag hinausgehende
choleretische Nachwirkung einer einmaligen bzw. eintägigen
Gallensäuretherapie. Was die Technik der Therapie
anlangt, so erscheint uns im Falle des Ikterus immer noch die
Verabreichung einer künstlichen Galle per os am zweckmäßigsten
zu sein, und zwar für die Dauer eines oder mehrerer Tage.

Choleretische Stoßwirkung.

Unter der choleretischen Stoßwirkung verstehen wir eine
schnell einsetzende Cholerese; diese schnell einsetzende Cholerese
muß so groß sein und so schnell vor sich gehen, daß die selbst maximal
resorbierende Gallenblase nicht imstande ist, die Lebergalle
abzufangen: so entleert sich mehr oder minder reine Lebergalle
in den Darm. Ein solches choleretisches Stoßmittel sind die Gallensäuren
(0,5—1,0 g cholsaures Na intravenös, 1,0—2,0 g dehydrocholsaures
Na intravenös). Den Gallensäuren als Stoßmittel
steht zeitlich das intravenös (oder intramuskulär) injizierte Atophan-Na
(0,5—1,0) nach, dessen Vorteil aber die nachhaltigere
Stoßwirkung ist. Andere Stoßmittel sind uns in der Therapie
bisher noch nicht bekannt.

Das choleretische Stoßmittel besitzt eine große therapeutische
Bedeutung: es wird gewissermaßen zu einem mechanischen
Werkzeug in der Hand des Arztes, da wo es gilt eine Reinigung im
Gebiete der Lebergallengänge einschließlich des Choledochus zu
erwirken, sei es, daß kleine Konkremente (Bilirubinkalk) sich in

Leber- und Gallenkrankheiten.

diesen befinden, sei es, daß größere aus der Gallenblase abgewanderte Konkremente eine Unwegsamkeit bedingen, sei es, daß katarrhalische Schwellungen bzw. Entzündungen (z. B. im Gebiete des Pankreaskopfes) Dyscholagogien verursachen. Auch eine schnelle Selbstreinigung bei infektiösen Cholangitiden kann durch Gallenstoß in Frage kommen.

Als choleretisches Stoßmittel wird bei Konkrementen, weil schnell wirkend, die intravenös zu injizierende Gallensäure in Frage kommen, als nachhaltiger wirkendes Stoßmittel das Atophan (intravenöse Injektion mit ev. Kombination peroraler Gaben); bei entzündlichen Prozessen ist das nachhaltiger wirkende Atophan vorzuziehen.

Die choleretischen Stoßmittel lassen sich in ihrer Wirksamkeit durch Kombination von cholagogen und choleretischen Stoßmitteln steigern. So ist z. B. die Kombination von einem die Gallenblasenkontraktion bewirkenden Mittel (Sekretin, Histamin, Cholin), ferner einem „Gallenmelkmittel" (salinische Salze: Glauber- und Bittersalz) einerseits und einem choleretischen Stoßmittel (Gallensäuren, Atophan) andererseits zweckmäßig (über die Technik siehe weiter unten).

Cholagoga.

Darunter verstehen wir, wie bereits auseinandergesetzt worden ist, die die Galle aus ihren Wegen austreibenden Mittel, die entweder ihren Angriffspunkt an der Gallenblase haben, indem diese zur Spannung gebracht wird, oder indem diese durch Steigerung des intradominellen Druckes zur Kompression kommt, oder indem die Galle durch abwechselnde Kontraktion und Erschlaffung des Duodenums in der Höhe der Papilla Vateri zum Abmelken gebracht wird. Ein Choleretikum ist kein Cholagogum, wenngleich ein Choleretikum zum Austräufeln von Galle in den Darm führen kann, sobald nämlich die Gallenblase nicht den reichlichen Lebergallenfluß abfangen kann.

Mittel, die eine Kontraktion der Gallenblase bewirken.

Bevor wir diese hier aufzählen, sei besonders betont, daß die Vorstellung, irgendein Cholagogum könne die Gallenblase zur völligen Entleerung bringen, falsch ist. Eine Gallenblasenkontraktion, die bei manchen Cholagoga von periodischen Nachkontraktioneen verstärkt wird, bewirkt stets nur partielle Abgabe von Blasengalle mit nachheriger durch Aufsaugung von Lebergalle und damit Wiederauffüllung des Blaseninhaltes bedingter Verdünnung der Blasengalle.

Die Gallenblasenkontraktion vollzieht sich hauptsächlich durch die Verkürzung der Blase von dem unteren zum oberen Blasenpole, also in der Längsrichtung. Die neuerdings als Sphinkter angesprochene Muskulaturverdickung in der Gegend des Collum (Lübke) spielt keinesfalls die Rolle eines Sphinkters im Sinne eines Türöffners oder -schließers. Eine stets im Blasencollum und Cysticus vorhandene Flüssigkeitssäule spielt vielmehr die Rolle eines zwischengeschalteten „Wasserverschlusses" (Berg) und nicht die eines klappenmäßigen Verschlusses wie etwa beim Herzen mit intermittierender Durchtrennung der Flüssigkeitssäule. Die Aufgabe der Klappen im Collum bzw. Cysticus liegt in der Zurückhaltung dieser Flüssigkeitssäule, d. h. also des „Wasserverschlusses". Der Einstrom in die Gallenblase gelingt infolge der anatomischen Situation des Collum und Cysticus leichter als der Ausstrom; erst beim Kontraktionsakt werden die Collumklappen und Cysticusvorsprünge verstrichen (Löhner).

Das physiologische Pharmakon, das die Gallenblase zur momentanen Tonuserhöhung mit nachfolgenden Tonuserhöhungen (rhythmische Kontraktionen) bringt und zur Abgabe von Blasengalle führt, ist das Sekretin. Dieses entsteht in der Schleimhaut des Duodenums und wird durch die in das Duodenum gespritzte Magensalzsäure aktiviert. So ist auch die cholagoge Wirkung einer Mahlzeit zu erklären und die des Peptons, das wahrscheinlich selbst dem Sekretin nahestehende Eigenschaften besitzt.

Das wirksame Prinzip des Sekretins ist das **Histamin** (Dale).

Das Histamin ist ein β-Imidazolyläthylamın und entsteht aus dem im Eiweiß enthaltenen Histidin durch CO_2-Abspaltung

$$\begin{array}{c}\text{CH}\\ \text{NH} \quad \text{N} \\ | \quad | \\ \text{HC} = \text{C} - \text{CH}_2 \cdot \text{CN(NH}_2) - \text{COOH} \end{array} - CO_2 \longrightarrow \begin{array}{c}\text{H}\\ \text{C}\\ \text{NH} \quad \text{N} \\ | \quad | \\ \text{HC} = \text{C} - \text{CH}_2 \cdot \text{CH}_2 \text{N} \end{array}$$

(Histidin) (Histamin)

Sekretinpräparate des Handels existieren meines Wissens nicht, doch ist das Sekretin nach den Vorschriften der englischen Physiologen Dale und Dudley leicht darstellbar.

Will man Sekretinreize in physiologischer Weise auf die Gallenblase wirken lassen, so ist die Eiweißmahlzeit per os die gegebene Einrichtung dazu; ein Ersatzmittel ist das Pepton (s. o.).

Will man einen cholagogen Intensivreiz auf die Gallenblase ausüben, so eignet sich dazu das Histamin. Dieses bewirkt außer einer Kontraktion der Gallenblase (die sich noch kurze Zeit, d. h. einige Minuten rythmisch wiederholt) eine Kontraktion des Duodenum, ferner einen sekretorischen Reiz auf die Magenschleimhaut und einen choleretischen Reiz auf die Leber, wie bereits vor Jahren englische Autoren (Dale u. a.) nachgewiesen haben.

Als Dosis für die einmalige Histamininjektion ist 0,0005 g zu wählen; bei dieser Dosis ist die Blutdrucksenkung und die kapillarerweiternde Nebenwirkung des Präparates nicht so erheblich, daß sie kontraindikatorisch wirken könnte, andererseits ist dabei die cholagoge Kontraktionswirkung an der Gallenblase recht bedeutend.

Zweckmäßig verbindet man diese cholagoge Stoßwirkung des Histamins mit der choleretischen Stoßwirkung von 0,5 g Na cholat oder 1,0 Na dehydrocholat oder 0,5–1,0 g Atophan-Na intravenös gegeben zusammen mit der peroralen Melkwirkung des Na sulfuricum in folgender Weise:

Man gibt 15 g Na sulfuricum mit 100 ccm Wasser per os und injiziert intravenös 0,5 (bis 1,0 g) Atophannatrium [Icterosan]; 20–30 Minuten später injiziert man 0,0005 Histamin subkutan. Wählt man zur intravenösen Injektion Na cholat oder Na dehydrocholat, so gebe man die intravenöse Gallensäureinjektion 25 Minuten nach der peroralen Aufnahme des Na sulfuricum und genau 5 Minuten später 0,0005 Histamin subkutan. Durch diesen choleretischcholagogen Stoß kann man unter Umständen die Lösung eines Verschlusses des Choledochus (z. B. durch Steine) erzwingen. Vorsicht wird stets am Platze sein. Gelingt die Befreiung der Passage nicht, so ist bei Ikterus Zunahme des Ikterus zu erwarten.

Will man eine verlängerte cholagoge Wirkung erzielen, so ist weder Sekretin, Histamin noch sonst eines der cholagogen Pharmaka am Platze, sondern es kommen nur gehäufte eiweißreiche Mahlzeiten in Frage oder wiederholte Gaben von Pepton. Reines Öl ist in dieser Beziehung wenig wirkungsvoll.

Von anderen pharmakologischen Pharmaka erwähnen wir als wirksam das Cholin und Azetylcholin, ferner das Hormonal und Neohormonal, ferner Pilocarpin. Zur pharmakologischen Verwendung kommt in erster Linie das Pilocarpin in Betracht, das man zur cholagogen Stoßwirkung an Stelle des Histamins verwenden kann. Als Dosis ist von Pilocarpinum hydrochloricum 0,01—0,02 subkutan steril injiziert zu wählen.

Verordnung Nr. 9. Rp. Sol. Pilocarpini hydrochlorici 0,1 : 10,0
D.S. 1–2 ccm subkutan zu injizieren.

Cholin und das weit wirksamere Azetylcholin sind besser für die Therapie zu meiden. Eventuell kann man vom Hormonal bzw. Neohormonal Gebrauch machen, die indessen zu starker Abführwirkung führen. Allem Anscheine nach ist — wenigstens im Hormonal — eine Cholinwirkung im Spiele.

Als Cholagogum unwirksam ist das zentral im Nervensystem auf den Vagus wirkende Physostigmin daher in der cholagogen Therapie zu meiden! Ein gutes Cholagogum wegen der Melkwirkung durch Kontraktionen des Duodenums ist auch das durch Kalk und Schöndube in die Therapie eingeführte Extrakt aus dem Hinterlappen der Hypophyse (von Hypophysin, P.tuigan, Pituitrin, Pituglandol 1 ccm = 2 Voegtlin-Einheiten, intravenös zu injizieren)

Anticholagoga.

Eine große Bedeutung in der Therapie der Gallenerkrankungen, besonders bei der Cholezystitis und Cholelithiasis kommt den sog. ,,krampflösenden Mitteln", d. h. den den Tonus der Gallenblase und der Gallenwege herabsetzenden Mitteln, zu. Hier sind in erster Linie zu nennen: Atropin, Skopolamin, Papaverin, Morphin. Um den Gallenkolikanfall zu brechen, eignen sich das Morphin, Papaverin und Atropin, doch meide man nach Möglichkeit die subkutane Injektion von Morphin aus leicht begreiflichen Gründen, da häufig vom Gallenkolikanfall aus der Morphinismus gezüchtet wird. Ein guter Ersatz ist das Papaverin in Verbindung mit Atropin.

Verordnung Nr. 10. Rp.: Atropini sulfur. 0,01
Papaverin. hydrochl. 0,4
Aq. dest. 10,0
M.D.S. $^3/_4$ — 1 ccm subkutan zu injizieren.

Als subkutane Injektionsdosis für Papaverin wähle man die Dosis von 0,04 Papaverin. hydrochloric.; auch Morphin gebe man zusammen mit Atropin, und zwar am besten injiziert man aus einer Ampulle, die in 1 ccm 0,015 Morph. hydrochl. und 0,001 Atropin. sulf. enthält, bei einer kleinen Frau $^1/_2$—$^3/_4$ ccm, bei einem Mann 1 ccm. Sehr häufig schafft auch folgende Kombination einen Anfall ohne Injektion fort:

Verordnung Nr. 11. Rp. Morphin. hydrochl. 0,03
Aq. chloroform. 10,0
Sir. Cort. Aurant. ad 60,0
S. Alle 10 Minuten einen Kinderlöffel (= 10 ccm) zu nehmen, bis der Anfall steht.

Papaverintabletten (0,04 g Papaverin. hydrochl.) sind im Handel; mehrmals täglich eine Tablette.

Kombinationspräparate des Handels, wie Atropaverin, Troparin, Papavydrin, bieten keinen Vorteil, dagegen ist statt des Atropins bei längerem Gebrauche das Atropinbrommethylat empfehlenswert:

Verordnung Nr. 12. Rp. Atropinbrommethylat 0,01—0,02
Sacchari 3.0
M. f. p. Divide in dos. Nr. X.
S. 1—2mal tägl. ein Pulver zu nehmen.

Syncholika.

Unter Syncholie verstehen wir die Ausscheidung von körperfremden Stoffen durch die Galle, die de norma exkretorischen Charakter trägt, indem z. B. der Körper manche in die Pfortader gelangten Stoffe sofort durch die Leber (entgiftet) wieder ausscheidet. Die Syncholie besitzt aber in der ärztlichen Technik eine besondere Bedeutung. Gelingt es nämlich, Stoffe der Galle zuzuführen, durch die die Galle in der einen oder anderen Richtung beeinflußbar wird, so ist die Syncholie gewissermaßen ein Instrument in der Hand des Arztes. Man kann nun dem Körper Stoffe zuführen, die durch die Galle wieder ausgeschieden werden und dadurch gleichzeitig die (kranke) Galle sterilisieren. Wir nennen solche Mittel desinfizierende Syncholika. Man kann auch Stoffe dem Körper zuführen, durch die die Galle bestimmte Eigenschaften gewinnt, z. B. färberischer Art. Auf diesem synocholischen Prinzip beruht die funktionelle Leberdiagnostik, die man auch als Chromodiagnostik bezeichnet. Hierher gehört auch der röntgenologische Nachweis der Galle, wie er jetzt in Anlehnung an das Verfahren von Graham und Cole allgemein geübt wird. Diese Syncholika fassen wir unter der Rubrik **diagnostische Syncholika** zusammen; darüber mag auch ein kurzes Wort gesagt werden.

Desinfizierende Syncholika.

Das Prinzip der Desinfektion einer bakteriell infizierten Galle (bei Cholangitis usw.) ist einmal das, den Gallenfluß zu steigern (choleretisches Prinzip), zweitens der Galle das desinfizierende Medikament zuzuführen. Über das choleretische Prinzip ist oben abgehandelt worden: zweckmäßig wird therapeutisch die Verbindung des choleretischen und desinfizierenden Prinzips sein, womöglich in der Wahl eines Medikaments das beide Bedingungen erfüllt: hierher gehört z. B. die Salizylsäure, die allerdings nur bei sehr hohen Dosen durch die Lebergalle zur Ausscheidung kommt und gleichzeitig nur in großen Dosen choleretisch wirkt. In dieser Beziehung ist dem Vorschlage von Bittorf, bei der Cholangitis große Salizyl-Tagesdosen zu geben, nur beizupflichten. Man gebe 6—8 g Na salic. per os pro die!

Auch über andere desinfizierende Syncholika liegen in der Literatur klinische Ergebnisse vor, die eine therapeutische Verwendung rechtfertigen; so z. B. über salizylsaures Hexamethylentetramin (3×1 — 2 g), ferner über Urotropin in größeren Dosen verabreicht, bzw. intravenös eingespritzt. Stanislaus Klein empfiehlt bei Cholangitiden die intravenöse Injektion täglich von 5—10 ccm einer 40 vH Lösung Hexamethylentetramin.

Wo die intravenöse Therapie nicht durchführbar ist, kommt als Ersatz das Klysma in Frage: 4 g Hexamethylentetramin auf 100 Wasser.

Auch das Trypaflavin wird von manchen Seiten als Desinfektionsmittel bei Cholangitiden empfohlen. Die experimentelle Durchführung der Frage der Desinfektion der Galle (Specht) läßt eine Desinfektion der Galle bezweifeln. Sehr schlecht sieht es mit der Desinfektion typhus- oder paratyphusinfizierter Galle aus. Paul Krause hat u. a. Kollargol, Thymol, Neosalvarsan, Tierkohle und Jodtinktur, Kalles Pharmazon, Formin-Gallensäure, Thymoform, Thymolkohle, Kalomel, Palmitinsäure, Thymolester, Hormonal u. a. mit unerfreulichen Ergebnissen ausprobiert. Es läßt sich also noch kein therapeutischer Erfolg von irgendeinem Gallendesinfizienz versprechen.

Diagnostische Syncholika.

Es ist hier wohl der Platz, ganz kurz einige Worte über die diagnostischen Syncholika zu sagen: Da die Leber für viele körperfremde Stoffe Exkretionsorgan ist, so hat man besonders die Ausscheidung intravenös eingespritzter Farbstoffe als Diagnostikum für die Leberfunktionsprüfung benutzt, sodann aber auch die mit der Leber ausgeschiedenen Farbstoffe zur röntgenologischen Darstellung der Gallenblase verwandt, wobei stark röntgenstrahlenabsorbierende Farbstoffe, die (relativ) ungiftig und intravenös injizierbar sind, gewählt werden müssen.

Zur Leberfunktionsprobe werden heute am meisten das Phenoltetrachlorphthalein benutzt, zur röntgenologischen Darstellung der Galle und damit der Gallenwege das Tetrajodphenolphthalein nach dem Vorbilde von Graham und Cole.

Für die Praxis ist zur Leberfunktionsprüfung die quantitative Bestimmung des Gallenfarbstoffes im Blute nach Hijmans van Bergh vollständig ausreichend, da der Gallenfarbstoff ja selbst ein Farbstoff ist, der — wenn die Exkretionsfähigkeit der Lebergalle gelitten hat — schlecht ausgeschieden wird, darum also im Blute bleibt. Es besagt darum eine diagnostische Farbstoffprobe auch nicht um Haaresbreite mehr als die Bilirubinbestimmung im Blutserum.

Anders liegen aber die Dinge mit der röntgenologischen Bestimmung der Galle. Mit dieser erfahren wir diagnostisch mehr als mit anderen Methoden, aber nicht nur hinsichtlich der Gallenblase! Bei komplettem Ikterus ist eine der wichtigsten Fragen die, ob es sich um einen mechanischen Abschluß der Galle handelt oder um eine Erkrankung des Leberparenchyms. Hier kann nun gerade die röntgenologische Darstellung die sofortige Entscheidung bringen: ist nämlich die Leberzelle krank, so ist keine Gallenbildung röntgenologisch nachweisbar, auch ist der Farbstoff nicht in der Leber röntgenologisch darstellbar. Die kranke Leber nimmt den Farbstoff nicht an! Bei mechanischem Abschluß füllt sich dagegen das ableitende Gallengangsystem bis zur Verschlußstelle; ja man kann aus dem Röntgenbilde meist die Art des Verschlusses (Stein oder Karzinom) feststellen. Es gehört naturgemäß eine gute röntgenologische Technik zu diesem Nachweis, doch ist es Aufgabe des Arztes, diesen Nachweis früh führen zu lassen, da gerade das Schicksal des Ikteruskranken mit mechanischem Abschluß von der frühzeitigen Operation abhängt. Sobald ein Ikterus mehr als 4—6 Wochen bestanden hat, ist die Gefahr der Leberschädigung durch die Narkose außerordentlich groß!

Spezialitäten.

In der Therapie spielen vor allem bei den Gallenerkrankungen die Spezialitäten eine große Rolle, teils weil es ihrer schon so viele gibt, teils weil das Bedürfnis nach guten Präparaten bei Gallenerkrankungen ein großes ist, da die meisten keinen rechten Erfolg haben — und haben können. So wechselt eben bei den chronisch Gallenkranken Arzt und Patient das „Mittel", man probiert die Skala der Mittel durch. Hier soll der Arzt kritisch den Spezialitäten gegenüberstehen: Die Rezeptierkunst kann die meisten zusammengesetzten Spezialitäten ersetzen, soll überflüssige Beimengungen fortlassen und die Dosierung dem Fall anpassen. Es ist wirklich an der Zeit, daß hier der Arzt sich besinnt und zum geschriebenen Rezept sich bekehrt. In dieser Beziehung seien einige Gesichtspunkte gegeben:

Die Gallenkranken leiden in der Hauptsache, wie bekannt, an Verdauungsbeschwerden, die mit den Störungen der Cholerese zusammenhängen, Obstipation und Schmerzen.

Gegen die Verdauungsbeschwerden sind die Gallensäuren von Nutzen, wie oben auseinandergesetzt wurde; diese wirken auch milde abführend. Wo Schmerzen vorhanden sind, gebe man ein krampfstillendes Mittel, womöglich in Kombination mit einem Abführmittel. In dieser Beziehung leisten folgende Pillen, längere Zeit gegeben, einen guten Ersatz für viele Präparate.

Verordnung Nr. 13. Rp. Podophyllin 0,3
Extr. Hyoscyami 0,3
Atropinbrommethylat 0,01
Extr. Rhei 3,0
Mass. pil. q. s. ut f. pil. Nr. XXX.
D. S. 1—3 Pillen, über den Tag verteilt, zu nehmen.

Weiter sei ein von Fröhlich und Wasicky bei Gallenleiden vorgeschlagener Tee, der milde abführend und gallentreibend wirkt, empfohlen.

Verordnung Nr. 14. Rp. Fol. Menth. pip.
Fol. Menth. crisp. āā 100,0
Rad. Ononid.
Rad. Gentian. āā 25,0
Cort. Frangul. 15,0
M. f. spec.
D. S. 5 gehäufte Eßlöffel im Tage auf 5 Teetassen. Die Kur ist bis zum vollständigen Verbrauch des Tees fortzusetzen.

Es lassen sich auch die Gallensäuren (als Natriumcholat oder Natriumdehydrocholat) mit anderen Mitteln kombinieren: z. B. der Salizylsäure, den ätherischen Ölen, dem Extractum Hyoscyami u. a.

Wir geben nun die Spezialitäten, entsprechend ihrem Gehalt an wirksamen Körpern geordnet, hier wieder.

Vorzugsweise choleretisch wirkende oder wirken sollende Körper.
1. Atophantabletten.
2. Ikterosan (= Atophannatrium mit Zusatz von Eukain B, steril in Ampull.) zur intramuskulären oder intravenösen Injektion.
3. Degalol = Menthadioxycholsäure. 1 Röhrchen mit 20 Tabletten zu 0,1 g.
4. Decholin = Dehydrocholsäure in Röhrchen von 20 Tabletten zu 0,25 g; zur intravenösen Injektion in Ampullen von 5 und 10 ccm 5- und 10-vH-Lösung.
5. Agobilin nach Angabe der Firma 0,4 g je Perle:
Strontium cholicum 0,183 Podophyllin 0,0015
Strontium salicylicum 0,01 Füll- und Dragiermasse 0,2
Phenolphthaleindiazetat 0,003
6. Ovogal = Gallensäuren mit Eiweiß, je Pille zu 0,5 g.
7. Bilival = Lezithin-Natriumcholat.

8. Choleflavin (enthält Podophyllin, Trypaflavin und Pfefferminzöl).
9. Cholaktol (enthält Pfefferminzöl).
10. Cholevaltabletten zu 0,5 g (enthalten Cholsäure und kolloidales Silber).
11. Hepargen, ätherisches Öl und Podophyllin enthaltend.
12. Chologentabletten (enthalten Kalomel, Podophyllin, äther. Öl).
13. Cholispillen (enthalten Cholsäure und Natr. olein.).
14. Liophtal (enthält Cholsäure, Salizylsäure und Ölsäure).
15. Felamin (enthält Cholsäure mit Hexamethylentetramin).
16. Eubilein (enthält Cholsäure mit Hexamethylentetramin).
17. Camphochol (enthält Cholsäure mit Kampfer).
18. Mexanin enthält Ol. Menthae, Natr. cholein., Natr. olein., Pflanzenextrakt und Podophyllin.
19. Cholsanin enthält Podophyllin, Kalomel und Pflanzenextrakt.
20. Iktophysin (neuerdings Gallophysin) enthält in einer Ampulle gelöstes Atophan-Na., in der anderen Ampulle einen Hypophysenextrakt. (Zur Abtreibung von Steinen.)

Cholagog wirken sollende Mittel, die indessen keine cholagoge Wirkung entfalten.

21. Eunatrol = Natr. oleinicum, in Pillen zu 0,1 — 0,25 g.
22. Cholelysin = 20 vH-Lösung des Eunatrols.
23. Cholin-Stahl, ölsaures Na und Lezithin neben äther. Öl enthaltend. Vgl. auch Nr. 13 (Cholispillen).
24. Probilin = Ölseife.

Vorzugsweise desinfektorisch wirkende oder wirken sollende Mittel.

25. Felamintabletten, bestehend aus Hexamethylentetramin und Gallensäure.
26. Cylotropin. In Ampullen. Jede Ampulle enthält 2,0 g Urotropin, 0,8 g Natr. salic. und 0,2 g Coffein. natr. salic. Zur intravenösen Injektion!
27. Choleval = kolloidales Silberpräparat mit 10 vH Silber und gallensaurem Na. Das Präparat muß intravenös injiziert werden.

Mag die Reihe der aufgezählten Präparate auch nicht vollzählig sein: im großen ganzen handelt es sich immer nur um mehr oder weniger gut kombinierte Präparate von Gallensäuren, ätherischen Ölen und Abführmitteln, die jeder Arzt selbst gut, wenn nicht besser kombinieren kann.

3. Sparsame, sachgemäße Behandlung wurmkranker Kinder[1].

Von Prof. Dr. H. Brüning-Rostock.

Die vorliegende Abhandlung soll sich mit der Abtreibung der im Kindesalter hauptsächlich vorkommenden Eingeweidewürmer befassen. Ich konnte mich bei dieser Bearbeitung der

---
[1] Ursprünglich abgedruckt in: Medizin. Klinik 1925, Nr. 4.

dankenswerten Mitwirkung von Herrn Oberapotheker Dr. Rapp, München, Krankenhaus l. d. Isar, erfreuen, welcher sich auf meine Bitte der Mühe unterzog, die neuesten Preise für die allgemeinüblichen Anthelminthikarezepturen, sowie namentlich für die hauptsächlichsten, gerade auf diesem Gebiet so überaus zahlreichen Spezialitäten zu ermitteln und mir zugänglich zu machen.

So soll denn im folgenden über die Behandlung der bei Kindern vorkommenden Helminthen, und zwar im wesentlichen über die Abtreibung von Band-, Spul-, Spring- und Peitschenwürmern (Tänien, Askariden, Oxyuren, Trichozephalen), dem Praktiker alles dasjenige mitgeteilt werden, was zu einer billigen, aber doch erfolgreichen Kur notwendig ist.

Der Arzt hat die Möglichkeit, Wurmkuren durch rezeptmäßige Verschreibung von Anthelminthicis, die fast sämtlich durch das Deutsche Arzneibuch in vorschriftsmäßiger Beschaffenheit in der Apotheke zur Verfügung stehen, durch schriftliche oder mündliche Verordnung von Abführmitteln usw. sachgemäß vorzunehmen. Gewisse Zubereitungen (Santoninpastillen) und Spezialitäten haben sich so eingebürgert, daß sie auch der Arzt gern anwenden läßt. Eine Zusammenstellung solcher gebräuchlichen wurmwidrigen Mittel und der für die Abtreibungskur erforderlichen sonstigen Medikamente ist in einem Anhang am Schlusse gegeben. Der Arzt kann sich hieraus die nach der Zusammensetzung und dem Preise jeweils geeigneten Mittel auswählen, auf deren klinische Bewertung einzugehen sich im Verlauf der Abhandlung vielfach Gelegenheit bietet.

Auch an dieser Stelle muß auf die mit Wurmkuren verbundene Vergiftungsgefahr aufmerksam gemacht werden. Eine Wurmkur sollte daher grundsätzlich nur nach genauer ärztlicher Vorschrift ausgeführt werden[1]. Der Arzt warne seine Patienten vor der eigenmächtigen Anwendung eines der vielfach angepriesenen Wurmmittel oder vor der gerade auf diesem Gebiete florierenden Behandlung durch Laien und Kurpfuscher aller Art. Eine Wurmkur darf nur dann eingeleitet werden, wenn das Vorhandensein von Würmern mit Sicherheit festgestellt ist und keine andere Erkrankung[2] vorliegt, die die Widerstandsfähigkeit des Kranken gegen das Mittel herabsetzt. Schließlich ist für die

---

[1] Die bei unsachgemäßer Anwendung besondere Gefahren in sich schließenden Mittel, Extractum Filicis und Oleum Chenopodii, unterliegen dem ärztlichen Rezeptzwang.

[2] Nach einer eigenen Zusammenstellung (Deutsche med. Wochenschr. 1923 Nr. 49) war in 5 tödlich verlaufenen Fällen von Vergiftung durch den weiter unten zu besprechenden amerikanischen Wurmsamen 4mal die Kur infolge falscher Indikation eingeleitet worden.

Wurmkrankheiten. 91

sachgemäße Durchführung einer Wurmkur nicht allein die Kenntnis der Wirkungsweise des anzuwendenden Medikaments, sondern auch eine gewisse Vertrautheit mit der Biologie der einzelnen Darmparasiten notwendige Voraussetzung.

I. Bandwurmkur.

Der eigentlichen Abtreibungskur, die am besten an einem schulfreien Tage vorgenommen wird, hat zweckmäßigerweise eine Vorbereitungskur vorauszugehen. Man läßt am Vortage eine sehr knapp zu bemessende Mittagsmahlzeit, am besten einen dünnen Brei, einnehmen, und zum Abend ältere Kinder ein Gericht Heringssalat oder Salzhering mit Zwiebel genießen. Im Laufe dieses Vortages ist durch Eingeben eines Abführmittels für ausgiebige Entleerung des Darmes zu sorgen. Als Laxans kann ein im Handverkauf erhältliches Mittel verordnet werden. Nötig sind: 30—50 g Brustpulver (Pulv. Liquir. compos., 30 g 0,15 M., mit Schachtel 0,35 M.), Kinderpulver (Pulv. Magnes. c. Rheo, 30 g 0,45 M., mit Schachtel 0,65 M.), oder Rizinusöl (50 g 0,40 M.). Will man statt der beiden pulverförmigen Laxantien etwa ein Sennainfus verabreichen, so ist dasselbe ordnungsmäßig aus der Apotheke zu verschreiben (Infus. Sennae composit. [Wiener Trank] in Flasche 100,0 = 1,10 M.). Die für die Kinderpraxis zu empfehlenden Istizinbonbons (je nach dem Alter des Kindes $1/2$—1 Stück im Munde zergehen lassen) kosten in der Originalpackung zu 10 Stück 1,50 M., Istizintabletten, 10 Stück zu je 0,15 g 0,50 M.).

Auf die ausgiebige Entleerung des Darmes folgt die Abtreibung der Tänie, die übrigens, wie hier eingeschaltet werden möge, keineswegs immer prompt vonstatten geht, so daß man nicht selten gezwungen ist, die Bandwurmkur nach einiger Zeit, und zwar im allgemeinen nicht vor Ablauf von 6 Wochen, zu wiederholen. Als durchaus wirksames Bandwurmmittel für Kinder erfreut sich besonders das Farnwurzelextrakt allgemeiner Beliebtheit bei den Ärzten. Neben diesem Mittel sind u. a., wenn auch seltener, Flores Koso und Kamala im Gebrauch. Diese 3 Antitäniaka müssen aus der Apotheke bezogen werden, und zwar zweckmäßigerweise in Form einer Latwerge. Als bewährte Darreichungsform, deren Preis auch minderbemittelten Eltern erschwinglich sein dürfte, verdienen die nachstehenden aufgeführt zu werden:

I. Rp. Extr. Filic. 3,0 (—5,0)
    Pulp. Tamarindor. 25,0
    S. nach Vorschrift . . . . 1,05 (1,25) M.

II. Rp. Flor. Koso 3,0 (—5,0)
Electuar. e Senna 10,0
S. nach Vorschrift . . . . 1,05 (1,35) M.

III. Rp. Kamala 1,0 (—3,0)
Mel. depurat. 10,0
S. nach Vorschrift . . . . 0,65 (0,75) M.

Die Dosierung hat, je nach dem Alter der Kinder, in den in den Rezepten angegebenen Grenzen zu erfolgen. Um einen möglichst sicheren Erfolg der Kur zu gewährleisten, ist das Mittel morgens bei nüchternem Magen in 2 gleichen Portionen in einem Abstande von $1/4$ bis $1/2$ Stunde zu verabreichen. Unter allen Umständen rate ich, während der ganzen Kur Bettruhe innehalten zu lassen, und zwar so lange, bis die Entleerung der Tänie erfolgt ist, bzw. falls der Kopf nicht gefunden werden sollte, bis weiteres Abwarten zwecklos erscheinen muß. 2 Stunden nach Einverleibung der zweiten Bandwurmmittelportion erhält das Kind ein Laxans aus der oben mitgeteilten Auswahl, damit die Kur möglichst bei Tage zu Ende geführt werden kann. Sollte der Bandwurm, teilweise aus dem After heraushängend, nicht von selbst weiter abwärts treten, so empfiehlt es sich, vorsichtig durch einen lauwarmen Einlauf mit Wasser dessen Ausstoßung zu unterstützen.

Kostspieliger gestaltet sich eine solche Kur unter Verwendung einer der zahlreichen Spezialitäten. Verhältnismäßig wohlfeil sind noch die Gelodurat-Bandwurmkapseln, 8 Kapseln mit je 0,4 g Extr. Filic. und 0,024 g Tub. Jalapae zu 1,25 M., während das Funcksche Bandwurmmittel (6 Kapseln!) für Kinder 1,50 M., sowie das Filmaronöl (Aspidinolfilicinum oleo solutum des Arzneibuches) mit dem wirksamen Bestandteil des Farnwurzelextraktes + Ol. Ricini 2,55 M. für 10 g kosten, wobei zu berücksichtigen ist, daß im allgemeinen bei Kindern nur der dritte bis halbe Teil des Fläschcheninhaltes für die Bandwurmkur erforderlich ist. Weiterhin können die auch insbesondere für Kinder brauchbaren Helfenberger Bandwurmmittel, sei es in Form der Kapselpackung mit Extr. Filic. und Ol. Ricini (2,65 M.), sei es in Gestalt des Tritol III, einer Emulsion[1] von Extr. Filic. 4,0 + Extr. Malti 6,0 + Ol. Ricini 8,0 (2,65 M.), sowie endlich das aus Kürbiskernen gewonnene Jungclausensche Cucumarin (2,95 M.), welches mir persönlich in einer Reihe von Fällen prompte Dienste geleistet hat, verordnet werden. Der Arzt kann sich bei

---

[1] Eine auf Rezept frisch angefertigte Emulsion der gleichen Zusammensetzung kostet mit Gefäß 1,25 M.!

Wurmkrankheiten. 93

der Darreichung aller dieser Präparate an die den Packungen beigefügten Anweisungen halten, so daß hier auf Einzelheiten nicht eingegangen zu werden braucht. Ebensowenig ist hier der Ort, alle sonst noch in der kinderärztlichen Praxis gelegentlich angewandten Antitänika zu erwähnen, zumal dieselben vor den genannten kaum irgendwelche Vorzüge aufweisen.

So läßt sich nach dem Gesagten eine Bandwurmkur bei Kindern mit einem Kostenaufwand von 0,65—1,35 M. erfolgreich durchführen, wenn man die eingangs erwähnten einfachen Rezepte (Extr. Filic., Flores Koso, Kamala) und als billigstes Abführmittel Brustpulver benutzt. Als nächstliegendes Ersatzpräparat würde, da das Einnehmen von Kapseln bei jüngeren Kindern ausgeschlossen ist und auch bei älteren gelegentlich auf große Schwierigkeiten stößt, das Filmaronöl zu empfehlen sein, dessen Preis, falls sich die Möglichkeit bieten sollte, den Rest anderweitig zu verwerten, für das Originalfläschchen mit 10 g ebenso niedrig ist als der der apothekenmäßig bezogenen Bandwurmmittel. Die übrigen Antitänika sind teurer und kommen nur in besonderen Fällen in Frage.

II. Spulwurmkur.

Die Abtreibung der Spulwürmer (Ascaris lumbricoides) ist auch bei Kindern meist eine leichte und dankbare Aufgabe; knappe Ernährung am Vortage und Darreichung eines Laxans in der oben beschriebenen Weise erscheint auch hier ratsam. Von den in der Praxis üblichen Mitteln erfreut sich nach wie vor mit Recht das Santonin allgemeiner Beliebtheit. Dieses Präparat wird in Form von Pastillen oder zusammen mit Ol. Ricini gegeben, und zwar nach nachstehenden Verordnungen:

Rp. Pastilli Santonini je 0,025
D. tal. dos. Nr. XII.
S. täglich 3 Past. z. g.
(2,50 M.)

Rp. Santonini 0,1 (—0,2)
Ol. Ricini 30,0.
DS. 3 × täglich 1 Teel. voll z. g.
(1,30—1,90 M.)
Vor Gebrauch umzuschütteln!

Leider ist aber der Preis des Santonins, dessen Darreichung gelegentlich zu leichten Intoxikationen geführt hat, zur Zeit noch ein so erheblicher, daß seine Verordnung nicht selten unangebracht erscheint. Als ähnlich wirkendes Mittel kommt vor allem das Wurmsamenöl in Betracht. Mit Recht darf neuerdings Ol. Chenopodii anthelminthici nur noch auf ärztliche Verordnung hin (größte Einzelgabe für Erwachsene 0,5 oder 16 Tropfen, größte Tagesgabe 1,0 oder 32 Tropfen) durch die Apotheken abgegeben werden, da bereits eine Reihe von tödlichen Ver-

giftungen bei Kindern und Erwachsenen durch Einnahme zu
großer Dosen beobachtet worden ist, die sich aber durchaus
vermeiden lassen. Dieses Präparat stellt ein aus einer Varietät
von Chenopodium ambrosioides gewonnenes ätherisches Öl von
gelblicher Farbe, stechendem Geruch und kratzigem Geschmack
dar und wird am zweckmäßigsten in Tropfenform oder auch
in Gelatinekapseln verabreicht.

Straub empfiehlt, die Kur mit dem in Rede stehenden
Mittel morgens nüchtern mit einer einmaligen Dosis zu er-
ledigen und berechnet die Zahl der fü die einzelnen Altersstufen
benötigten Tropfen nach folgender Tabelle:

4 Jahre	= 3 gtt.		12 Jahre	= 10 gtt.	
6 „	= 4$^1/_2$ gtt.		13—14 „	= 12 „	
8 „	= 6 gtt.		15—24 „	= 15 (—24) gtt.	
10 „	= 9 gtt.		(viginti quattuor guttas).		

Es ist angängig, daß der Kranke morgens nüchtern oder
nur mit einem kleinen Frühstück versehen in der Sprechstunde
erscheint und die nach dem Alter berechnete Tropfenzahl in
Zuckerwasser und dergleichen verabreicht erhält, um sich dann
mit einer ihm vom Arzte erteilten genauen Anweisung über sein
weiteres Verhalten (Abführmittel, Nahrungsaufnahme u. dgl.)
alsbald nach Hause zu begeben. Das gleiche gilt für die weiter
unten zu schildernde Methode der zweimaligen Verabreichung
von Ol. Chenopodii, dessen Verordnung dann in Tropfenform
am besten mit Tropfglas zu erfolgen hätte.

    Rp. Ol. Chenopodii anthelminthici 5,0
       D. in vitro patent.
       S. Streng nach ärztlicher Verordnung z. n.
       Wegschließen!   (2,— M.)

Die Frage ist nun die: Welche Verordnungsweise des Wurm-
samenöles ist die sparsamste? Straub[1] schlägt vor, die benötigte Menge in einer einzigen Kapsel zu verschreiben und frisch
aus der Apotheke beziehen zu lassen, ein Verfahren, welches für
ältere Kinder gangbar erscheint. Für jüngere Kinder empfiehlt
es sich, die für den Einzelfall erforderliche Tropfenzahl des Wurm-
samenöles mit einem indifferenten fetten Öl (2—5 g Ol. Olivar.,
Sesami, Arachidis od. dgl.) zusammen zu verordnen und dann
die Gesamtmenge auf einmal einnehmen zu lassen. Die entsprechenden Verordnungen, deren Preis sich in der für die einfachen Bandwurmkuren angegebenen Höhe bewegt und darum

---

[1] Straub, Klin. Wochenschr. 1924, Nr. 44.

auch für weniger Begüterte zu erschwingen ist, würden dann folgendermaßen lauten:

1. Rp. Ol. Chenopodii anthelminthici gtt. V (−X)
   Ol. Olivar. 2,0
   S. nach Vorschrift z. g.   0,50 M.

2. Rp. Ol. Chenopodii anthelminthici gtt. V (−X)
   in Caps. gelatinos.
   D. dos. Nr. I.
   S. nach Vorschrift z. g.   0,60 M.

Vor Niederschrift dieser Arbeit habe ich eine Reihe von Versuchen mit Ol. Chenopod. in einmaliger Tropfendarreichung an Kindern mit Askaridiasis vorgenommen, um die Brauchbarkeit des Straubschen Verfahrens kennenzulernen. Da jedoch bei meinen Versuchen einigen anscheinend auffälligen prompten Erfolgen in der Mehrzahl erfolglose gegenüberstanden, bin ich zu meiner in hunderten von Fällen ohne Störung durchgeführten zweidosigen Spulwurmkur mit dem Ol. Chenopodii zurückgekehrt, welche folgendermaßen ausgeführt werden muß:

Man gibt diese zweimaligen Gaben nach knapper Ernährung und Verabreichung eines Laxans am Vortage (siehe oben) nüchtern morgens um 8 und 9 Uhr und läßt einige Schluck warme Milch oder Kaffee hinterhertrinken. Genau 2 Stunden später, also um 11 Uhr, erhält der Wurmkranke eine reichliche Dosis eines Abführmittels, und zwar Brust- oder Kinderpulver, in der ebenfalls oben mitgeteilten Dosierung oder noch besser Bittersalz (Magnes. sulfuric.), das von den Amerikanern für die Ankylostomabekämpfung empfohlen wird. Wir gaben dasselbe je nach dem Alter des Kindes in Dosen von 1—2 Teelöffel in Wasser und hatten keinerlei Schwierigkeiten bei der Einverleibung des Medikamentes, dessen Preis bis zu 100 g nur 0,10 M. im Handverkauf beträgt. Sollte bis um 1—2 Uhr mittags keine Stuhlentleerung erfolgt sein, wird nochmals eine Dosis des Laxans in gleicher oder halber Menge verabreicht, um die durch das Wurmsamenöl betäubten Spulwürmer aus dem Darm herauszuschaffen. Falls wider Erwarten das Wurmmittel erbrochen und dadurch der Erfolg der Kur in Frage gestellt wird, darf sie erst 2 Tage später wiederholt werden. Sollte dagegen bei ungestörter Durchführung der Kur ein Abgang von Spulwürmern nicht eintreten, so muß, um jede Gefahr einer Vergiftung zu vermeiden, mit dem Beginn der neuen Kur 4—6 Wochen gewartet werden. Für ältere Schulkinder, denen das Schlucken von Kapseln keine Schwierigkeiten macht, kommen in Betracht die Geloduratkapseln mit je 6, 8 und 10 Tropfen Ol. Chenopodii und Menthol (eine Schachtel 0,90, 0,95 und 1,15 M.). Ferner verdient noch Erwähnung das Helminal, welches den Trockenextrakt der zur Familie der Rhodomelazeen gehörigen Algenart Digenea enthält und in Form von Tabletten (Originalschachtel mit 20 Stück je 0,25 = 1,40 M.), sowie für Kleinkinder in Form von Helminalkügelchen (1 Originaldose = 1,85 M.) in den Handel kommt; seine Verabreichung soll nach aufgedruckter Verordnung erfolgen (teelöffelweise).

Eine wirksame und doch billige Kur gegen Spulwürmer bei Kindern läßt sich nach dem Gesagten mit Hilfe des außerordentlich brauchbaren, genau zu dosierenden und in einer frisch bereiteten ein- bzw. zweimaligen Dosis zu verabreichenden Ol. Chenopodii anthelminthici in Tropfenform durchführen, wenn man rechtzeitig in der oben angegebenen Zeit eine genügende Menge eines Abführmittels hinterhergibt.

III. Spring- (Maden-) Wurmkur.

Die Abtreibung dieser kleinen, quälenden Parasiten gehört erfahrungsgemäß zu den undankbarsten Aufgaben der Therapie, und gerade diesem Umstande ist es wohl auch zuzuschreiben, wenn eine große und immer noch wachsende Zahl von angeblich sicheren Mitteln angepriesen und angewandt wird. Die Abtreibung muß unter Berücksichtigung des Lebens- und Entwicklungsganges des Oxyuris trichiuris zweckmäßigerweise an 3 Stellen einsetzen. Erstens kommt es darauf an, die in den oberen Darmabschnitten befindlichen Würmer weiter abwärts zu befördern, zweitens die in den unteren Dickdarmgegenden lebenden Tiere hinauszubringen, und drittens die Reinfektion, welche im wesentlichen durch Übertragen der Eier aus der Aftergegend per os erfolgt, zu verhindern. Was zunächst den letztgenannten Punkt anlangt, so ist peinlichste Sauberkeit im weitesten Sinne unbedingt geboten. Kurzhalten der Nägel, Vermeiden des Kratzens am After, Tragen einer Hemd- oder Badehose während der Nacht, Waschung der Aftergegend nach jeder Defäkation und Händewaschen unter fließendem Wasser vor jeder Mahlzeit, fleißiges Wechseln von Leib- und Bettwäsche und nicht zuletzt, was meist nicht beachtet wird, entsprechendes Verhalten auch bei Eltern und Geschwistern oder sonstigen Hausgenossen (Kinderfräulein u. ä.), weil die Erfahrung lehrt, daß vielfach mehr oder weniger sämtliche Familienmitglieder an Oxyuriasis leiden und die Kur natürlich unvollkommen bleiben muß, wenn nur eines der Kinder der Behandlung unterworfen wird. Zu Waschungen der Aftergegend genügt laues Seifenwasser; man kann aber auch essigsaure Tonerdelösung (1 Teelöffel auf $^1/_3$ l Wasser) benutzen.

Zur Entfernung bzw. Abtötung der in den untersten Dickdarmpartien lebenden Springwürmer hat man außer Darmspülungen auch Zäpfchen verschiedenster Art empfohlen. Wenn es sich darum handelt, die Oxyurenkur möglichst billig durchzuführen, so nimmt man zu den Spülungen einfaches kaltes Wasser, weil dies bereits genügt, um die gegen Kälte außerordentlich empfindlichen Würmer unbeweglich und steif zu machen, ja selbst abzutöten. Man kann diesem Spülwasser auch essigsaure Tonerde, von der auf $^1/_3$ l Spülflüssigkeit 1 Teelöffel verwandt werden soll (= 0,25 M.), oder Essig zusetzen, von welchem auf $^1/_2$ l Spülwasser 3—5 Eßlöffel zuzusetzen sind.

Sodann empfiehlt es sich, nach erfolgter Darmentleerung und Säuberung der After- und Genitalgegend die erstere, namentlich auch für die Nacht, mit einer wurmtötenden Salbe einzufetten, um die erfahrungsgemäß gerade in der Bettwärme aus dem Darm zur Eierablage austretenden Würmer abzutöten. Hierzu dient bei älteren, weniger hautempfindlichen Kindern die graue Salbe (Ungt. ciner.) oder bei jüngeren und zarteren Individuen die weiße Präzipitatsalbe. Salben müssen auf Rezept aus der Apotheke bezogen werden und zwar etwa in nachfolgender Verordnung:

1. Rp. Ungt. Hydrarg. ciner. 20,0
   S. Aftersalbe . . . . 0,80 M.
2. Rp. Ungt. Hydrarg. praec. alb. 5% 20,0
   S. Aftersalbe . . . . 0,40 M.
   (Handverkauf in den Apotheken.)

Will man statt der eben aufgeführten einfachen Analsalben eine der als Ersatz angegebenen Spezialitäten in Anwendung bringen, so wird deren Beschaffung etwas kostspieliger, ohne daß der Erfolg jedoch ein sicherer werden müßte. Es seien genannt:

Mollent. Naftogen (Tosse) 1 Tube . . . . 0,90 M.
sowie Wurmserol (Bestandteile: Alum. acetico-tartaric., Chinosol und Novocain mit der wasserlöslichen Serolsalbe als Grundlage, 1 Tube zu etwa 25 g . . . . . 1,20 M.
Vermiculin (Ungt. Chinin. camphorat. comp.) je 1 Tube 1,75 M.

Um durch innerliche Mittel die Oxyuren zu vertreiben, verordnet man eins der gebräuchlichsten Präparate, als welches das unter Spulwurmkur aufgeführte Santonin (in derselben Dosierung und Darreichung), ferner Naphthalin und Thymol, sowie eine große Zahl von Spezialitäten zu nennen ist. Für erstere gelten folgende Rezepte:

Rp. Naphthalin pur. 0,1—0,3
Sacch. lact. 0,3
m. f. p. D. tal. Dos. Nr. XII.
S. 3×tägl. 1 Pulv. z. g.
0,70 M.

Rp. Thymol. 0,1—0,3
Sacch. lact. 0,3
m. f. p. D. tal. Dos. Nr. XII.
S. 3×tägl. 1 Pulv. z. g.
0,70—0,95 M.

Von den fabrikmäßig hergestellten Präparaten seien genannt außer dem auf S. 93 erwähnten Ol. Chenopodii und dem Helminal, die weiter unten genauer angegebenen Spezialitäten in verschiedener Preislage.

Als relativ billig aus dieser Zusammenstellung sind zu bezeichnen die Cupronat-, Naftogen- und Vermolenicettabletten. Von Cupronat- und Vermolenicet dürfte eine Schachtel genügen, während von den beiden übrigen 2—3 zu einer regelrechten Kur erforderlich sind, die im allgemeinen aus mehreren mehrtägigen, durch längere Zwischenpause getrennten Einzelkuren zu bestehen hat, wenn sie wirklich erfolgreich sein soll. Einzelne Fabriken haben ihren Mitteln (Gelonida Alum. subac., Cupronat) ausführliche Gebrauchsanweisungen beigegeben, auf die empfehlenswerterweise vom Arzt der Patient aufmerksam gemacht wird. Die Kompliziertheit der Oxyurentherapie hat es mit sich gebracht, daß auch, der Dreiteilung der Kur entsprechend, fertige Kurpackungen mit intern zu nehmendem Vermifugum, Analtabletten und Analsalbe im Handel sind. Auch diesen Präparaten ist eine gewissenhaft innezuhaltende Gebrauchsanweisung beigefügt. Von derartigen Kurpackungen seien als brauchbar und nicht zu teuer genannt, namentlich wenn man sie in Rollensparpackungen verordnet: Oxymors (für Kinder) 1 Kurpackung 1,75 M., 1 Rollensparpackung für Kinder 24 Tabletten zu je 0,5, mit Analsalbe 0,80 M.

So ist nach den bisherigen Darlegungen die Abtreibung der Springwürmer bei relativ sparsamer Verordnungsweise durchaus möglich. Man wird gut tun, jede Kur möglichst exakt durchzuführen und nicht nur ein einseitig wirkendes Mittel in Anwendung zu bringen, sondern gleich von vornherein von den oben angedeuteten drei Seiten die Kur in Angriff zu nehmen. Tut man dies, so hat man auch bei Verordnung der billigsten Mittel immerhin mit einer einmaligen Ausgabe von 1—2 M. zu rechnen, ohne allerdings auch dann die Gewißheit zu bekommen, daß die Kur erfolgreich sein wird. Neuerdings behauptet E. W. Koch in seinem aus Jalapenwurzel und Phenolphthalein zusammengesetzten „Oxylax" ein bei richtiger Durchführung der Kur absolut sicheres Mittel gegen Oxyuren gefunden zu haben. Das Prinzip seiner Behandlungsweise besteht in der Erzeugung durchfälliger Stühle für zirka drei Wochen, um die jungen Larven zu verhindern, sich im Darm festzusetzen. Daneben ist auch bei dieser Art der Oxyurentherapie ein allgemein hygienisches Verhalten (Sauberkeit, nachts Badehose) dringend geboten, wenn die Kur bleibenden Erfolg haben soll. Zu einer solchen gehören im allgemeinen etwa 3 Packungen Oxylax-Wurmtabletten (Kassenpackung 1,75 M.) oder auch Oxylaxwurmschokolade, deren Preis sich auf 2,10 M. für eine Tafel beläuft. Es würde also die Kur, falls die oben angegebenen Mittel in Gestalt der Analsalben u. a. in Fortfall kommen könnten, immerhin 4—6 M. Unkosten verursachen. Ob diese Kur nicht auch mit einfachen Abführmitteln durchzuführen ist, muß die Erfahrung im Einzelfalle ergeben. Einige einschlägige Versuche an Kindern sprechen durchaus für diese Annahme, so daß in solchen Fällen die Unkosten der Oxyurenabtreibung dann wesentlich zurückgehen würden. Die bisherigen Mitteilungen über Oxylax in der Literatur lauten durchaus günstig, obwohl E. W. Koch, der die Kur eingeführt hat, in seiner neuesten Publikation (Therapie der Gegenwart 1926) zugeben muß, daß auch bei ihr in einem Fünftel der Fälle Nachkuren erforderlich gewesen sind.

Für die Peitschenwürmer (Trichocephalus dispar) sowie für die Ankylostomen würden vor allem die für die Oxyuren und Askariden erwähnten Vermifuga therapeutisch in Anwendung zu bringen sein. Ob und inwiefern der gerade für die letztgenannten Darmschmarotzer in Amerika viel gebrauchte Tetrachlorkohlenstoff vor den eben angedeuteten den Vorzug verdient, bedarf noch der genaueren Nachprüfung. Ich selbst habe mich in einer Reihe von vorsichtigen Versuchen mit dem auch nach Straubs Auffassung keineswegs harmlosen und neuerdings rezeptpflichtig gemachten Mittel, dessen Preis weiter unten angegeben ist, von der Überlegenheit des Carboneum tetrachloratum nicht überzeugen können.

Zusammenstellung der wichtigsten Wurmmittel für Kinder.
(Nach Herrn Ober-Apotheker Dr. Rapp-München.)
Preise 1927.

I. Bandwurmmittel für Kinder.
A. Auf Rezept.   M.
Extr. Filicis 3,0—5,0.   Pulp. Tamarind. 25,0   1,05—1,25
Filmaronöl (Aspidinolfilicinum oleo solutum des Arzneibuches)
   10,0 + Ol. Ricini 10,0   1,60
Flores Koso 3,0—5,0.   Electuar. Sennae 10,0   1,05—1,35
Kamala 1,0—3,0.   Mel. depurat. 10,0   0,65—0,75

B. Spezialitäten. M.

Bandwurmmittel „Funck", Filicinpräparat 0,35 g wirksames
Prinzip des Rhizoma Filic. 6 Kapseln (für Kinder) 1,50
Cucumarin, dickes Extrakt aus 300 g Kürbiskernen. 1 Originalfläschchen zu 40 g 2,50
Gelodurat-Bandwurmmittel (für Kinder). 8 Kapseln mit 0,4
Extr. Filic. und 0,024 Tubera Jalapae 1,25
Helfenberger Bandwurmmittel (für Kinder). 8 Kapseln mit 2,65
Extr. Filic. und 7 Kapseln mit Ol. Ricini 1 Packung 2,65
Tritol III (Extr. Fil. 4,0 — Extr. Malti 6,0 — Ol. Ricini 8,0)
Nr. III 1 Originalfläschchen 2,65

II. Spulwurmmittel für Kinder.

A. Auf Rezept.

Santoninpastillen je 0,025 Nr. XII 2,50
Santonin. 0,1—0,2. Ol. Ricini 30,0, S. Teelöffelweise z. g. 1,30—1,90
Ol. Chenopodii anthelminthici gtt. V—X. Ol. Olivar. 2,0.
Dos. I 0,50
Ol. Chenopodii anthelminthici gtt. V—X in Caps. gelatinos.
Dos. I 0,60
Ol. Chenopodii anthelminthici 5,0. (Tropfglas!) 2,00

B. Spezialitäten.

Gelodurat-Wurmperlen mit 6 und 10 gtt. Ol. Chenopodii und
Menthol 0,90 bzw 1,15
Helminaltabletten 20 Stück je 0,25 (3 × tägl. 1—3 Tabl.) 1,40
als Granulat (3 × tägl. einen schwachen Teelöffel voll) 1,85

III. Spring-(Maden-)wurmmittel für Kinder.

(S. auch unter Spulwurmmittel!)

A. Auf Rezept.

Naphthalin. pur. 0,1—0,3. Sacch. lact. 0,3 Nr. XII 0,70
Thymol. 0,1—0,3. Sacch. lact. 0,3 Nr. XII 0,70—0,95
Carbonei tetrachlorati 6,0 Aqu. dest. 30,0.
Schüttelmixtur, teelöffelweise 0,45

B. Spezialitäten.

Butolantabletten (Carbaminsäureester des Oxydiphenylmethans) 1 Originalröhrchen mit 20 Tabletten je 0,5 2,50
Cupronattabletten (je 0,0015 Cu).
1 Röhrchen mit 20 Tabletten je 1,0 1,00
Gelonida Aluminii subacet. Nr. I.
1 Originalschachtel mit 20 Tabletten je 0,5 1,25
Naftogendragetten (Naphthalin-Essigsäure)
1 Röhrchen mit 30 Stück 1,05
Oxylax-Wurmtabletten (Tub. Jalap. + Phenolphthalein)
Kassenpackung 1,75
Oxylax-Wurmschokolade 1 Tafel 2,10

Wurmkrankheiten.

Oxymors A. Fertige Kurpackung mit:		M.
a) Tabletten (Alum., Essigsäure, Benzoesäure), 6 × 8 Stück, je 0,5;		
b) Analtabletten (Alum., dazu Alum. lact.), 6 Stück;		
c) Analsalbe (p-Dichlorbenzo .	1 Tube	1,75
B. Rollensparpackung mit 24 Tabletten je 0,5		0,50
Vermo-Lenicet-Tabletten (Lenicet, Thymol, Salol, Phenolphthalein, Jalape). 1 Originalschachtel mit 50 Tabletten je 0,4 g		1,25

Für Wurmkuren im Kindesalter zu benutzende Abführmittel.

A. Im Handverkauf.

Bittersalz bis 100,0	im Papierbeutel	0,10
Brustpulver 30,0	im Papierbeutel 0,15 M., in Schachtel	0,35
Kinderpulver 30,0	im Papierbeutel 0,45 M., in Schachtel	0,65
Rizinusöl 50,0		0,40
Istizintabletten	10 Stück je 0,15 in Papier	0,50
Istizinbonbons	1 Originalschachtel mit 10 Stück	1,50

B. Auf Rezept.

Infus. Sennae comp. 100,0	1,10
Calomel 0,01—0,03. Sacch. lact. 0,3 Nr. XII im Pulverkästchen	0,85

Zu Darmspülungen für Wurmkuren bei Kindern.

A. Im Handverkauf.

Essigsaure Tonerde 100,0 mit Flasche	0,25

B. Auf Rezept.

Ungt. cinereum 20,0	0,80

Analsalben und Analzäpfchen u. a.

A. Im Handverkauf.

Ungt. Hydrarg. praec. alb. (5 vH) 20,0	0,40

B. Spezialitäten.

Mollentum Naftogen (10 vH-Verreibung von frisch gefälltem weißem Quecksilberpräzipitat mit reizloser Salbengrundlage)	Originaltube zu 28—30 g	0,90
Oxymors Analsalbe	1 Tube	0,30
Vermiculin (Ungt. Chinin. camphorat. comp.)	1 Originaltube	1,75
Wurmserol (Bestandteile: Alum. acetic. tartaric., Chinosol und Novocain mit der wasserlöslichen Serolsalbe als Grundlage)	1 Tube zu etwa 25 g	1,20

4. Sparsame sachgemäße Behandlung Arteriosklerotischer[1].

Von Prof. Dr. W. Frey-Kiel.

I. Die Arteriosklerose ist weniger ein Zeichen des Alters als des Alterns.

Das Altern der Gefäßwand ist durch bestimmte anatomische Merkmale gekennzeichnet. Der Endothelbelag lockert sich durch Entquellung seiner „Kittsubstanz". Die Grundsubstanz des Perithels erfährt eine Änderung seiner physiko-chemischen Struktur (Hueck, Aschoff), wohl auch seiner chemischen Zusammensetzung (A. Schultz, Ssolowjew). Die Folge ist eine Infiltration mit Lipoiden, die Bildung von Cholesterinfettsäureestern und ein Ausfallen von Kalksalzen mit weiterer reaktiver Alteration der Arterienwand. Die für die Funktion der Gefäße so wichtige Zahl, Lage und Beschaffenheit der elastischen Fasern des kollagenen Bindegewebes und der glatten Muskulatur verändern sich (Metallaxie, Jores), die Dehnbarkeit und elastische Vollkommenheit der Gefäße werden verschlechtert.

Die unmittelbare Veranlassung zu dieser Desorganisation ist sehr verschiedenartig.

Am häufigsten geht der Angiopathie ein Stadium der maximalen Leistung voraus. Die Arteriosklerose ist dann der anatomische Ausdruck der Überanstrengung. Als Beispiel dafür kann die Menstruationssklerose der Uterusgefäße genommen werden. In Übereinstimmung mit den Untersuchungen Hallenbergers an der Radialarterie besteht nach Oppel das Gewebe der Menstruations- und Ovulationssklerose zunächst aus elastischem Fasergewebe und wird erst später bei wiederholten Ovulationseinwirkungen durch Bindegewebe ersetzt. Verstärkte Zirkulation führt an sich zu Hyperplasie der normalerweise vorhandenen Gefäßwandelemente. Diese Veränderung, die als kompensatorischer Vorgang zunächst durchaus zweckmäßigen Charakter hat, trägt aber den Keim zur Degeneration und funktionellen Insuffizienz in sich. Die elastisch-hyperplastische Intimaverdickung neigt zur Verfettung (Jores, A. Faber). Die eintretende Wucherung des Bindegewebes gibt dem Gefäß die nötige elastische Vollkommenheit nicht.

In andern Fällen fehlt scheinbar das Moment der Überanstrengung. Schon in jugendlichem Alter, ohne besondere Arbeitsleistung stellt sich die hyperplastisch-degenerative Veränderung

---
[1] Ursprünglich abgedruckt in: Münch. med. Wochenschr. 1925, Nr. 33.

der Intima ein. Die Gefäßwand befindet sich bei solchen Individuen schon in der absteigenden Periode (Aschoff) des Lebens. Das Altern des Endothels und der Grundsubstanz der Akzessoria beginnt besonders früh. Ohne abnorm starke Beanspruchung versagt die Struktur der Gefäße, unter Rückgang ihrer funktionellen Leistungsfähigkeit. Hier zeigt sich der Einfluß der Heredität.

Anomalien des Stoffwechsels (Diabetes, Gicht, Adipositas, Gravidität, innersekretorische Störungen) finden sich oft zusammen mit Arteriosklerose. In erster Linie hat man dabei auf das Bestehen einer Hypercholesterinämie zu achten. Durch Anitschkow, Adler, Aschoff, Hueck und Wacker, Zinserling sind bei Kaninchen, Hunden, Meerschweinchen durch länger dauernde Cholesterinfütterung oder Verfütterung cholesterinreicher Nahrungsmittel (Eigelb, Fette) der menschlichen Atherosklerose ganz entsprechende Gefäßveränderungen experimentell erzeugt worden. Auch die nach Fütterung zellreicher Organe (Leber) auftretende Atherosklerose (Lubarsch, Steinbiß, Schmidtmann, Westphal) gehört hierher. Es kommt zu vermehrter Infiltration der Gefäßwand mit Cholesterin und sekundär dann zu Verkalkung mit reaktiver Wucherung des Bindegewebes der Intima.

Eine gewisse Disposition zu Arteriosklerose scheinen infektiöse Prozesse zu hinterlassen. Die Kolloide der Gefäßwand sind der Einwirkung hämatogener Toxine besonders ausgesetzt. In steigendem Maße beschäftigt sich die Pathologie mit dem Studium der primären hyalinen Degeneration und Verfettung der Arteriolen. Ohne hyperplastisches Vorstadium setzen die degenerativen Erscheinungen ein. Die Veränderungen bilden sich zurück oder verbinden sich mit regenerativer Bindegewebswucherung, eventuell bis zum vollen Bild der Arteriosklerose (Wiesel). Aus einem Zustand abnorm starker Permeabilität kann so das Gegenteil, eine abnorme Festigung des Gewebes hervorgehen. Die verschiedenen Formen der von der Adventitia ausgehenden Arteriitis werden nicht zur Arteriosklerose gerechnet und hier nicht weiter besprochen.

Schließlich beansprucht der Einfluß der Gefäßnerven noch spezielles Interesse. Durch Änderung des Tonus der glatten Ring- und Längsmuskulatur greifen sie in die periphere Zirkulation ein, fördernd oder hemmend. Der Effekt entspricht im ersteren Fall scheinbar einer verstärkten Arbeitsleistung der Muskulatur. Das Blut strömt nach den Orten des geringsten Widerstands, füllt die erweiterten Gebiete. Auf vermehrte Dehnung (Belastung) reagiert der Muskel im allgemeinen mit Steigerung seiner Kontraktilität, unter Zunahme der morphologischen Elemente. Allzu starke oder häufige Innervierung könnte auf diesem Wege wohl zu einer Hyperplasie der Gefäßwand führen, mit demselben Schicksal wie die Hyperplasie bei primär gesteigertem intravasalen Druck. Damit dürfte der Einfluß der Vasomotoren aber nicht erschöpft sein. Durch Asher, Yamamoto ist über Permeabilitätsänderungen der Gefäßwand berichtet worden, also Änderungen, Lockerung der Struktur der kapillären Gefäßabschnitte. Im arteriellen Teil liegt der Angriffspunkt der sympathischen Fasern vor allem an der glatten Muskulatur. Durch Beeinflussung der Muskelfasergrenzschichten unter Änderung der Membranpotentiale könnte auch hier der Stoffaustausch, die Permeabilität derart verändert werden, daß eine Desorganisation des Gewebes resultiert mit nachfolgender Neigung zu den verschiedenen Formen von Degeneration. Die schädliche Wirkung von gewerblichen Giften, wie Blei, beruht auch auf dem nervösmuskulären Angriffspunkt derselben. Burwinkel äußert den Verdacht, es könnte die Quecksilbertherapie der Lues zur Erklärung der gegenwärtig so häufig zu beobachtenden Gefäßschädigungen (Mesaortitis) wohl mit in Frage kommen. Durch Stämmler, Mogilnitzki wird auf entzündliche Veränderungen der sympathischen Ganglien bei Arteriosklerose aufmerksam gemacht. Ogaro berichtet bei Arteriosklerose über Degeneration und mehr oder weniger starke Hypertrophie des Neuriums der Nerven im Bereiche der Adventitia.

Der gemeinsame Zug bei den genannten Vorgängen ist immer das „Altern", die physikalisch-chemische Desorganisation und funktionelle Insuffizienz der Gefäßwand. Pathogenese und Ätiologie sind sehr verschieden. Auch das resultierende anatomische Bild zeigt erhebliche Differenzen. Die Affektion kann diffus verteilt sein im Sinn einer richtigen Systemerkrankung oder mehr lokalisiert, mit Hyperplasie, oder Degeneration als vorherrschendem Symptom, zentral oder peripher gelegen sein. „Die Arteriosklerose ist ein komplexer Vorgang, in dem Degenerationen und regenerativ-kompensatorische Hyperplasien der Gefäßwand miteinander vereinigt sind" (Jores). Die arterielle Wand erfährt einen pathologischen Umbau. Die einheitliche Auffassung basiert immer auf der Erkenntnis des auf verschiedenem Wege, durch mechanische, chemisch-infektiöse oder nervöse Einflüsse zustande gekommenen Alters der Gefäßwand.

Auch die sog. periphere Mediaverkalkung darf dabei nicht beiseite gelassen werden.

Arteriosklerose.

Die Herzklappen, die Aorta thoracica mit ihren großen Seitenästen, neigen zu elastisch-hyperplastischer Intimaverdickung und -verfettung, die Extremitätenarterien, die großen Beckenarterien und die abdominelle Aorta mehr zu Veränderungen der Media, speziell zu Verkalkung (Mönckeberg, Hesse, A. Faber, Hueck u. a.).

Der Vorgang der Verfettung beruht wohl zur Hauptsache auf einer vermehrten Aufnahme lipoider Substanzen durch die gelockerte Endothelschicht hindurch. Bei der Verkalkung handelt es sich dagegen meist um eine autochthone Bildung schwerlöslicher anorganischer Kalkverbindungen. Durch Störung der kolloidalen Struktur fallen die durch Eiweiß als Schutzkolloid in Lösung gehaltenen Kalksalze aus (Hofmeister). Bei der nachweislichen Zunahme der Azidität der Grundsubstanz beim Altern (A. Schultz, Ssolowjew) leidet das Bindevermögen der Kolloide für Kalzium (Rona, György und Freudenberg, Rabl). Speziell die Muskulatur mit ihrem sich immer wieder bildenden Milchsäurebestand dürfte zur Verkalkung besonders disponieren. Die Entstehung von Kalkseifen nach Spaltung von Cholesterinfettsäurekomplexen spielt hier keine Rolle, weil der Mediaverkalkung der Extremitätenarterien eine Verfettung nicht vorausgeht.

Das verschiedene Verhalten der arteriellen Gefäße entspricht letzten Endes ihrer verschiedenen Leistung. Im Anfangsteil der Aorta führt jede Verstärkung der Zirkulation, jede Zunahme des Schlag- und Minutenvolums zu einer **passiven** Dehnung der Wandung. Es kommt zu elastisch-hyperplastischer und zu bindegewebiger Verdickung der Intima. Der große Bestand an elastischen Fasern beweist das Vorhandensein stark wirkender mechanischer Kräfte. Später lockert sich das Endothelrohr. Es kommt zur Verfettung, unter Umständen dann auch zu Verkalkung. Für die Extremitätenarterien liegen die Verhältnisse wesentlich anders. Hier ist vermehrte Arbeitsleistung gleichbedeutend mit einer **aktiven** Dehnung der Gefäße. Die verstärkte Tätigkeit der Organe geht mit Steigerung der Durchblutung einher. Durch die Produkte ihres Eigenstoffwechsels, auf direktem und indirektem (reflektorischem) Weg, wird das Lumen der Gefäße erweitert. Die Pforten öffnen sich, nicht nur die Kapillaren, auch die zuführenden Arterien, unter Umständen bis hinauf zum Abgang der großen Gefäße von der Aorta. Die verstärkte Ausweitung der peripheren Gefäße ist nicht, wie die der Aorta thoracica, eine **Folge von verstärkter mechanischer Innenbelastung**, sondern ganz vorwiegend abhängig von **nervösen Einflüssen**. In den peripheren Gefäßen nimmt der degenerative Prozeß im allgemeinen distalwärts zu, so daß die peripheren Gefäße die stärkste Verkalkung und Obstruktion zeigen (Oberndorfer, Hesse), im Gegensatz zu den zentralen Arterien. Gefährdet erscheinen an der Aorta besonders die inneren Schichten, die Intima, an den peripheren Arterien in erster Linie die glatte Muskulatur der Media, das Erfolgsorgan der Innervation. Das Altern der Gefäße wird sich demnach in der Peripherie mehr an der Media bemerkbar machen. Ohne vorangehende stärkere Hyperplasie, ohne wesentliche Beteiligung der elastischen Fasern kommt es so zur Verkalkung. Es besteht wohl ein „Wesensunterschied" (Virchow, Benda, E. Fränkel, Orth, Jores, Mönckeberg) zwischen der peripheren Mediaverkalkung und der „typisch" arteriosklerotischen Intimaveränderung zentraler Arterien, beide Prozesse sind aber der anatomische Ausdruck einer vor allem durch übermäßige Funktion herbeigeführten Insuffizienz (Marchand, Oberndorfer, Kaufmann, Aschoff, Saltykoff), der Desorganisation der Gefäßwand, und gehören mit zu dem Symptomenkomplex der Arteriosklerose.

II. Die Klinik der Arteriosklerose zeigt größte Mannigfaltigkeit der Symptome.

Von Bedeutung ist dabei die Unterscheidung der einfachen, als Kompensationsvorgang aufzufassenden Hyperplasie gegenüber den mit Degeneration verknüpften Symptomen der Gefäßinsuffizienz.

Die einfache Hyperplasie der Gefäßwandelemente, wie man sie an den oberflächlich gelegenen Arterien feststellen kann, gehört nicht zur Arteriosklerose. Sie disponiert zweifellos dazu, wie die Entwicklung der Ovulationssklerose zeigt, mag als Präsklerose bezeichnet werden, hat aber als zweckmäßige Anpassungserscheinung zunächst durchaus physiologischen Charakter.

An den Koronararterien kommt es in der Intima zunehmend mit dem Alter allmählich zur Ausbildung neuer Gewebsschichten, einer elastisch hyperplastischen, einer elastisch muskulösen, schließlich auch einer bindegewebigen Schicht (Wolkoff), alles ohne jeden degenerativen Prozeß. Die Veränderung beginnt schon im frühesten Kindesalter und schreitet langsam vorwärts, sich von den Hauptstämmen bis auf die kleinsten Verzweigungen erstreckend. Die als Verdickung imponierende einfache Hyperplasie findet sich an den peripheren Arterien bei älteren Individuen häufig, an der oberen Extremität besonders bei Handarbeitern. Wird sie schon in jungen Jahren nachweislich, so beweist das eine abnorme Empfindlichkeit der Gefäßwand. Ebenso wie die idiopathische Herzhypertrophie ohne gesteigerten intrakardialen Druck zustande kommt, ohne abnorme Füllung des Herzens, so liegt die Ursache für das frühzeitige Auftreten einer Gefäßwandhyperplasie oft nicht in besonders starker Beanspruchung, sondern in einer ungewöhnlichen Reaktionsweise der Gefäßwandelemente auf normale Reize.

Es fehlen bei der einfachen Hyperplasie alle Zeichen einer Insuffizienz. Das Lumen der Gefäße ist nicht verengt, eher erweitert. Die Blutversorgung der Peripherie genügt den Anforderungen. Der Blutdruck ist meist normal, bei Neurotikern zeitweise wenig erhöht. Zwischen den Nüchternwerten und den später gemessenen Werten besteht dann ein deutlicher Unterschied. Auf körperliche Arbeit, nervöse Einwirkungen hin kommt die Neigung zu Hypertension besonders leicht zum Vorschein. Das Verhalten der Hautgefäße resp. der Kapillaren (Dermographismus) läßt die abnorme Reizbarkeit erkennen.

Die eigentliche Arteriosklerose der Gefäße geht einher mit Störungen der Elastizität und Reaktionsfähigkeit der Gefäße, es kommt, mit den Jahren sich steigernd, schließlich zu den mehr oder weniger ausgeprägten Symptomen der Ischämie.

Die zentrale Atherosklerose (Aorta thoracica) ist von geringem Einfluß auf die Funktion der peripheren Organe. Man erkennt beim Röntgen die vermehrte Längsdehnung, eventuell eine gewisse Verbreiterung des Aortenbandes. Der zweite Aortenton pflegt durch Verdickung der Klappen akzentuiert zu sein, wichtig sind systolische Geräusche maximal über der Aorta, aber auch gelegentlich über dem linken Ventrikel (Herzspitze). Der Blutdruck ist nicht erhöht, das Herz nur wenig hypertrophisch. Subjektive Empfindungen pflegen zu fehlen. Die „Aortalgie" ist kein Symptom der Arteriosklerose, sondern der Hypertension oder Herzschwäche. Durch atheromatöse Veränderungen werden keine Schmerzen ausgelöst, auch die Funktion und anatomische Beschaffenheit des Depressor bleibt normal.

Die aortennahen Arterien (Koronargefäße, Karotiden, große Bauchgefäße) zeigen ähnlichen anatomischen Bau wie die Aorta. Ihre Wandung steht noch erheblich unter der Einwirkung mechanischer Faktoren, deren Bedeutung für die Entstehung der Arteriosklerose vor allem Thoma immer betonte. Schon hier kommen aber nervöse organreflektorische Einwirkungen zur Geltung. Bei verstärkter Organtätigkeit hat die erhöhte Blutzufuhr eine Erweiterung der von der Aorta abzweigenden Gefäße vielfach zur Voraussetzung. Anders als im Anfangsteil der Aorta werden hier auch die muskulären Elemente der Gefäßwand stark in Mitleidenschaft gezogen.

Das Krankheitsbild der Koronarsklerose ist bekannt. Der eigentliche ischämische Schmerz kann fehlen, eine gewisse funktionelle Minderwertigkeit des Herzens ist dabei aber doch die Regel. Die linke Art. coronaria ist stärker und häufiger befallen als die rechte (Kusnetzowsky), ein gutes Beispiel für den Einfluß der Organleistung. Die Veränderungen nehmen anderseits von den großen zu den kleinen Ästen schrittweise an Stärke ab (Kusnetzowsky), in deutlicher Abhängigkeit von der verschieden starken mechanischen Belastung der einzelnen Gefäßstrecken. Die Atherosklerose der Karotiden führt zu verschiedenen Graden von zerebraler Insuffizienz. Der Sauerstoffverbrauch der nervösen Substanz ist geringer als der der Muskulatur, ihre Empfindlichkeit gegen Sauerstoffmangel aber weit größer. Die dem Schädel anliegenden Partien der Gefäße sind für sklerosierende Prozesse disponiert (Oberndorfer), weil hier die Tätigkeit der Vasa vasorum weniger leistet als im lockeren Gewebe. Die Abgangsstellen der großen Bauchgefäße erkranken ebenfalls häufig. Auch hier kommen mechanische zusammen mit nervösen Einflüssen zur Geltung. Meist lassen sich die Veränderungen nicht diagnostizieren. Der Meteorismus steht aber nicht nur in Abhängigkeit von Anomalien der Verdauung, sondern ist häufig auch die Folge von behinderter Blutzirkulation. Dasselbe gilt für verschiedene Schmerzzustände. Zum vollen Bild der Angina abdominalis scheint es nur bei diffuser Erkrankung der kleinen Darmgefäße zu kommen.

Hervorzuheben ist bei allen den erwähnten Lokalisationen der Arteriosklerose wieder das Fehlen von Blutdrucksteigerung (Fr. Müller). Stromaufwärts von dem lädierten Gefäßabschnitt wird der Druck wohl etwas erhöht sein, ein Beweis dafür ist die zu beobachtende Herzhypertrophie, der an der Brachialis gemessene Druck ist aber normal.

Die Atherosklerose der kleinen und mittleren peripheren Organgefäße beansprucht besonderes Interesse.

Die Gefäße selbst sind einer Beurteilung vielfach direkt zugänglich. Das Lumen der atherosklerotischen Gefäße ist normal, erweitert oder verengt. Bei sinkender Vitalität der zu ernährenden Gewebe, Abnahme der benötigten Sauerstoffmenge kann man die Verengerung, bei der jede Hyperplasie der elastischen Elemente fehlt, als Ausgleichsvorgang auffassen, wie die allmähliche Verödung des Ductus Botalli. In anderen Fällen fehlt jede zweckmäßige Relation, der Verbrauch und die Funktion der Organe werden zum Rückgang gezwungen durch die pathologische Behinderung der Zufuhr. Die Erweiterung steht meist mit dem Nachlassen der elastischen Vollkommenheit des Gefäßrohrs in Zusammenhang, in bestimmten Fällen ist sie ein Ersatz für benachbarte unwegsam gewordene Gefäßteile. Das Pulsvolum wird bei allgemeiner Atherosklerose häufig auffallend groß gefunden. Die Arterien erscheinen bei geschädigter Elastizität geschlängelt, so z. B. die Temporalis, mit Rupturen der Elastica interna (M. B. Schmidt). Neben der Schlängelung ist eine Prüfung der Rigidität der Gefäße von Wichtigkeit. Die Pulskurve zeigt einen trägeren Verlauf, die sekundäre Elevation rückt näher an den Gipfel heran. Die Geschwindigkeit der fortschreitenden Pulswelle ist vom intravasalen Druck, aber auch von anatomischen Veränderungen der Gefäßwand abhängig. Das Röntgenverfahren läßt die Mediaverkalkung der Extremitätenarterien oft gut erkennen. Bei verschieden starker Veränderung rechts und links kann das Pulsvolum different werden und der Puls auf der einen Seite scheinbar verspätet sein. Die Gefäße reagieren auf thermische Reize im allgemeinen weniger gut. Sie können aber auch (Romberg) paradoxe Reaktion zeigen, Erweiterung statt Verengerung. Die Anspruchsfähigkeit auf Adrenalin ist geringer als in der Norm (Kylin).

Die Beeinträchtigung der peripheren Zirkulation wechselt von leichter Herabsetzung des Stromvolum bis zu den Erscheinungen schwerster Ischämie. Jedes Organgebiet hat die ihm eigentümliche Reaktionsweise. Gemeinsam ist aber allen derartigen Störungen, daß die Funktionsweite des Organs eingeschränkt wird. Der bei vermehrter Tätigkeit sonst rasch wirkende Regulationsmechanismus arbeitet schlechter, langsamer und unvollständig. Die Folge ist ein lokaler Sauerstoffmangel, vorzeitige Ermüdung, eventuell Schmerzerscheinungen, trotz wesentlich stärkerer Inanspruchnahme des regulierenden Gefäßnervensystems als in der Norm. Die kollaterale Anämie kann abnorme Grade annehmen unter Stillegen der betreffenden Organe, die Gefäßreflexe greifen auf größere Gebiete über, dringen schließlich bis zu den zerebralen Zentren vor, unter Steigerung des allgemeinen Blutdrucks.

Der Blutdruck ist bei peripherer Sklerose — wir sprechen hier nur von Fällen ohne Nierenbeteiligung (essentielle Hypertonie [Frank], roter Hochdruck [Volhard], primäre permanente Hypertonie [Pal]) — weit häufiger und stärker erhöht als bei der Arteriosklerose der größeren zentralen Arterien, nicht nur der systolische, auch der diastolische Blutdruck. Die Kapillaren spielen für die Hypertonie keine größere Rolle (Romberg, Fr. Müller). Der Druck in den Kapillaren wird bei arterieller Hypertonie häufig niedrig gefunden.

Man hat zwischen **dauernder** und **vorübergehender** krisenhaft einsetzender Hypertonie zu unterscheiden.

Die Atheromatose der Gefäße ist nur selten so ausgedehnt, daß sie allein den dauernd erhöhten Blutdruck zu erklären vermag. Bei Abschnürung von drei Extremitäten (Esmarchsche Blutleere) steigt der Blutdruck nur vorübergehend, durch Ausweitung der frei gelassenen Gefäßgebiete wird der Druck nach kurzem zur Norm zurückgebracht (Fr. Müller). Einzig bei Sperrung des Splanchnikusgebietes bekommt man im Experiment eine dauernde Erhöhung (Jansen). Dieses Gefäßsystem zeigt bei genuiner Hypertonie wohl häufig eine Hyperplasie der Media, eine Atherosklerose der Bauchgefäße ist aber auffallenderweise selten. Zwischen Höhe und Dauer des Hochdrucks und dem Grad der Wandveränderungen der Mesenterialarterien besteht kein bestimmtes Verhältnis (Brogsitter). Die Mediahyperplasie allein braucht den Blutdruck gar nicht zu verändern.

Man hat deshalb zur Erklärung der permanenten Hypertonie vielfach auf Veränderungen des Tonus der Muskulatur als Folge von abnormer Gefäßinnervation zurückgegriffen (Pal). Die Existenz solcher Einflüsse kann nicht bestritten werden, vom Gehirn aus und reflektorisch von der Peripherie her kann der Blutdruck bekanntlich sehr deutlich alteriert werden. Es fragt sich nur (Münzer, Munck), ob die dauernde Hypertonie, bei der die Blutdruckwerte wochenlang im wesentlichen dieselben bleiben, durch einen derartigen rein nervösen Mechanismus zu erklären sei. Die Dinge liegen ähnlich wie beim Kardiospasmus und entsprechen den Anomalien im Bereich anderer glattmuskeliger Hohlorgane. Das Vasomotorenzentrum ist an sich im Vergleich mit anderen Zentren wenig empfindlich gegen chemische Reize (Azidose), mechanische intrazerebrale Einflüsse (Hirndruck), und tritt auch bei peripherer sensibler Reizung (thermisch, Schmerz, chemisch) durch eine besonders starke Erregbarkeit keineswegs hervor. Bei der Mannigfaltigkeit der zu dauernder Hypertonie führenden Krankheiten (Atherosklerose, Niereninsuffizienz, Bleivergiftung) ist die Existenz einer spezifisch wirkenden Substanz auch wenig wahrscheinlich. Die pathogenetische Bedeutung des peripher angreifenden Adrenalin kann nicht als gesichert bezeichnet werden. Die nervöse Genese der dauernden Hypertonie hat vieles gegen sich.

Das Verhalten der Gefäßmuskulatur selbst wird im allgemeinen zu wenig beachtet. Man braucht den Ausdruck „Hypertonie", ohne vielfach die neueren Anschauungen über den Tonus der glatten Muskulatur auf die Arterien, speziell auch die krankhaft veränderten Gefäße, anzuwenden. Pal unterscheidet scharf zwischen Hypertension und Hypertonie. Die Gefäßinnervation löst

Arteriosklerose. 111

„myokinetische" und „myotonische" Reaktionen aus. Der Tonus ist aber nicht allein abhängig von äußeren nervösen, spinalen und sympathischen Einflüssen, sondern auch von Zustandsänderungen der Muskulatur selbst. Eine Herabsetzung der Permeabilität, Festigung der kolloidalen Struktur ist gleichbedeutend mit Steigerung des Tonus. Kalziumsalze, Digitalis, Koffein, und auch Baryumsalze vermindern die Permeabilität kolloidaler Membranen und steigern auch den Blutdruck. Das Cholesterin, für die Entstehung der Atherosklerose von größter Bedeutung, wirkt an roten Blutkörperchen dichtend im Gegensatz zum Lezithin (Brinkmann und van Dam) und führt am Gefäßstreifenpräparat zu Verkürzung (Westphal). Durch Schmidtmann, Westphal ist nachgewiesen, daß Cholesterinfütterung, die sicherlich mit einer nervösen Alteration des Gefäßtonus nichts zu tun hat, den Blutdruck steigert, bis zu 30 vH der Ausgangswerte. Bei einer Nahrung, bestehend aus 20 vH Leber, 20 vH Kasein, 20 vH Mais, 30 vH Weizen, 5,5 vH Bohnen, 2 vH Lebertran, 1,5 vH Kalziumkarbonat und 1 vH Kochsalz fanden Nuzum, Osborne und Sansum bei Kaninchen nach 6 Wochen den Blutdruck ohne Ausnahme erhöht, ebenso bei einer Nahrung mit 16 vH Eiweiß zusammen mit Lebertran, Tomaten und einem Vitaminpräparat sowie bei einer dritten Versuchsserie, in der als Nahrung 38 vH Sojabohnen mit Lebertran, Tomaten und Vitaminen gereicht wurde. Eine vermehrte Aufnahme von Cholesterin scheint demnach nicht nur zu sichtbarer Verfettung der Intima, sondern auch zu einer Festigung der Struktur der in der Grundsubstanz der Akzessoria gelegenen Elemente zu führen und damit unter Umständen zur Steigerung des Blutdruckes. Durch eine Änderung des physikochemischen Zustandes der Gefäßwand im Sinne einer Systemerkrankung (Munk) läßt sich das Zustandekommen einer dauernden Hypertension sehr wohl erklären. Die These von Huchard: Hypertension sei ein Symptom, keine Krankheit, kann keine allgemeine Gültigkeit beanspruchen.

Die vorübergehende, krisenartig auftretende („spastische") Hypertonie dürfte hauptsächlich nervöser Genese sein, zentral oder peripher bedingt („Reflexhypertonie"). Die Nüchtern- und Schlafwerte des Blutdruckes sind dabei oft ganz normal oder jedenfalls deutlich niedriger als die Tageswerte (Römheld, Wiechmann und Bamberger). Gefäßkrisen kennt man ohne jede arteriosklerotische Gefäßläsion bei Tabes, Cholelithiasis, Nephrolithiasis. Gelegentlich erscheint eine derartige „funktionelle", d. h.

neurogene Hypertonie einer Dauerhypertonie aufgepfropft. Vor allem wird eine passagere Hypertonie mit der Zeit stets zu einer permanenten, eine Tatsache von großer praktischer Bedeutung.

III. Die sachgemäße und wirtschaftliche Behandlung einer Krankheit hat möglichst weitgehende Kenntnisse auf ätiologischem und pathogenetischem Gebiet zur Voraussetzung.

Nach den im vorangehenden entwickelten Auffassungen ist das Altern der kolloidalen Gefäßwandstruktur der Grund zur Entwicklung der hyperplastisch-degenerativen Veränderungen, zustande gekommen durch Heredität, maximal gesteigerte Funktion, endogene und exogene chemische und nervöse Schädigungen.

Als Grundlage jeder medikamentösen Arterioskleroseherapie gilt seit langem die Jodmedikation, kleine Dosen von Kalium- oder Natriumjodid etwa 0,1 g täglich monatelang zu nehmen. Die Herabsetzung der Blutviskosität (Romberg) wird dabei nicht das Wesentliche sein. Mit der Blutdrucksteigerung erschöpft sich das Problem der Arteriosklerose nicht, überdies wird der Blutdruck durch eine Viskositätssteigerung (Polyglobulie) gar nicht immer erhöht, braucht durch eine Herabsetzung der Viskosität also auch nicht erniedrigt zu werden. Kleine Joddosen können durch Herabsetzung des Stoffwechsels in vielen Fällen günstig wirken, der Verbrauch von seiten der Organe geht zurück, so daß die behinderte Blutzufuhr genügt. Besonders wichtig erscheint aber der quellungssteigernde Einfluß des Jodions auf Gewebskolloide. Untersuchungen von Schade, in denen die Quellung von Bindegewebe in verschiedenen Salzlösungen geprüft wurde, ergaben eine Einordnung der Salze in folgender Reihe: Tartrat < Phosphat < Sulfat < Chlorid < Bromid < Nitrat < Jodid. Von den untersuchten Salzen zeigte sich also beim Jodid die stärkste Bindegewebsquellung. Der abnormen, durch Entquellung (Altern) zustande gekommenen Festigung der kolloidalen Gefäßwandteile wird dadurch entgegengearbeitet. Jodkalium oder Jodnatrium mit etwas Natrium bicarbonicum genommen, sind die besten und billigsten Präparate. Außer dem Anion Jod sind als quellungsfördernde Kationen auch Natrium und Kalium bekannt. Sajodin ist geruchlos und geschmacksfrei. Bei Jodvasogen, Jodthion, Jodperkuton ist die Resorption durch die Haut unsicher. Jodeiweißpräparate, wie Jodalbacid, Jodtropon, Jodglidine, Jodeigon sind teuer und wegen ihres Eiweißgehaltes nicht sehr zweckmäßig. Billiger ist Dijodyl. Jodipin, Jodozitin, Jodlecin sind theoretisch scheinbar ebenso zu beanstanden wie Verbindungen mit Kalzium (Jodkalziril, Jodokalzid, Jodfortan);

Arteriosklerose. 113

die oft entschieden ganz guten Erfolge mit den genannten Präparaten zeigen aber, daß die geringen Mengen Fett resp. Kalzium nicht wesentlich gegenüber den sonst eingeführten Mengen dieser Stoffe in Betracht kommen. Jodostarin mit 47 vH Jod und Jodozithin, eine Verbindung von Jod mit Lezithin, haben zur Zeit besonders viele Anhänger.

Nächst dem Jod braucht der Praktiker vor allem Theobrominpräparate. Sie sind aber keineswegs als „Diuretika" nur bei Hydropsien anzuwenden. Die oft verblüffend gute Wirkung bei Arteriosklerose der Koronargefäße und Bauchgefäße ist seit langem bekannt und beruht auf einer Herabsetzung des peripheren Gefäßtonus, unter Steigerung der Durchblutung der Organe. Sie sind speziell bei spastischer anfallsweise auftretender Ischämie von großem Wert, auf die pathologischen Prozesse in der Gefäßwand dagegen kaum von Einfluß. Besonders empfehlenswert ist das Theobromin. natrio-salicylicum (Diuretin). Angenehm sind die Euphyllinsuppositorien, weil die stomachale Einverleibung der Theobrominderivate (das Kalziumdiuretin ausgenommen) häufig am Widerwillen der Kranken scheitert. Empfehlenswert ist das Theobromin und Luminal enthaltende Theominal. Die Kombination von Belladonna, Koffein und Phenazetin (Corydalon) ist bei spastischen Zustandsänderungen der Gefäße von Wert, ihre Anwendung nicht sehr teuer.

Die oben wiedergegebene Anionenreihe zeigt die Nitrate neben den Jodiden. Nitrate und Nitrite besitzen also nicht nur zentrale gefäßerweiternde Eigenschaften, sie wirken auch peripher der abnormen Entquellung der Gefäßwand entgegen. Nitroglyzerin, auch das weniger verläßliche Amylnitrit, Natrium nitrosum, Erythroltetranitrat, Nitroskleran werden vielfach abwechselnd mit Jod gegeben. Romberg empfiehlt die Lauder-Bruntonsche Salpetermedikation (nüchtern in $1/4$—$1/2$ Liter kühlem Wasser mit 1,8 Kalium oder Natrium bicarbon., 1,2 Kalium nitricum, 0,03 Natrium nitrosum im Laufe einer halben Stunde zu trinken). Papaverin wirkt auf die Gefäßmuskulatur nicht genügend. Von Interesse sind die Erfolge mit Rhodalzid, einer 19 vH Rhodanwasserstoffsäure enthaltenden Eiweißverbindung, weil auch das Rhodan durch seine quellungsfördernden Eigenschaften bekannt ist.

Die blutdrucksenkenden Mittel Depressin, Vasotonin, Hypotonin sind nicht immer wirksam. Viel gebraucht wird gegenwärtig das Extrakt der Mistel, Viscum album (Guipsine Leprince, Dialysat visc. alb. Golaz). Arterosan enthält die blutdrucksenkenden Bestandteile des Knoblauchs, zugleich mit Viscum album.

Durch Cilimbaris ist eine „Arteriovakzine" in den Handel gebracht, Kulturen eines Bakteriums, das aus Nährböden Cholesterin und Kalk abspaltet. Das Blutserum eines mit der Kultur vorbehandelten Kaninchens vermag Cholesterin aufzulösen. Der Autor sah außer bei Katarakt und Gallensteinen gute Erfolge bei Arteriosklerose. Auch ich habe auffallend starke, langanhaltende Senkung des abnorm erhöhten Blutdrucks nach dem Einsetzen der Behandlung beobachtet. Ein abschließendes Urteil ist darüber nicht zu geben, ebenso wenig über die teuren Gefäßwandsubstanzen Telatuten (Heilner) und Animasa.

Wichtiger als die medikamentöse Therapie, die außer den Gefäßen die Regelung der Verdauung und das Nervensystem sorgsam zu berücksichtigen hat (Klimakterium!), ist die Festsetzung der Diät.

Ein Arteriosklerotiker muß Vegetarianer werden. Durch Eiweißfütterung kann am Kaninchen das typische Bild der Arteriosklerose künstlich erzeugt werden (Lubarsch, Steinbiß, Schmidtmann, Newburgh und Clarkson, Nuzum, Osborne und Sansum). Die Vorgänge sind im einzelnen noch nicht völlig geklärt. Der Einfluß der aus dem Abbau von Eiweiß hervorgehenden Säuren auf die kolloidale Struktur der Gefäßwand ist fraglich, ebensowenig weiß man, ob der spezifisch-dynamische Einfluß der Eiweißnahrung auf die Verbrennungsvorgänge und damit die Zirkulationsgröße nennenswert ins Gewicht fällt. Der relativ starke Salzgehalt belastet die Nieren, unter Umständen damit auch das Herz. Durch Eiweißabbauprodukte (Amine, Aminosäuren) wird die Bindung des Kalziums an Serumeiweiß gehindert (György und Freudenberg). Sehr zu beachten ist immer der Gehalt aller zelligen Elemente an Lipoiden. Bei vielen Fällen mit arteriosklerotischem Hochdruck findet sich eine Hypercholesterinämie (Pribram und Kleine, Westphal). Stoffwechselanomalien, bei denen die Arteriosklerose so oft vorkommt, gehen häufig mit Hypercholesterinämie einher. Auch ohne Hypercholesterinämie, ohne Lipoidablagerung in den Organen führt eine chronische Zufuhr kleiner Cholesterinmengen beim Kaninchen zu Atherosklerose (Anitschkow). Von Aschoff, Anitschkow und ihren Schülern wird deshalb, wie oben schon erwähnt, das Cholesterin für die Entstehung der Arteriosklerose unbedingt in den Vordergrund gestellt. Fleisch, Eier, drüsige Organe wie Kalbsbries, Leber, Niere, Hirn, müssen aus der Nahrung entweder ganz gestrichen oder doch stark reduziert werden. 30 g Eiweiß kann als „Eiweißminimum" gelten. Die Flüssigkeits- und Salzzufuhr richtet sich nach der Funktion der Niere, stärkere Einschränkungen (Carellsche Milchkur, Hungertage mit Obst, Salat, $^{1}/_{2}$—$^{3}/_{4}$ Liter Milch) erfordert evtl.

die Rücksichtnahme auf eine geschädigte Leistungskraft des Herzens. Mit 2 g NaCl muß man häufig auskommen, dafür reichlichere Verwendung von Gewürzen (Zitronen) und Essig. Scharfe Saucen, Wurstwaren und Büchsenfleisch, Käse enthalten zuviel Salz und sind deshalb nicht zweckmäßig. Abführende Kuren (Trinkkuren mit salinischen Wässern) befreien den Körper von retinierten Stoffwechselprodukten. Alkalische Salze (Urizedin!) begegnen nicht nur der bei Arteriosklerose drohenden Abnahme der Alkalireserve des Blutes, sie wirken auch abführend. Der Genuß von Butter- und Sauermilch, Joghurt, Kefir ist sehr zweckmäßig. In Frankreich und England sind Abführprozeduren mit Kalomel und anderen Quecksilberpräparaten üblich. Oxydierende Mittel wie Magnesiumsuperoxyd, Peptozon (Mischung von Magnesiumsuperoxyd, Agar-Agar mit diastatischem Ferment) wirken den Blähungsbeschwerden und dem postzönalen Völlegefühl der Kranken entgegen. Burwinkel empfiehlt folgendes Speisepulver:

Rp. Ol. Foeniculi gtt. V
Elaeosach. Anis. 5,0
Magn. ust.
Natr. bicarb. āā 10,0
M. f. pulv. d. in scatul.
S. 2—3mal einen Kaffeelöffel voll, in Wasser verrührt, zu nehmen nach dem Essen;

oder:

Rp. Natr. bicarb.
Natr. phosphor. āā 20,0
Natr. sulfur. sicc. 10,0
M. f. pulv. d. in scatul.
S. 2—3mal tägl. 1 Teelöffel nach dem Essen.

Der Knoblauch (Allium sativum) als Darmmittel ist auch für die Arteriosklerose von Bedeutung. Auch der Aderlaß, nicht zu missen in der Heilbehandlung der Arteriosklerose, dürfte weniger mechanisch als toxisch-chemisch entlastend wirken. Man kennt die starken Verschiebungen in der Blutzusammensetzung nach Aderlaß bei der Therapie der Nierenkrankheiten.

Alkohol ist nur ausnahmsweise und in nur kleinen Mengen erlaubt, wogegen der Genuß von Kaffee[1] und Kakao nichts g gen sich hat. Der nur 0.05 vH Koffein enthaltende Kaffee Hag ist jedenfalls völlig unschädlich. Das Rauchen ist meist gänzlich zu untersagen. Zur Bekämpfung einer zentralen abnormen Reizbarkeit gibt man Brom, Baldrian, Antipyretica, Chinin, Narkotika. Dem nervösen Faktor, dem sog. „Kampf ums Dasein", wird bei der

---

[1] Über Eigenschaften des Kaffees vergl. „Der Kaffee", Gemeinfaßliche Darstellung der Gewinnung, Verwertung und Beurteilung des Kaffees und seiner Ersatzstoffe. Herausgegeben vom Kaiserl. Gesundheitsamt, Berlin: Verlag von Julius Springer 1903. — Ferner: „Über Genußgifte". Von W. Straub, München. Die Naturwissenschaften. Textliche Beilage zur Klin. Wochenschr. 1926, Nr. 49.

Entstehung der Arteriosklerose im allgemeinen wohl eine zu große Bedeutung beigelegt. Die den Kriegsstrapazen ausgesetzten Männer hatten weder häufiger noch stärker Arteriosklerose als die in der Heimat Verbliebenen (Mönckeberg). Bei traumatischer Neurose (169 Fälle) sah Finkelnburg keineswegs eine besonders frühzeitige oder ungewöhnlich schnelle Entwicklung von Arteriosklerose. Die Landbevölkerung zeigt ebensoviel Arteriosklerose wie die Städter (G. Klemperer). Die psychische Leistung geht selten mit stärkerer Beteiligung der Zirkulation einher, weder des Herzens noch der Gefäße. Die Herbeiführung von reichlich Schlaf, größeren Pausen bei der Arbeit usw. ist ohne Zweifel sehr empfehlenswert. Damit allein bessert man die Arteriosklerose aber selten, die Krankheit wird nur leichter ertragen.

Körperliche Bewegung verbessert die Ernährung der geschädigten Gefäße, man erinnert sich an das Freibleiben der Poplitea trotz ausgedehnter Arteriosklerose und das ähnliche Verhalten der Carotis int. nach ihrem Heraustreten aus der Schädelkapsel (Oberndorffer). Spaziergänge, Reiten, Jagen, Tennisspielen und andere Passionen erhalten die Menschen „jugendlich", vorausgesetzt, daß die beginnende Ermüdung, besonders das Verhalten des Herzens, beachtet und danach die Leistungen bemessen werden. Körperliche Ruhe ist anderseits wieder wichtig, weil dadurch die Zirkulationsgröße, die Ansprüche der Organe an die Blutversorgung wenigstens zeitweise auf ein Minimum herabgesetzt werden. Die Kombination von Liegekuren mit starker diätetischer Einschränkung bekommt den Kranken oft vorzüglich, ebenso die ausgiebige Anwendung von Massage bei Liegekuren.

Sehr mannigfaltig sind die hydrotherapeutischen Maßnahmen zur Bekämpfung der arteriosklerotischen Beschwerden, man darf damit aber nicht zu weit gehen. Für die Höhe des Blutdrucks sind an sich weder die Kapillaren, noch die Arterien der Haut von nennenswerter Bedeutung. Der pathologische Prozeß wird als solcher kaum beeinflußt. Immerhin kommt es doch zweifellos reflektorisch zu einer Beeinflussung weiter Gefäßgebiete im Sinne der Konstriktion oder Dilatation. Die Hydrotherapie gehört zu den „gymnastischen" Maßnahmen, die die Konservierung einer normalen Gefäßelastizität zum Zweck haben. Günstig wirken die Bäder, vor allem auch aus psychischen Gründen. Thermal-, Sole- und Kohlensäurevollbäder, Glühlichtbäder müssen mit Vorsicht angewandt werden, Moor- und Dampfbäder sind nicht zu empfehlen. Indifferente lauwarme Bäder werden meist angenehm empfunden. Massage, Bürsten und Faradisieren der Haut wirken günstig, ebenso das Vierzellenbad und die Behandlung mit frequenten, hochgespannten Strömen (D'Arsonvalisation). Für wenig Bemittelte kommen Badekurorte nicht in Frage, was aber für den Heilerfolg ohne Bedenken ist[1].

Die Behandlung der Anfangsstadien der Arteriosklerose ist sehr aussichtsvoll, die der vorgeschrittenen Fälle erstreckt sich weniger auf die Bekämpfung der Gefäßerkrankung im allgemeinen als die Erhaltung der meist stärker betroffenen einzelnen peripheren Organe: Herz, Gehirn, Niere.

Mit diätetischer Einschränkung, Gebrauch bestimmter physikalischer Heilverfahren und systematischer Regelung der Lebensweise allein kann die Behandlung der Arteriosklerose gut durchgeführt werden. Die medikamentöse Therapie ist im ganzen von untergeordneter Bedeutung und teuer, am kostspieligsten allerdings meist das Aufgeben der beruflichen Tätigkeit.

Literatur.

Adler, Journ. of exp. Med. 1914, 20. — Anitschkow, Zieglers Beitr. 1922, 70, 265. — Ders., Virch. Arch. 1924, 249, 73. — L. Aschoff, Arteriosklerose. Med. Klinik, Beiheft 1914, 1. — Asher, Klin. Wochenschr. 1922, 31, 1559. — Brogsitter, Münch. med. Wochenschr. 1924, 31, 1049. — Cilimbaris, Zentralbl. f. Herzkrankh. 1925, 100. — A. Faber, Virchows Arch. 1924, 251, 137. — Finkelnburg, Zeitschr. f. Nervenheilk. 1918, 50. — B. Fischer, Münch. med. Wochenschr. 1919, 3, 61. — Freudenberg und György, Bioch. Zeitschr. 1920, 110; 1921, 115. — Frey und Hagemann, Zeitschr. f. d. ges. exp. Med. 1921, 25. — Ders., Med. Klinik 1922, 16. — Goldscheider, Zeitschr. f. physik. diätet. Therap. 1921, 1, 1. — Heilner, Münch. med. Wochenschr. 1921, 443. — Hesse, Virchows Arch. 1924, 249, 437; 1926. 261, 1. — Hofmeister, Münch. med. Wochenschr. 1909, 38, 1977. — Hueck und Wacker, Über die Beziehungen des Cholesterins zum intermediären Stoffwechsel. — Hueck, Münch. med. Wochenschr. 1920, 19, 535. — Ders., Zieglers Beitr. 1920, 66, 330. — Jansen, Tams und Achelis, Dtsch. Arch. f. klin. Med. 1924, 144, 1. — Jores, Virchows Arch. 1916, 221, 14. — Ders., Kap. „Arterien", Handb. spez. pathol. Anatomie Hencke-Lubarsch 1924. — Klemperer, Berl. klin. Wochenschr. 1918, 31, 733. — Kusnetzowski, Virchows Arch. 1923, 245, 55. — Kylin, Zeitschr. f. d. ges. exp. Med. 1924, 41, 439. — Lubarsch, Münch. med. Wochenschr. 1910, 30, 1577. — Marchand, Kongr. f. inn. Med. 1904. — Mönckeberg, Virchows Arch. 1914, 216, 408. — Ders., Zentralbl. f. Herzkrankh. 1925, 32. — Ders., Münch. med. Wochenschr. 1914, 7, 392. — Ders., Virchows Arch. 1903, 171, 141. — Mogilnitzky, Virchows Arch. 1923, 241, 298. — Fr. Müller, Münch. med. Wochenschr. 1923, 1, 1. — Münzer, Zentralbl. f. Herzkrankh. 1924, 8, 113. — Munk, Ergebn. d. inn. Med. 1922, 22, 1. — Newburgh und Clarkson, Arch. internat. Med. 1923, 31, 653. —

---

[1] Vergl. Referat F. Kraus, S. 4.

Nuzum, Osborne und Samsun, Arch. int. Med 1925, 35, 492. — Oberndorffer, Dtsch. Arch. f. klin. Med. 1911, 102, 515. — Oguro, Beitrag zur Frage der Arteriosklerose und der Gefäßnervenveränderungen bei derselben. Virchows Arch. 1909, 198, 554. — Oppel, Roux' Vorträge über Entwicklungsmechanik, 1910, H. 10. — Pal, Wien. klin. Wochenschr. 1922, 30. — Ders., Über die Pathologie des Herz- und Arterientonus. Franzensbad 1922. — Pribram und Klein, Med. Klinik 1924, 17, 572. — Rabl, Virchows Arch. 1923, 245, 542. — Römheld, Münch. med. Wochenschr. 1923, 31, 1022. — Romberg, Dtsch. med. Wochenschr. 1924, 49, 1710. — Ders., Lehrbuch 1921. — Rosin, Über den jetzigen Stand der Lehre von der Hypertonie. Dtsch. med. Wochenschr. 1921, 39, 1165. — Schade, Jahresk. f. ärztl. Fortbild. 1923, 3, 10. — R. Schmidt, Med. Klinik 1916, 29, 765. — M. B. Schmidt, Zentralbl. f. Pathol. 1919, 3, 49. — M. Schmidtmann, Virchows Arch. 1922, 237, 1. — Schubert, Wien. klin. Wochenschr. 1924, 31, 751. — A. Schultz, Virchows Arch. 1922, 239, 415. — Ssokoloff, Virchows Arch. 1923, 245, 203. — Ssolowiew, Virchows Arch. 1923, 241, 1. — Ders., Virchows Arch. 1924, 250, 359. — Stämmler, Zieglers Beitr. 1923, 71, 388. — Ders., Zeitschr. f. ärztl. Fortbild. 1924, 20, 732. — Steinbiss, Virchows Arch. 1913, 212, 152. — Thoma, Münch. med. Wochenschr. 1920, 321. — Ders., Virchows Arch. 1924, 245, 78. — Volhard, Kongr. f. inn. Med. Wien 1923. — Westphal, Kongr. f. inn. Med. 1924, 230. — Wolkoff, Virchows Arch. 1923, 241, 42. — Yamamoto, Biochem. Zeitschr. 1924, 145, 201. — Zinserling, Zieglers Beitr. 1923, 71, 292. — Ders., Virchows Arch. 1925, 255, 677.

5. Sparsame, sachgemäße Behandlung Neurasthenischer[1].

Von Prof. Dr. A. Goldscheider - Berlin.

Neurasthenie ist keine in ihrer Pathogenese einheitliche Erkrankung, sondern ein durch sehr verschiedenartige Anlässe veränderter Erregbarkeitszustand des Nervensystems oder gewisser Teile desselben, der sich in einer abnormen Reaktionsformel ausdrückt. Es handelt sich um die Fixation desjenigen Zustandes der Nervenzelle, in welche diese vorübergehend bei jeder übermäßigen Reizung gerät: Übererregbarkeit und gesteigerte Erschöpfbarkeit, Vertiefung der Reiz- und Ermüdungsschwelle. Die Fixation geschieht auf dem Wege der mangelhaften Regulierung des Reizablaufes. Die verschiedenartige Gestaltung des Krankheitsbildes hängt davon ab, welche Neurongruppen vorzugsweise betroffen sind. Unter den Bedingungen, welche zu neurasthenischen Erregbarkeitsveränderungen führen, sind hervorzuheben:

1. Übermüdung und Überreizung. Es kann sich dabei sowohl um ein allgemeines wie auf ein bestimmtes Organ oder -system be-

---
[1] Ursprünglich abgedruckt in: Dtsch. med. Wochenschr. 1925, Nr. 2.

schränktes Leiden handeln. Für die organizistische Lokalisation kommen übermäßige Reizungen wie konstitutionelle oder erworbene Minderwertigkeit in Betracht. Die Überreizung kann sich auch auf die affektive oder intellektuelle Sphäre beziehen.

2. Durch organische Krankheiten bedingte neurasthenische Zustände (begleitende Neurasthenie): Anämie, Chlorose, Arteriosklerose, Unterernährung, Stoffwechselerkrankungen verschiedener Art (Fettsucht, Gicht, Diabetes), plethoröse Zustände, Leberanschoppung, Herz-, Nieren-, endokrine Erkrankungen, organisch bedingte Schmerzen u. a. m. können mit Neurosen verbunden sein, welche dem Bilde der Neurasthenie entsprechen. Der Zusammenhang kann dabei verschieden sein; die organische Krankheit kann sekundär, z. B. autotoxisch oder auf psychischem Wege, die Neurasthenie vermitteln, oder letztere entsteht auf gemeinsamer Basis mit der organischen Erkrankung. Hierher gehören auch neurasthenische Zustände bei Intoxikationen (Alkohol usw.) und Infektionen (Syphilis usw.). Auch organische Nervenkrankheiten können mit Neurasthenie verbunden sein.

3. Neurasthenie bei Asthenie. Vorwiegend vasomotorische und Herz- sowie affektive Neurasthenie, auch Magendarm-Neurose (Vago- und Sympathikotonie). Man achte auf Hyperthyreoidismus!

4. Neurasthenische Anlage. Von dieser zur normalen Nervenreaktion sind fließende Übergänge vorhanden. Temperamentvolle Personen können durch bestimmte Anlässe für Stunden oder Tage als Neurastheniker erscheinen. Die sog. „endogene Neurasthenie" stellt nur einen höheren Grad kongenitaler Anlage dar; sie besteht nicht allein in einer erhöhten Disposition der Nervenfunktionen, sondern ganz besonders in der psychischen Bereitschaft. Die psychische Beteiligung am Krankheitsbilde der Neurasthenie, welche von dem Begründer des Krankheitsbildes, Beard, kaum beachtet wurde, ist überhaupt von wesentlicher Bedeutung. Nähere Ausführungen hierüber würden an dieser Stelle zuweit führen.

5. Rein psychisch bedingte Neurasthenie. Hierher gehören gewisse Formen, welche nahezu ausschließlich durch eine krankhafte Steigerung gewisser mit Unlustaffekten verbundener Vorstellungstätigkeiten charakterisiert sind: Angstgefühle, Krankheits- oder Todesfurcht, hypochondrische Vorstellungen mannigfaltiger Art, abnormes Haften an Vorstellungen, erhöhte introspektative Neigung. Hierher gehören auch Fälle, bei welchen die Beschwerden einer ängstlichen Überwertung der Gesundheit, einer gesteigerten Selbstliebe entspringen.

Um den Neurastheniker zu verstehen, muß sich der Arzt erinnern, daß für den Kranken der Vorstellungskomplex maßgebend ist, den er sich selbst von seiner Krankheit macht (ich habe denselben als das autoplastische Krankheitsbild bezeichnet), auch wenn er zahlreiche Beobachtungsfehler enthält (vgl. meinen Aufsatz: Krankheit und Mensch, Ztschr. f. physik. u. diät. Ther. 1922, Bd. 26, S. 217).

Die Behandlung der Neurasthenie muß von dem Grundsatz ausgehen, daß es sich nicht um eine Krankheit sui generis, sondern um eine veränderte nervös-psychische Reaktionsformel handelt, deren Bedingtheit in jedem Einzelfall diagnostisch aufzuklären ist. Die Diagnose „Neurasthenie" ist der erfolgreichen Behandlung sehr oft hinderlich, indem sie alles in einen Topf wirft und dem kausalen Angriff der Therapie keinen Raum läßt. So ist es z. B. von der größten Wichtigkeit, festzustellen, ob es sich um eine Überreizungsneurasthenie handelt, bei welcher es in der Hauptsache auf Ruhe und Entfernung der schädlichen Ursache ankommt. Ein zweiter Grundsatz ist: Genaueste Untersuchung. Nur dadurch kann der Arzt feststellen, ob es sich wirklich nur um funktionelle Zustände handelt und ob außer diesen eine organische Krankheit vorliegt, welche zur Neurasthenie in Beziehung steht (Gruppe 2). Nur eine genaue Untersuchung gibt dem Patienten das Vertrauen, daß der Arzt sein Leiden richtig erkannt hat. Es ist wichtig, daß der Arzt auf die subjektiven Klagen des Kranken eingeht.

Die Ruhebehandlung bei Überreizung ist nach Lage der Verhältnisse einzurichten. Ein billiger Landaufenthalt kann dasselbe leisten wie ein sog. Kurort. Auch eine häusliche Liegekur kann wirksam sein. Man beachte die Umwelt des Patienten! Für geistig Überarbeitete, durch Affekte Nervöse bieten Aufenthalt und Spaziergänge in frischer Luft, in Wald und Flur, in öffentlichen Anlagen oft hinreichende Gelegenheit zu Ruhekuren, ohne daß es besonderer Medikamente bedarf. Bei solchen ruhebedürftigen Patienten wird zuweilen durch eine vielgeschäftige physikalische Therapie geschadet, während die Ruhe in irgendeiner angepaßten Form Besserung bringt.

Bei der Gruppe 2 ist die Grundkrankheit zu behandeln. Hier kann durch Regelung der Diät in der gesamten Lebensweise viel genützt werden. So bei Fettleibigkeit, Plethora abdominalis, Gicht. Die atypische Gicht mit ihren zahlreichen sekundären nervösen Beschwerden wird oft verkannt. Die Schablone: Nervöse müssen gut ernährt, die Nerven „in Fett eingewickelt" werden, ist durchaus verkehrt. Diese Regel gilt nur für die abgemagerten, anämischen Patienten. Die Nahrungseinschränkung, besonders die Herabsetzung übermäßiger Fleisch- und Purinzufuhr, Bewegung, Gymnastik, abführende Behandlung ist oft von ausgezeichneter Wirkung auf die nervösen Beschwerden und seelische Depression. Gerade diese Patienten haben oft ein starkes Ermüdungsgefühl und Ruhebedürfnis, dem der Arzt entgegentreten muß. Die Beseitigung einer vorhandenen habituellen Obstipation ist oft viel wichtiger als die Verordnung von allerlei angeblich neurotonischen Mitteln. Die Hypertonie wird oft zu Unrecht als Arteriosklerose bezeichnet, was einen üblen psychischen Einfluß ausübt. Den betreffenden Kranken ist vor allem die Blutdruck- und Verkalkungsangst zu nehmen; die psychische Behandlung ist hier von größter Wichtigkeit. Geradezu verheerend wirkt das so häufige Bewegungsverbot. Hypertoniker ohne Herz- und Nierenerkrankung sind oft körperlich und geistig sehr leistungsfähig und bewegungstüchtig, während das Beschäftigungsverbot ihre nervösen Beschwerden steigert.

Man hüte sich vor Verwechslung einer blanden Nierenschrumpfung mit Neurasthenie! Die sachgemäße Nierendiät (Obst- und Milchtage usw.) vermindert oft die autotoxischen Nervensymptome.

Der Behandlung der Schlaflosigkeit kommt große Bedeutung zu. Man muß den Ursachen derselben nachgehen. Der Wille zur inneren Beruhigung muß geübt werden. Schon Joh. Müller, der Physiologe, sagt: ,,Manche, wie ich selbst, können sich schlafen machen, wenn sie wollen, wenn sie sich gedankenruhig hinlegen." Zu spätes und zu reichliches Abendessen kann den Schlaf schädigen, besonders bei Gichtikern und Plethorösen ist die abendliche Hauptmahlzeit vom Übel. Asthenische und übermüdete Neurastheniker anderseits tun gut, zur Nacht noch etwas zu essen. Abendliche Stuhlentleerung kann wichtig sein.

Die motorische Unruhe muß willensmäßig unterdrückt werden. Sehr oft wirken in dieser Richtung kalte Teil- oder Ganzwaschungen, kurze kühle Fußbäder, kühle Teilpackungen, lauwarme Vollbäder vor dem Zubettgehen u. a. m., Zimmerluftbäder von 5—10 Minuten Dauer. Das Schlafzimmer muß kühl (Zentralheizung!) sein. Oft wirkt ein Spaziergang vor der Nachtruhe günstig ein.

Schlafmittel sollten immer erst verordnet werden, wenn man auf andere Weise nicht zum Ziel kommt. Man versuche durch einfache Mittel suggestiv zu wirken (Baldrian, Spir. Meliss. comp., usw.), d. h. die Angst vor der Schlaflosigkeit zu beseitigen! Genügt dies nicht, so wende man zunächst Brom an und vermeide tägliche

Gaben. Es ist außer allem Zweifel, daß zu viel Schlafmittel verordnet werden. Man beachte, daß die Angaben der Leidenden in dieser Hinsicht oft übertrieben sind! Oft wirkt Acid. acetylosalicyl. (Aspirin) sedativ. Die sedative Methode sollte anstatt der eigentlichen Schlafmittel bevorzugt werden. Sie genügt oft, um die psychischen Hemmungen des Einschlafens zu beseitigen, vermag gewisse örtliche Erregungszustände (sexuelle, nervöse Empfindungen in der Herzgegend usw.) zu besänftigen.

Die Behandlung der Schlaflosigkeit bei Neurasthenikern ist von besonderer Wichtigkeit, weil letztere einen Circulus vitiosus bedingt. Im Schlaf findet der Wiederaufbau der Nervensubstanz statt.

Ein dritter Punkt von grundsätzlicher Bedeutung betrifft die Psychotherapie. Sie bildet bei jeder Neurastheniebehandlung die Hauptsache. Es kommt oft viel weniger auf die Art der Mittel als auf den Einfluß des Arztes an. Wenn auch funktionelle Störungen in der Innervation der Organe vorhanden sind, so besteht doch zwischen diesen und dem Seelischen eine innige gegenseitige Verknüpfung, wobei der Knoten selbst in der Seele zu finden ist. Es kommt darauf an, die Fixation der neurasthenischen Gefühlslage zu sprengen. Sehr wichtig ist es, hoffnungsfreudige Stimmungen und Gedankengänge auszulösen; den Kranken von seiner Leistungsfähigkeit und davon zu überzeugen, daß sein Leiden kein schwerwiegendes sei; ihn von der Selbstbeobachtung abzubringen und vor allem sein Wollen zu kräftigen. Hoffnung schlägt die Brücke zum Willen. Hierzu dient neben dem Wort die Beschäftigung, sowohl mechanische wie intellektuelle. Es ist verkehrt, Patienten wegen geringer oder mäßiger neurasthenischer Beschwerden aus ihrer Tätigkeit herauszunehmen; der Arzt soll ihnen vielmehr Mut und Energie einflößen und eine bestimmte Lebensordnung aufdrängen. Sehr schädlich wirkt auf den Neurastheniker Verängstigung durch Freunde, Bekannte und auch Ärzte. Falsche Diagnose, unnötige Verbote, überflüssige und vielgeschäftige Behandlungsprozeduren können Anlässe zu einer Vertiefung der Neurasthenie bilden. Außer der gewollten Psychotherapie gibt es eine ungewollte, welche jeder ärztlichen Verordnung innewohnt. Wenn der Arzt dem Neurastheniker mit nervösen Herzbeschwerden Digitalis verordnet, so übt er eine geradezu verderbliche psychische Wirkung aus. Schon die Empfehlung von Arbeit, Gymnastik, Bergsteigen kann auf psychischem Wege den Herzneurastheniker der Heilung zuführen.

Die Voraussetzung der Psychotherapie ist das Vertrauen, und dieses gründet sich auf die Überzeugung des Patienten, daß der Arzt ihn versteht. Im allgemeinen erobert der Arzt die Seele des

Neurasthenikers dadurch, daß er ihn ernst nimmt und sich eingehend mit ihm beschäftigt. Nicht selten freilich wenden sich gerade Kranke dieser Kategorie falschen Propheten zu, deren Blick sie eine magische Kraft zuschreiben. Die Psychotherapie wirkt einerseits auf die Innervation, von welcher wir wissen, daß sie sogar den Chemismus beherrscht, anderseits auf das autoplastische Krankheitsbild; die Besserung des letzteren ist für den Kranken ein Erlebnis, welche für ihn die Merkmale der Wirklichkeit besitzt. Geistige und körperliche Vorgänge sind inkommensurabel.

Manche Ärzte suchen die Neurastheniker dadurch suggestiv zu behandeln, daß sie ihnen immer wieder die neuesten Erzeugnisse der chemischen Industrie verordnen und sich so einem bekannten Masseninstinkt dienstbar machen. Diese Methode ist jedoch bedenklich, da der denkfähige Patient sich doch schließlich sagt, daß der Arzt über diese jungen Mittel unmöglich hinreichende Erfahrungen besitzen könne. Anderseits ist es freilich ein sehr gewöhnliches Vorkommnis, daß der Neurastheniker den Arzt zur therapeutischen Vielgeschäftigkeit antreibt.

Von der Hydrotherapie, die auch in der Hauspraxis sehr wohl ihre Stätte hat, ist bei der Behandlung der Neurasthenie ein umfangreicher Gebrauch zu machen. Die Kälte- und Wärmereize des Wassers wirken teils beruhigend, teils erregend und dadurch auf die nervöse Überempfindlichkeit hemmend. Die plötzliche Kälteempfindung als solche wirkt zudem reizgewöhnend und auf die sensible Sphäre übend; unlustige Allgemeingefühle werden verdrängt. Dazu kommt das Gefühl der Erfrischung und ein suggestiver Einfluß auf die Willenstätigkeit. Endlich ist daran zu denken, daß die vasomotorischen Vorgänge auf den Stoffaustausch zwischen Blut und Gewebe einen auch der Neurasthenie zugutekommenden Einfluß ausüben können. Eine tonisierende Bedeutung für die vegetativen Nerven ist wahrscheinlich.

Zur Verwendung kommen: kalte Umschläge und Abreibungen, Güsse, Duschen, Fußtauchbäder, Abklatschungen, fließende Fußbäder (in jeder Badewanne herzustellen), kalte Voll- und Schwimmbäder. Ich habe zahlreichen Neurasthenikern durch solche Maßnahmen ohne jedes Medikament genützt.

Warme Bäder mit und ohne Zusätze und andere Wärmeanwendungen wirken oft beruhigend (auch schlafbringend); heiße von 37—40° C können gleichfalls beruhigend und erfrischend, aber auch erregend wirken, wie überhaupt bei Neurasthenie die individuelle Reaktion sehr verschieden sein kann. Ferner sind Halbbäder mit Übergießungen und nachfolgender Einpackung, wechselwarme Fußbäder, Sitzbäder, kühle Waschungen der Beckengegend und Genitalien, endlich kurzdauerndes Barfußgehen in der Wohnung zu erwähnen. Dem Schweninger-Hauffeschen langsam durch Zugießen von heißem Wasser erwärmten Lokalbad kommt gleichfalls eine örtlich wie allgemein günstige Nervenwirkung zu.

Die Kalt- und Warmreize an den Füßen und der Beckengegend haben eine besonders ausgedehnte Reflexwirkung, weil die von dort kommenden Nerven das ganze Rückenmark durchziehen.

Ist eine klimatische Kur möglich, so empfiehlt sich am meisten ein Gebirgsaufenthalt.

Luftbäder, deren günstige Wirkung auf viele Neurastheniker nicht zu bestreiten ist, können auch in der Wohnung verwendet werden, z. B. in der Form des Nacktturnens. Hier und da finden sich Luftbadeeinrichtungen, und manche Patienten haben die Möglichkeit, sich eine solche im Gartenland herzustellen; auch können Badeplätze gleichzeitig zu Luftbädern verwendet werden.

Massage wirkt in zweckmäßiger Dosierung bei Übermüdungsneurasthenie belebend, bei nervösen Schmerzen häufig beruhigend. Man kann unter Umständen ein Familienmitglied auf die nötigen Handgriffe einüben. Das gleiche gilt von trockenen Frottierungen. Gymnastik wurde schon erwähnt; man vernachlässige die Atmungsgymnastik nicht. Bei Asthenie ist die Gymnastik im Verein mit Kaltwasseranwendungen und angepaßtem Sport das Heilmittel gegen die neurasthenischen Beschwerden. Leider werden von Ärzten bei diesen Zuständen vielfach wahllos Ruhekuren anbefohlen. Der Bewegungsbehandlung kommt außer bei der Neurasthenie der Fettleibigen, Plethorösen, Gichtiker, Arteriosklerotiker usw. bei der Neurasthenie der Geistesarbeiter, der durch ihre Tätigkeit an das Zimmer Gefesselten eine große Bedeutung zu (Spaziergänge, sonntägliche Ausflüge, Gymnastik, angemessener Sport). Zahlreiche Patienten, deren nervöse Beschwerden mit nicht erkannter atypischer Gicht zusammenhängen, werden falsch mit Ruhe und Schonung behandelt. Von physikalischen Maßnahmen kommt noch Höhensonne für Schmerzen und Schlaflosigkeit in Betracht (zum Teil Suggestivwirkung?).

Das durch die Bewegungsleistung gewonnene Vermögen, den Körper dem Willen untertan zu machen, wirkt erhöhend auf Stimmung, Kraftgefühl, Energie. Hyperästhesien, die ein abnorm gesteigertes (neurasthenisches) Ermüdungsgefühl bedingten und dem Kranken eine motorische Schwäche vortäuschten, werden durch Bewegungsübungen nicht selten zum Verschwinden gebracht. Durch die Bewegungsleistungen wird eine wohltätige körperliche und geistige Ermüdung ausgelöst, die auch geistigen Überspannungen vorbeugt. Der Schlaf wird vertieft. Die mit der Bewegung verbundenen sensiblen Reizungen und vasomotorischen Regulierungen beeinflussen oft in günstiger Weise allgemeine und örtliche Erregbarkeitssteigerungen (Angiospasmen, Hyperästhesien, Algesien, Gelenkneurosen usw.). Sorgsames Individualisieren ist erforderlich. Man kann zwar im allgemeinen sagen, daß für muskelkräftige, gut genährte, vollblütige Neurastheniker Bewegung, für magere, anämische, übermüdete Ruhe geeignet ist, aber innerhalb dieser Kategorien spielt die individuelle Reizbarkeit noch eine entscheidende Rolle. Ein gewisses Maß von Bewegung kann auf die neurasthenischen Beschwerden wie Parästhesien, Hyperästhesien, Angstzustände, Herzklopfen, Schlaflosigkeit usw. wohltätig einwirken, während oft nur geringe Überschreitungen dieses Maßes gegenteilige Wirkungen hervorzubringen vermögen. Die Bewegungstherapie, richtig angewendet, bildet einen sehr wichtigen Heilfaktor bei der Neurasthenie, weil sie an der Willenssphäre angreift. Sie eignet sich für alle Formen dieser Krankheit; besonders auffällig sind ihre Wirkungen bei den Herz- und vasomotorischen Neurosen, dem neurasthenischen Ermüdungsgefühl, welches die Kranken in den Wahn der Bewegungsunfähigkeit versetzt, der neurasthenischen Appetitlosigkeit, Energielosigkeit, geistigen Ermüdbarkeit, Schlaflosigkeit, den Angstzuständen, der sexuellen Neurasthenie.

Die pharmakologische Behandlung, die vielfach nicht zu umgehen ist, kann durchaus ohne kostspielige Mittel ihr Ziel erreichen. Natr. phosphoricum, Eisen, Arsen, Strychnin, Kalzium (flüssig per os oder in Injektionen), Brom, Antineuralgika, leichte Schlafmittel (siehe oben), Tees, Baldrian, Stomachika, aromatische Bäder, Malzpräparate können in zahlreichen relativ billigen Formen und wechselnden Kombinationen verwendet werden. Narkotische Mittel sind grundsätzlich zu vermeiden.

Der zur Verfügung stehende Raum verbietet das Eingehen auf einzelne Formen der Neurasthenie. Es gibt Neurastheniker, denen nur eine kostspielige Behandlung imponiert. Auch wird die ökonomische Behandlung bei Neurasthenie oft durch die Patienten selbst durchkreuzt; viele von ihnen leiden an einer Behandlungssucht, wechseln den Arzt, bringen ihm Mißtrauen entgegen, wenden sich jeder marktschreierisch angepriesenen Neuheit zu und geben viel Geld unnötigerweise aus. Vor Geheimmitteln, wie sie tagtäglich gegen Neurasthenie angepriesen werden, kann im allgemeinen nur gewarnt werden. Die Kurpfuscherei, die radikalen Naturheilanstalten zählen vornehmlich die Neurastheniker zu ihren Klienten. Die Medizin mag noch soviel Fortschritte machen, eines wird ihr nie gelingen: Die Therapie der menschlichen Dummheit, welche der Übel größtes ist.

6. Sparsame, sachgemäße Behandlung Gichtischer und Rheumatischer[1].

Von Prof. Dr. W. His-Berlin.

Im nachstehenden soll die Behandlung der rheumatischen Erkrankungen erörtert werden.

I. Die akuten Gelenkerkrankungen. Unter dem Bild einer akuten Polyarthritis können die von Gerhardt sog. Rheumatoide auftreten als Teilerscheinung von Sepsis, Scharlach, Gonorrhöe, Lues, ausnahmsweise auch von echter Harnsäuregicht. Gonorrhöe und Lues werden durch Salizylate wenig oder nicht beeinflußt. Zu berücksichtigen sind auch die seltenen Gelenkneuralgien und die intermittierenden Gelenkschwellungen, die oft schmerzlos, immer flüchtig sind.

Bei akuter Polyarthritis ist das Hauptmittel Salizylsäure, am besten als Natriumsalz. Die üblichen Dosen von 4—5 g täglich lassen bei schweren Fällen öfter im Stich; dann helfen oft 8 bis 10 bis 12 g, 2—3 Tage hindurch gereicht. Wenn starke Magenbeschwerden eintreten, kann salizylsaures Natrium per Klysma (in doppelter Dosis) oder intravenös 0,5 g in 50 ccm Wasser innerhalb 10 Minuten infundiert werden; letztere Anwendung wirkt intensiv und oft besser als per os.

Azetylsalizylsäure (Aspirin), Diplosal und andere Ester der Salizylsäure greifen den Magen weniger an, treiben aber den Salizylspiegel im Blute weniger hoch und wirken daher weniger intensiv. Die perkutane Anwendung der Ester (Mesotan, Salit usw.) ist bei hartnäckigen Schmerzen wirksam, erzeugt aber öfter Dermatitis.

Wenn Überempfindlichkeit gegen Salizyl besteht, oder dieses unwirksam bleibt, treten die anderen Antirheumatika ein: Antipyrin, Melubrin, Phenazetin; am wirksamsten ist wohl das Atophan, innerlich oder als Novatophan subkutan oder intravenös gegeben. Andere Spezialpräparate sind fast immer entbehrlich.

---

[1] Ursprünglich abgedruckt in: Med. Klinik 1925, Nr. 37.

Wichtig ist die gute Lagerung der erkrankten Gelenke, das Einhüllen in Watte oder Flanell, das Fernhalten von Kälte und Luftzug..

Wasserprozeduren im akuten Stadium können nur unter sehr geübter Leitung angewandt werden. Gegen hartnäckige Schwellungen und Schmerzen in der Rekonvaleszenz sind heiße Bäder (35° ansteigend bis 40°) mit nachfolgenden Schwitzpackungen empfehlenswert.

Die Überempfindlichkeit der Haut in der Rekonvaleszenz muß durch vorsichtige Teilwaschungen mit lauem, später zimmerwarmem Wasser beseitigt werden.

Rückfälle zu verhüten, gibt es kein sicheres Mittel. Zu achten ist auf dauernden Zug an der Arbeitsstätte, starke Temperaturschwankungen im Beruf; Wechsel des Berufs ist nur dann notwendig, wenn mit diesem ernstliche und dauernde Schädigungen verbunden sind (Bergwerke, Wasserarbeit).

Die Entfernung hypertrophischer Tonsillen oder anderer chronischer Eiterherde (Alveolarpyorrhöe der Zähne) hilft nur ausnahmsweise; die ausgedehnten Anwendungen in Amerika scheinen noch kein endgültiges Ergebnis geliefert zu haben.

Akute gonorrhöische Polyarthritis, bei frischer, aber auch bei chronischer Gonorrhöe zu vermuten, wenn Salizylate nicht wirken, verlangt Beseitigung des gonorrhöischen Entzündungsherdes; gegen die Schmerzen wirkt am besten Stauungsbehandlung nach Bier; Arthigon ist oft wirksam, zuweilen auch Jodkalium.

Luetische Polyarthritis ist seltener, aber doch häufiger als bekannt; sie reagiert prompt auf Jod und Salvarsan.

II. **Die chronischen Arthritiden.** Die chronischen Arthritiden sind wegen ihrer Hartnäckigkeit gefürchtet, selten ganz heilbar, aber bei richtiger Behandlung meist besserungsfähig.

Die Behandlungsart muß sich nach der Form und Entstehung richten, es sind zu unterscheiden:

1. Die Residuen akuter Polyarthritis, meist nur in einem oder wenigen Gelenken.

2. Die entzündlichen Formen; sie spielen sich in der Kapsel ab, die verdickt zu fühlen ist; oft besteht Erguß; nicht selten vasomotorische Störungen, Kältegefühl, Parästhesien; die Haut wird manchmal atrophisch, gewisse Muskelgruppen schwinden frühzeitig; auffallend ist die fast regelmäßige Beschränkung auf gewisse symmetrisch angeordnete Gelenke.

Die Krankheit beginnt zuweilen ziemlich akut, mit hohem Fieber und ist dann zu behandeln wie eine akute Polyarthritis;

öfter verläuft sie mit ganz leichten Temperatursteigerungen monate- und jahrelang; meist bleibt sie fieberlos. Die Ursache ist unbekannt; der Zusammenhang mit Eiterherden im Körper (Tonsillen, Zähne, Gallenblase, Blinddarm, Sexualorgane), wenngleich nicht unwahrscheinlich, so doch keineswegs bewiesen; daher eine ursächliche Therapie durch Entfernung der Eiterherde nur in Ausnahmefällen wirksam. Bei Frauen ist ein Zusammenhang mit der Klimax zweifellos. Die Gelenkveränderungen pflegen während der Klimax aufzutreten, dann aber stationär zu bleiben.

3. Die degenerativen Formen. Sie beginnen mit Entartung des Knorpels, die Kapsel bleibt zunächst unberührt oder erschlafft höchstens; Muskelatrophien kommen vor; charakteristisch sind für alle vorgeschrittenen Formen die schweren Veränderungen am Knorpel und Knochen, die Randwucherungen und Verwachsungen der Gelenkflächen.

Auffaserung und Degeneration der Gelenkknorpel sind von einem gewissen Alter an physiologisch; krankhaft werden sie, wenn sie zu früh oder zu stark auftreten. Sie kommen monartikulär und polyartikulär vor und verlaufen stets fieberlos.

Für die Behandlung stehen sehr viele Mittel zur Verfügung.

Die Antirheumatika haben nur bei verhältnismäßig akut auftretenden und fieberhaften Formen eine Dauerwirkung; sonst dienen sie lediglich der Schmerzlinderung. Wärme wird in jeder Form wohltätig empfunden; je wärmer um so besser, daher die trockene Wärme, nach Bier durch Heißluft erzielt, am wirksamsten. Heißluftapparate lassen sich nach Biers Angabe leicht im Hause herstellen und anwenden. Wo vorhanden, ist Diathermie nützlich. Warme Bäder mit Schwitzprozeduren pflegen weniger eingreifend zu wirken. Stauung nach Bier wirkt schmerzlindernd und entzündungshemmend, ist aber weniger wirksam als die Hyperämiebehandlung.

Die Reizkörpertherapie ist vor allem bei den entzündlichen und klimakterischen Formen angebracht. Dabei scheint es gleichgültig, welcher Körper verwendet wird; die Kranken reagieren auf ein und dasselbe Mittel ganz verschieden, und man wird in jedem Falle ausprobieren müssen. Bier empfiehlt neuerdings mit ganz kleinen Dosen anzufangen, um jede stärkere Reaktion zu vermeiden; andere und wir selbst haben auch mit fiebererzeugenden Dosen gute Resultate erzielt. Nur die rasch verlaufenden, hochfiebernden Formen verlangen besondere Vorsicht.

Als wirksame Reizkörper sind erprobt: Ameisensäure, Eiweißkörper (Milch, Aolan, Novoprotin, Kaseosan), Yatren, Schwefel in öliger Lösung oder kolloidalem Zustand, alle subkutan angewandt.

Gicht und Rheumatismus. 129

Die intravenöse Darreichung geht mit stärkerer Reaktion einher, scheint aber keine besonderen Vorteile zu bieten. Der Heilnersche Sanarthrit gehört unter die Reizkörper und hat vor den anderen keine besonderen Vorteile. Die Reizkörpertherapie kann im Hause durchgeführt werden, verlangt aber genaue Überwachung des Erfolges und angemessene Dosierung.

Die Behandlung mit radioaktiven Substanzen kann dieselben Erfolge zeitigen wie die Reizkörperbehandlung; sie kann allgemein oder örtlich angewandt werden. Zur Allgemeinbehandlung dient die Inhalation emanationshaltiger Luft, die eine besondere Einrichtung verlangt, und das Trinken emanationshaltigen Wassers, das, mit transportablen Apparaten, im Hause durchgeführt werden kann.

Die örtliche Behandlung, oft recht wirksam, besteht in der Injektion schwerlöslicher radioaktiver Substanzen (Thorium X) in die Umgebung der kranken Gelenkkapsel an 3—4 Stellen.

Röntgenbestrahlung und Höhensonne lassen bei den chronischen Arthritiden im Stiche.

Die deformierenden Arthritiden sind im allgemeinen der Behandlung weniger zugänglich als die entzündlichen. Namentlich die monartikulären Formen sind meist besonders hartnäckig. Wesentlich ist, die Gelenke, solange es geht, in Tätigkeit zu lassen, um der Muskelatrophie und der Obliteration der Gelenke entgegenzuarbeiten. Dies gilt überhaupt für alle Gelenkkrankheiten. Stützapparate bei Hüftgelenksankylose sind fast immer lästig und unnütz.

III. Spondylitis deformans (Pierre Marie-Strümpell-Bechterewsche Krankheit) ist eine meist im mittleren Alter einsetzende und unaufhaltsam fortschreitende Entartung der Zwischenwirbelscheiben mit starken Randwucherungen, durch welche die Wirbelkörper starr miteinander verbunden werden. Durch frühzeitig einsetzende Gymnastik läßt sich der Versteifung entgegenarbeiten und ein gewisser Grad von Beweglichkeit sich wiederherstellen.

IV. Die Heberdenschen Knoten, fälschlich Gichtknoten genannt, sind degenerative Arthritiden an den Endgelenken der Finger, seltener der Zehen; sie sind sehr häufig im Involutionsalter bei Männern und Frauen, pflegen einige Jahre, während sie entstehen, etwas zu schmerzen, später aber reizlos zu werden. Da sie die Brauchbarkeit der Finger wenig stören, kommt ihnen eine große Bedeutung für die Erwerbsfähigkeit nicht zu. Schmerzen werden durch Pinseln mit Jodtinktur beseitigt.

Massage der erkrankten Gelenke hat wenig Wert. Sehr wichtig ist sie aber für die Ernährung der Muskeln, die bei allen

Arthritiden von Atrophie bedroht sind. Solange die Glieder frei beweglich sind, ist freilich der natürliche Gebrauch die beste Massage; sowie aber die Beweglichkeit gehindert ist, sollen die Muskeln regelmäßig massiert werden, solange nur einige Hoffnung auf Wiederkehr der Bewegungen besteht.

V. Die Myalgien sind in ihrem Wesen noch rätselhaft, wohl auch nicht einheitlich. Wir finden sie während und nach Infektionen (z. B. Grippe), bei Diabetes und Gicht, oft vielleicht auch im Zusammenhang mit chronischen Eiterungen (Tonsillen!), oft aber als ausgesprochene Kältefolgen, akut und chronisch, meist auf Nacken- oder Lendenmuskeln beschränkt.

Akuter Tortikollis oder Lumbago kann mit antirheumatischen Mitteln, mit Wärme oder Massage behandelt werden. Die Wahl hängt von den Umständen ab. Medikamente können ohne Berufsstörung genommen werden; Bäder und Massage verlangen Zeit und Einrichtung bzw. Personal. Abseits von solchen Hilfsmitteln können warme Packungen (Quetschkartoffeln, Sandsäcke, Lehmpackungen) in frischen Fällen gute Dienste tun.

Chronische Myalgien sind meist sehr hartnäckig und nur mit eingreifender Behandlung zu beseitigen. Heiße Bäder mit Schwitzpackungen, Diathermie, Dampfduschen, Heißluftbäder sind da wirksam, am besten aber eine gute Massage. Deren Methoden sind verschieden: alle können gleich günstigen Erfolg haben, vorausgesetzt, daß sie richtig ausgeübt werden. Von ungeübter Hand ausgeführt hat Massage keinen Zweck. Wo Massage und Bäder nicht zu erreichen, helfen Derivantien: Schröpfköpfe, Ferrum candens, besonders Zugpflaster (z. B. Empl. Cantharidum perpetuum).

VI. Ischias. Das Wichtigste bei Ischiasbehandlung ist, festzustellen, ob dem Schmerz ein bestimmtes Leiden zugrunde liegt. Zu denken ist an Diabetes, Gicht, Exsudate oder Tumoren im kleinen Becken, Rektumkarzinom, chronische Obstipation, Varizen der Vena obturatoria, Spina bifida occulta (Röntgenbild), Lues, Malaria. Als Fehldiagnose kommt weiter in Betracht Tabes (lanzinierende Schmerzen), Coxitis, Malum senile coxae, vor allem der Plattfuß. Es ist fast unglaublich, wie oft Plattfußbeschwerden oder andere Belastungsdeformitäten als Ischias behandelt werden. Charakteristisch für Ischias ist der Dehnungsschmerz (Lasèguesches Zeichen), Druckempfindlichkeit des Nervenstammes oder seines Wurzelgebietes, oft Muskelatrophie, Fehlen der Patellarreflexe, Sensibilitätsstörungen.

Die antirheumatischen Medikamente helfen bei Ischias kaum oder höchstens in leichtesten Fällen. Besser sind die Wärmeapplikationen, heiße Bäder mit Nachschwitzen. Dampf- und Heißluftbäder, Dampfduschen, heiße Strahlduschen, schottische Wechselduschen, Sandbäder, Diathermie. Gute Massage leistet sehr viel, verlangt aber kunstgerechte Ausführung. Sehr wirksam und auch im Hause und bei Abwesenheit besonderer Badevorrichtungen ausführbar sind die Langeschen Injektionen, 100—150 ccm physiologische Kochsalzlösung mit Zusatz von 1 $^0/_{00}$ Novokain mit langer Nadel in die Umgebung des Nervenstammes eingespritzt; nach Bedarf zwei- bis mehrmals wiederholt. Elektrische (galvanische) Anodenbehandlung mag zuweilen unterstützend wirken. Gymnastik, besonders schwedische, ist vortrefflich zur Beseitigung der Skoliose. Als Regel mag gelten, daß fast jede Ischias sich heilen, mindestens bessern läßt; wenn stets über gleiche Schmerzen geklagt wird, liegt der Verdacht auf tieferes Leiden, Hysterie oder Rentensucht vor!

Zur blutigen oder unblutigen Nervendehnung hat man selten Veranlassung.

Zusammenfassend soll hier über Badekuren gesprochen werden. Sie können bei rheumatischen Krankheiten ausgezeichnete Erfolge zeitigen, aber es müssen die Fälle richtig ausgewählt werden. Badekuren sind immer mit Zeitaufwand und materiellen Auslagen verbunden; um so wichtiger ist die Auswahl der Kranken.

Geeignet sind zunächst alle Residuen akuter Rheumatismen, von den chronischen die entzündlichen Formen, vorausgesetzt, daß die Kranken reisen können. Alle schwer oder leicht fiebernden Kranken werden besser in der Heimat behandelt. Sehr günstig werden ferner die Myalgien beeinflußt. Dagegen sind die degenerativen Formen im allgemeinen durch Badekuren wenig zu beeinflussen, selbst die Schmerzen bleiben oft unvermindert. Ischias ist ein günstiges Objekt.

Die Kurmittel sind mannigfach; hauptsächlich handelt es sich um heiße Quellen: indifferente, Solquellen, Sprudel mit Kohlensäure und allerlei Salzen, Moorbäder, Schlammbäder. Weder die Temperatur, mit der die Quelle entspringt, noch die Art ihrer Salze, noch etwaiger Radiumgehalt allein erklären die Wirkung völlig; sie ist rein erfahrungsgemäß seit alten Zeiten erkannt worden. Für die Behandlung kommt es nicht allein auf die Zusammensetzung der Quellen an, sondern sehr wesentlich auch darauf, daß die Einrichtungen für Unterkunft, Verpflegung, Transport zum Bade, Ruhe nach dem Bade, Heizung an kalten Tagen so sind, daß dem Kranken kein Schaden während der Kur treffen kann. Der Vorteil der Badekur liegt darin, daß der Kranke in ansprechender Umgebung sich völlig seiner Kur widmen kann, daß alle zur Behandlung notwendigen Faktoren am selben Orte vereinigt sind und ohne Anstrengung oder Schaden erreicht werden können. Sehr viele Wirkungen der natürlichen Quellen können in guten Krankenanstalten der Heimat ebenso erzielt, manche, z. B. die radioaktiven Wirkungen, weit übertroffen werden; die Erfahrung lehrt, daß viele Kranke, die umsonst Bäder aufgesucht hatten, in der Heimat wesentlich gebessert werden können. Freilich gehören dazu Erfahrung, Übung und die nötigen Einrichtungen; wo diese vorhanden, kann auf Badekuren oft verzichtet werden. Das ist bei der Auswahl der Kranken zu berücksichtigen.

VII. Die echte Harnsäuregicht kommt bei den körperlich arbeitenden Ständen selten vor, die Gicht der Bleiarbeiter ist mit der Bleivergiftung selten geworden; am ehesten sind es die durch ihren Beruf an reichliche Ernährung gewöhnten Brauer, Fleischer, Bäcker, die etwa einmal von Gicht befallen werden.

Es gehen aber unter dem volkstümlichen Namen Gicht sehr viele chronische Arthritiden und Myalgien, die mit der echten Gicht nichts zu tun haben.

Die echte Gicht ist eine Stoffwechselstörung, ausgezeichnet durch die Neigung zur Ablagerung von harnsauren Salzen in die Gelenke, Sehnenscheiden, Unterhautzellgewebe. Sie kann erkannt werden, wenn akute Anfälle auftreten mit sehr lebhaftem Schmerz, Rötung der Haut und Besserung nach wenigen Tagen; wenn Tophi vorhanden sind, und wenn der Purinstoffwechsel in typischer Weise verändert ist (verlangsamte, unvollständige Ausscheidung der Harnsäure nach Darreichung von nukleinsaurem Natron oder purinreicher Nahrung. Dies kann nur im Krankenhause geprüft werden). Das Auftreten von Uratsedimenten im Harn oder von Uratsteinen ist für die Diagnose der Gicht bedeutungslos. Wichtig zu wissen ist, daß gichtige Gelenkerkrankungen niemals symmetrisch auftreten; wo Gelenke symmetrisch befallen, ist Gicht ausgeschlossen.

Die Gicht als Stoffwechselkrankheit muß diätetisch behandelt werden. Dies ist wichtig zu wissen, weil alle anderen Gelenkkrankheiten von der Ernährung ganz unabhängig sind.

Es hat gar keinen Zweck, einen Kranken mit chronischer, nicht gichtischer Arthritis wegen falscher Benennung mit komplizierten Diätvorschriften zu plagen. Solche sind nur dann erforderlich, wenn der Kranke, von Hause aus oder infolge der Bewegungslosigkeit fettleibig, in seiner Bewegung gehemmt ist.

Die Behandlung der chronischen Harnsäuregicht fällt im übrigen mit der der chronischen Arthritiden so ziemlich zusammen; nur die Ernährung und etwaige Trinkkuren sind beizufügen.

Zum Schluß möchte ich noch einmal hervorheben, wie wichtig für alle rheumatischen Krankheiten die physikalischen Behandlungsmethoden sind. Man soll sich mit der palliativ wirkenden Arzneibehandlung nicht zu lange aufhalten, sondern die Kranken so bald als möglich dahin bringen, wo die wirksameren **physikalischen Methoden** angewandt werden können.

7. Sparsame, sachgemäße Behandlung Tuberkulöser[1].

Von Prof. Dr. Felix Klemperer - Berlin.

Die Reihe der Aufsätze, die in diesem Bande vereinigt sind, ist geboren aus der Not der Zeit, als fortschreitender Währungsverfall zu äußerster Beschränkung aller ärztlichen Verordnungen zwang. Die Not ist glücklicherweise, wenn auch nicht überwunden, so doch gemildert. Trotzdem sollen diese Aufsätze erhalten bleiben, nicht nur weil unsere Lage auch heute, und voraussichtlich noch längere Zeit, auf Sparsamkeit bei der ärztlichen Verordnung drängt, sondern vor allem, weil der Gesichtspunkt der **Vermeidung des Entbehrlichen** den Arzt zum Nachdenken darüber führt, was an seiner Therapie wirklich wesentlich und für den Erfolg **notwendig** ist. Wenn wir alles, was nur gewohnheitmäßig übernommen, aus Mode- und anderen Strömungen entstanden, doch ohne Benachteiligung des Patienten entbehrlich ist, aus unserer Therapie streichen, gewinnt die Verordnung des Notwendigen an Nachdruck; aus der Ersparnis werden Mittel für das Unentbehrliche frei.

I. An die Spitze einer Betrachtung über „sparsame und doch sachgemäße Behandlung Tuberkulöser" muß der Satz gestellt werden, daß nur die Tuberkulösen zu behandeln sind, die wirklich der Behandlung bedürfen, d. h. deren Tuberkulose **aktiv** ist[2]. So selbstverständlich dies Gebot ist, so wird doch nicht selten dagegen gefehlt. Der Grund hierfür liegt in der Schwierigkeit der Abgrenzung aktiver von inaktiver Tuberkulose, der sicheren Unterscheidung einerseits zwischen Tuberkulose**verdacht** und wirklich beginnender Tuberkulose**erkrankung**, anderseits der Entscheidung, wann eine leichte aktive Tuberkulose, die sich durch klinische Erscheinungen (etwa eine initiale Hämoptoe) als solche manifestiert hatte und demgemäß behandelt wurde, inaktiv geworden, d. h. **klinisch geheilt** ist und weiterer Behandlung nicht mehr bedarf[3]. Nicht als ob die Tuberkuloseverdächtigen und die eben

---

[1] Ursprünglich abgedruckt aus „Ther. d. Gegenwart" 1925, H. 5.
[2] In den meisten Ländern des Reichs sind Fälle von ansteckender Lungen- und Kehlkopftuberkulose anzeigepflichtig. (Preuß. Gesetz 4. 8. 1923.)
[3] Vgl. F. Klemperer: Über Unterscheidung aktiver und inaktiver Tuberkulose. Fortbildungsvortrag, geh. am 24. Oktober 1924. Ztschr. f. ärztl. Fortbildg. 1925, Nr. 10.

Geheilten etwa unbehandelt bleiben sollten — aber sie bedürfen nur der Schonung und der hygienischen Beratung und Beaufsichtigung, nicht jedoch oder nicht mehr spezifischer Kuren, nicht des ganzen umfassenden Heilplanes unserer Tuberkulosebehandlung. Und Zurückhaltung mit den eigentlichen Tuberkulosekuren in solchen Fällen ist nicht nur aus Sparsamkeitsrücksichten, sondern ebensosehr im Interesse der Patienten selbst angebracht, die durch nicht oder nicht mehr erforderliche spezifische Behandlungsmethoden psychisch mehr Schaden erfahren können, als ihnen bestenfalls körperlich genutzt wird.

II. Ist Aktivität und Behandlungsbedürftigkeit einer Tuberkulose festgestellt — was in den zahlreichen Grenzfällen, auf die oben hingedeutet wurde, meist nicht durch einmalige Untersuchung, sondern erst durch längere Beobachtung möglich ist —, so muß vor Aufstellung und Inangriffnahme eines Heilplanes die entscheidende Vorfrage erledigt werden: Läßt sich unter den gegebenen Verhältnissen die ambulante oder häusliche Behandlung des Patienten durchführen oder ist Anstaltsbehandlung erforderlich?

Es ist in den letzten Jahren von Krankenhausleitern, Heilstättenärzten u. a. des öfteren angedeutet worden, daß nur in einer Anstalt und vom Facharzt Lungentuberkulöse sachgemäß behandelt werden könnten. Gewiß ist für alle Lungentuberkulösen ein Anstaltsaufenthalt empfehlenswert und für viele unentbehrlich — aber welche Verkennung der Zusammenhänge ist es, wenn z. B. K. H. Blümel[1], der Leiter der Fürsorgestelle in Halle, meint, daß ,,kaum ein Kollege auf den Gedanken kommt, die Heilanstaltsbehandlung auf seine Kranken am Wohnorte anzuwenden", weil ,,heute nur ein Bruchteil der Ärzte die Erkennung und Behandlung der Tuberkulose versteht". Nein, nicht weil das diagnostische und therapeutische Können des Arztes unzureichend sind, ist die Heimbehandlung in so vielen Fällen wenig erfolgreich, sondern weil die Verhältnisse stärker sind als der Arzt. Wo die Wohnungs- und Ernährungsbedingungen des Kranken die Entfaltung eines gewissen Maßes von Krankenpflege und Hygiene nicht gestatten, wo es zu sehr an Einsicht seitens des Patienten, an Verständnis und Rücksichtnahme der Umgebung u. v. a. fehlt, da ist eine private Tuberkulosebehandlung unmöglich. Und schließlich erfordert die Behandlung des Tuberkulösen in allen nicht ganz leichten Fällen einen Aufwand an Zeit und persönlicher Hingabe, die der Anstaltsarzt mit seinen Hilfskräften wohl zu leisten ver-

---

[1] Brauers Beitr. z. Klin. d. Tub. 1924, Bd. 58, H. 4, S. 387.

mag, die aber dem Praktiker draußen und besonders dem vielbeschäftigten Kassenarzt einfach nicht zu Gebote stehen. Aus solchen Gesichtspunkten muß von Fall zu Fall entschieden werden, ob ein Patient in der Sprechstunde des Arztes oder in seiner Wohnung behandelt werden kann oder ob er einer Anstalt überwiesen werden muß. Die Tuberkulosebehandlung selbst ist hier wie dort prinzipiell die gleiche — nur fügt sich in der Anstalt der Patient dem festgesteckten Rahmen der Therapie ein, während dieser draußen den jeweiligen Verhältnissen des Patienten anzupassen ist. Darin liegt die Überlegenheit des Anstaltsarztes begründet, darin die viel größere Schwierigkeit der Aufgabe des privaten Arztes — an sich ist in der gesamten Therapie der Tuberkulose, von der chirurgischen Behandlung abgesehen, nichts enthalten, weder in wissenschaftlicher, noch in technischer Hinsicht, dem der durchgebildete Allgemeinpraktiker nicht voll gewachsen wäre.

III. Die hygienisch-diätetische Allgemeinbehandlung, wie sie Ende der fünfziger Jahre des vorigen Jahrhunderts von Brehmer und Dettweiler systematisch ausgebaut wurde, bildet noch heute die Grundlage aller Tuberkulosetherapie. Alles, was die letzten Jahrzehnte an wissenschaftlichen Fortschritten gebracht haben — die Charakterisierung der Lungentuberkulose des Erwachsenen als einer Reinfektion, die Bedeutung der immunbiologischen Verhältnisse für die Entstehung und den Verlauf der Zweitinfektion, die Erkenntnis, daß die Bronchialdrüsentuberkulose der Kinder nur ein Teil des Primärkomplexes ist, welcher aus dem Primärherd in der Lunge und der Drüsenerkrankung besteht, der Versuch einer schärferen Scheidung der exsudativen und der produktiven Form der Lungentuberkulose, die Kenntnis der als epituberkulös (Eliasberg), perifokal (Redeker) u. a. bezeichneten Entzündungen und Infiltrate, und endlich die wichtige Feststellung, daß die Lungentuberkulose nicht so regelmäßig, wie bisher angenommen, mit Erscheinungen in der Lungenspitze beginnt, sondern verhältnismäßig häufig von außerhalb der Spitze gelegenen Herden, insbesondere von den seitlichen infraklavikulären Partien (Aßmann, Redeker) ihren Ursprung nimmt, — alles das hat die Bedeutung der Allgemeinbehandlung nur zu erhöhen vermocht. Wie der Primärherd der Kinder in der Lunge meist von selbst heilt, so neigt auch die Spätinfektion der Lunge in einer recht großen Zahl der Fälle zur Heilung, und die Therapie hat nur die Aufgabe, schädigende Einflüsse fernzuhalten und die natürlichen Heilkräfte anzuregen. Luft und Licht, Ruhe, Pflege und gute Ernährung dienen diesem

Zwecke und genügen ihm zumeist auch, wenn sie, der Schwere des Falles individualisierend angepaßt, in ausreichendem Maße und systematisch angewandt werden — alles darüber Hinausgehende ist vorerst entbehrlich.

Auf die Systematik der Allgemeinbehandlung und die Technik ihrer Anwendung kann hier nicht eingegangen werden — sie sind jedem zugänglich und erlernbar durch Buchstudium und Besuch von Lungenheilanstalten —; nur sei betont, daß die Freiluftkur nicht an bestimmte Höhen und Klimaten gebunden ist (womit deren Überlegenheit nicht etwa geleugnet werden soll), sondern daß sie in jedem Wald, in der geschützten Laube eines Gartens und, wenn es nicht anders geht, auch auf dem Balkon oder am weitgeöffneten Fenster eines Zimmers durchgeführt werden kann. Auch wo nichts derart zur Verfügung steht, kann der leichte, fieberlose Fall wohl im Sommer noch im Freien sich behelfen, im Winter freilich und für fiebernde, auf das Bett angewiesene Patienten ist bei ganz unzureichenden Wohnverhältnissen die Entfernung aus dem Hause unbedingt geboten. Sind aber die hygienischen Verhältnisse auch nur einigermaßen ausreichend, so spielt in die Verordnung einer planmäßigen Freiluft- und Ruhekur, auch unter Hinzunahme der sie unterstützenden hydriatischen Behandlung, die sich beim Lungentuberkulösen meist auf Brustwickel, Abreibungen, kühlende Packungen und ähnliches beschränkt, der ökonomische Gesichtspunkt kaum mehr hinein; besondere Kosten sind mit diesen Maßnahmen ja nicht verknüpft. Nur setzen sie, wie überhaupt die notwendige hygienische Disziplinierung des Patienten, eine ganz persönliche und eingehende Beschäftigung des Arztes mit dem Kranken voraus, ein Eindringen in alle seine Lebensgewohnheiten und ein Überwachen derselben — an der Zeit hierfür darf freilich nicht gespart werden.

Und auch an der Ernährung, die den allerwichtigsten Bestandteil der Phthiseotherapie bildet, darf im allgemeinen nicht gespart werden, wennschon die Rücksichten auf die Lage des Patienten in gewissem Umfange dabei gewahrt werden können. Denn die Ernährung des Tuberkulösen muß gut und reichlich sein, aber jeder Luxus in der Zusammenstellung der Diät ist entbehrlich: aus Milch (1 Liter = 600 Kalorien), Eiern (1 Ei = 75 Kal.), Butter (100 g = 780 Kal.), Mehlwaren (100 g Brot = 220 Kal.), Käse (100 g = 300 Kal.) u. ähnl. läßt sich der für den erwachsenen Tuberkulösen möglichst auf 3000—4000 Kalorien anzusetzende Kaloriengehalt der Nahrung ebensogut bestreiten wie aus üppigen und teuren Speisen.

Die Art der Nahrung tritt gegenüber ihrem Nährgehalt ganz zurück; es ist durchaus zweifelhaft und wenig wahrscheinlich, daß irgendein Nahrungsmittel oder eine besondere Diät auf den Verlauf der Tuberkulose einen spezifischen Einfluß hat. Vielleicht ist der Lebertran hier auszunehmen, dem wohl bei der Behandlung der Drüsentuberkulose der Kinder ein besonderer Einfluß zukommt; im übrigen aber haben alle die zahlreichen Versuche, die in dieser Hinsicht gemacht worden sind — ich erinnere an die einseitige Ernährung Tuberkulöser mit Milch (Ziegenmilch, Stutenmilch), mit besonderen Fetten (Hundefett, Murmeltierfett), mit nukleinreicher Nahrung und viel Fleisch (um die Harnsäure im Blut zu vermehren, weil zwischen Gicht und Tuberkulose ein Ausschlußverhältnis bestehen soll), mit rohem Fleisch bzw. Fleischsaft (die „Zomotherapie" der Franzosen, die davon ausgeht, daß der Muskel tuberkulose-immun sei und mit dem Muskelsaft Immunstoffe übertragen würden) u. a. m. — zu positiven Ergebnissen nicht geführt. In den letzten Jahren ist dem Vitamingehalt der Nahrung besonderer Wert zugeschrieben worden. Gewiß muß die Kost des Tuberkulösen genügend Vitamine enthalten, denn Vitaminmangel schädigt ihn ebenso und vielleicht mehr als jeden anderen; aber daß der Vitaminbedarf des Tuberkulösen nicht leicht durch eine gemischte Kost mit Milch, frischer Butter, gedünsteten (nicht in viel Wasser gekochten) Gemüsen und rohen Früchten zu decken wäre und daß ein künstlich über das Maß gesteigerter Vitamingehalt der Nahrung den Verlauf der Tuberkulose günstig beeinflußte, ist weder experimentell noch durch klinische Erfahrung bewiesen. Und wenn neuerdings der Mineralgehalt der Nahrung in den Vordergrund des Interesses tritt, auf den Sauerbruchs Empfehlung der Gersonschen Diät[1] kürzlich von

[1] In dem Vortrage „Über Versuche, schwere Form der Tuberkulose durch diätetische Behandlung zu beeinflussen" von F. Sauerbruch, A. Herrmannsdörfer (München) und M. Gerson (Bielefeld) (Münch. med. Wochenschr. 1926 Nr. 2 u. 3) werden die Gersonschen Kostvorschriften folgendermaßen wiedergegeben:

Verbotene Speisen: Kochsalz, Konserven jeder Art, geräuchertes und gewürztes Fleisch, Wurst und Schinken, Räucher- oder Salzfisch, Essig, Maggi, Bouillonwürfel.

Beschränkt erlaubte Speisen: Frisches Fleisch (bis 500 g die Woche), Eingeweide (Bries, Hirn, Leber usw.), frische Fische, Pfeffer, Liebigs Fleischextrakt, Bier („Heil"- oder Malzbier), Malaga, Rotwein (als Zusatz zu den Speisen), Kaffee, Tee, Kakao (nur zum Färben der Milch).

Erlaubte Speisen: Milch (etwa 1—1$^{1}/_{2}$ l tägl. in jeder Form, besonders rohe Milch); salzarmer Käse; Butter (salzlose Molkereibutter); Obst jeder Art (möglichst viel roh); Salate und Gemüse

neuem die Aufmerksamkeit gelenkt hat — nachdem ihm früher schon die französische Lehre (Robin u. a.) von der „Demineralisierung" als einem besonderen Kennzeichen der Tuberkulose große Bedeutung zugeschrieben hatte — so darf von ihm gesagt werden, daß vorläufig die wissenschaftlichen Grundlagen des Mineralstoffwechsels und speziell des Mineralstoffwechsels bei Tuberkulose noch zu wenig erforscht sind, um spezielle Diätvorschriften darauf aufzubauen.

Das Prinzip der Gersonschen Diätzusammenstellung ist nicht recht klar. Sie setzt sich ebenso aus säuernden wie alkalisierenden Bestandteilen zusammen und enthält so viele verschiedene Faktoren, daß es schwer zu sagen ist, welcher davon der wesentliche ist. Speziell die Salzentziehung ist gar nicht begründet. Klar ist jedoch, daß die Gersonsche Diät eine außerordentlich reichliche Nahrungsaufnahme darstellt, die ein schwerer Phthisiker kaum bewältigen kann; eine Gewichtszunahme nach solcher Kost bedarf wirklich keiner besonderen Theorien zur Erklärung. Gersons salzlose, fleischarme und mineralreiche Diät strebt eine „Änderung des Mineralstoffwechsels" an und dadurch eine „Umstimmung des Organismus"; ob sie jene erreicht, ist zweifelhaft, vollends unerwiesen aber ist, daß die so erreichbare Umstimmung im Sinne einer Heilung der Tuberkulose wirkt. Und auch Sauerbruchs Auffassung, daß die Gersonsche Kost eine

(nicht abbrühen, nur dämpfen); nur frisches Gemüse, auch rohe Preßsäfte aus Gemüsen als Zusatz zu Suppen und anderen Speisen. Mehl jeder Art (salzloses Brot); Eier; Reis (ungeschält), Grieß, Maizena, Tapioka, Graupen, Haferflocken; Zucker; Olivenöl, Schmalz. Reichlich Gewürze (alle Kräuter, Zitrone, Knoblauch, Meerrettich, Ingwer, Vanille, Zimt u. a.), um den Kochsalzmangel zu verdecken.

Dazu von Arzneien Phosphor-Lebertran 45 g täglich und Mineralogen 3mal täglich 1 Teelöffel nach dem Essen.

Die Tageskost ist: 7 Uhr: Dicke Suppe (auf $1/_2$ l Milch Haferflocken oder Reis, Grieß od. dgl., $1/_2$ Ei, 1 Eßlöffel Butter, Zucker, Zitrone, Zimt oder Vanille).

Danach $1^1/_2$ Eßlöffel Phosphor-Lebertran.

9 Uhr: Dünner Kaffee (Malz, wenig Bohnen) mit viel Milch, Brot, Butter oder Marmelade oder Honig.

Danach 1 Teelöffel Mineralogen.

10 Uhr: Obst oder Kompott.

$12^1/_2$ Uhr: Mittagessen: Suppe, 1 Gang, Nachspeise (Obst).

Danach 1 Teelöffel Mineralogen.

4 Uhr: Milch (Kakao oder etwas Kaffee), Kuchen, Keks, Zwieback, Butter- oder Marmelade- oder Honigbrot.

$6^1/_2$ Uhr: Abendessen: 1 Gang und Obst.

Danach 1 Teelöffel Mineralogen.

8 Uhr: Dicke Suppe (wie morgens).

Danach $1^1/_2$ Eßlöffel Phosphor-Lebertran.

Tuberkulose. 139

„saure" ist, und die durch sie herbeigeführte Azidose bzw. Alkaleszenzverminderung eine „Abwehreinrichtung des Körpers" darstellt, ist zum mindesten für die Tuberkuloseinfektion noch hypothetisch. Gewiß hat Sauerbruch recht, wenn er sagt, daß „oft praktisch-therapeutische Fortschritte erschöpfender theoretischer Kenntnis vorauseilen" — aber eben der Beweis des therapeutischen Fortschritts durch die Gersonsche Diät fehlt noch. Über die von Herrmannsdörfer mitgeteilten Resultate bei Knochen- und Weichteil-Tuberkulose, bei Hauttuberkulose und Lupus will ich nicht urteilen, für die Lungentuberkulose jedoch sind die von ihm angeführten wenigen Krankengeschichten und seine Statistik mit 6 wesentlichen Besserungen, 10 Besserungen, 15 nicht gebesserten Fällen, 1 Todesfall unter 43 monatelang behandelten Fällen (11 Fälle scheidet H. selbst aus, weil sie weniger als 1 Monat behandelt wurden) meines Erachtens eher ein Beweis gegen den spezifischen Einfluß der angewandten Diät. Ich selbst habe die Gersonschen Vorschriften bei 15 Patienten 6 Wochen lang durchgeführt — mit rechter Mühe, da die salzlose Kost trotz aller Ersatzwürze und Abwechslung von den meisten sehr peinlich empfunden wird und besonders das „Mineralogen"[1] vielfach Widerwillen erweckt — von einer Änderung des Krankheitsverlaufs oder auch nur einer über das Gewohnte hinausgehenden Besserung des Gewichtes sah ich nichts.

Deshalb vermag ich nicht, die Gersonsche Diät zu empfehlen, sondern bin der Meinung, daß unsere übliche Sanatoriums- und Krankenhauskost, bei der erwiesenermaßen nicht wenige Tuberkulöse heilen und sehr viele für Jahre inaktiv werden, mit der Milch, den Zerealien, dem Gemüse und Obst auch den Mineralbedarf des Tuberkulösen ausreichend und zweckentsprechend zu decken vermag. Alle künstlichen Vitamin- und Mineralpräparate sind also überflüssig, und jede besondere Diätverordnung ist unnötig — soweit der Einzelfall sie nicht durch besondere Komplikationen von seiten des Magens, Darms oder andere erforderlich macht — und es bleibt für die Kost des Tuberkulösen nur das

---

[1] Das „Mineralogen", das von der Chemischen Fabrik Ewald Schmidt & Co. in Bielefeld geliefert wird, enthält nach Herrmannsdörfers Angaben (l. c.) die Kationen: Kalzium, Magnesium, Strontium, Natrium, Wismut, Aluminium und die Anionen: Phosphorsäure, Sulfate, Thiosulfate, Kieselsäure, Karbonate, Brom, Salizyl- und Milchsäure. Da die quantitative Zusammensetzung dieses Salzgemisches nicht bekannt gegeben ist, läßt sich nicht sagen, ob es säuernd oder alkalisierend auf die Säfte wirkt. Aus diesem Grunde wie seines teuren Preises wegen (1 Glas von 100—110 g kostet 3,60 M.) ist es zu widerraten.

eine Gebot, daß sie gut gemischt und **kalorienreich** sein soll — sie enthalte 40—50 Kalorien pro Kilo Körpergewicht und etwa 100—120 g Eiweiß, 150—200 Fett und 200—300 Kohlehydrate; innerhalb dieser Grenzen darf sie sich den Wünschen und Gewohnheiten und auch der ökonomischen Lage des Kranken anpassen. — Von Einzelheiten der Kost sei noch folgendes erwähnt: Muß die Milch durch **Kalkzusatz** verträglich gemacht werden, so stellt Aqu. Calc. (200 g = 0,20 M.), 1 Eßlöffel auf 1 Glas Milch, das billigste Kalkpräparat dar[1]; auch Calc. carbon. und Calc. phosphor. aa (1 Teelöffel auf 1 Glas Milch) kosten zu je 25 g nur 0,80 M. — **Alkohol** ist zur Anregung des Appetits, zur Erleichterung der Fettverdauung, als Mittel gegen Schweiße (1—3 Teelöffel Kognak in 1 Glas kalter Milch vor dem Einschlafen) usw. oft nicht zu entbehren; er erspart andere Medikamente. — Sind bei besonders unterernährten, appetitlosen und fiebernden Kranken **Nährpräparate** notwendig, so seien als erschwinglichste **Malzextrakt** (von dem 200 g Kassenpackung 0,70 M. kosten; 1 Eßlöffel enthält 60 Kalorien) und besonders **Lebertran** (200 g kosten 0,80 M.; 1 Eßlöffel enthält etwa 100 Kal.) empfohlen. Auf weitere Einzelheiten kann hier nicht eingegangen werden, ich verweise auf die ausgezeichnete und erschöpfende Bearbeitung der „**Ernährung bei der Tuberkulose**" von A. Durig, Wien[2], aus welcher ich den für unser Thema wichtigen und zutreffenden Satz zitiere: „Oft liegt die Gefahr der Unterernährung viel weniger an den zur Verfügung stehenden Geldmitteln als an der ungeschickten Verwendung derselben."

Entbehrlich sind vielfach die zur Unterstützung der Allgemeinbehandlung herangezogenen **physikalischen** Heilmethoden, von denen besonders die in den letzten Jahren viel angewandte „**Höhensonne**" genannt sei. Im hellen Sommer ist sie sicherlich überflüssig, für trübe Herbst- und Wintertage soll ihr ein gewisser Nutzen nicht abgesprochen werden — wennschon die Bräunung und Rötung der Haut oft nur eine Besserung vortäuscht, die tatsächlich gar nicht vorhanden ist —, aber vor längerer Fortsetzung der Bestrahlungskur lege man sich doch die Frage vor, ob ihr Effekt im Einklang steht mit den erwachsenden Kosten, ob nicht das dafür aufgewendete Geld nützlicher für eine Besserung der

---

[1] Die Preis- und die pharmazeutischen Angaben stammen von dem Oberapotheker unseres Krankenhauses, Herrn Weißebach, dem ich für seine Mitarbeit sehr zu Dank verpflichtet bin. (Sämtliche Preisangaben sind ohne Gefäße berechnet.)

[2] Im Handbuch der gesamten Tuberkulosetherapie von E. Löwenstein, Bd. 1, 2. Teil. Berlin-Wien 1923, Urban & Schwarzenberg.

Ernährung, für einen Ausflug ins Freie oder ähnliches angelegt würde.

Der suggestive Faktor, der den physikalischen Heilmethoden innewohnt, ist nicht zu unterschätzen, wie überhaupt die psychische Therapie einen längst nicht genügend gewürdigten, außerordentlich wichtigen Bestandteil der Allgemeinbehandlung darstellt. Aber gerade dieser Faktor gestattet des öfteren den Fortfall der physikalischen Behandlungsmethoden ohne Benachteiligung des Patienten — denn psychische Behandlung ist schließlich eine Sache der Zeit und der seelischen Teilnahme, die der Arzt einem Falle widmen will und kann, die Sparsamkeitsfrage spielt dabei, direkt wenigstens, gar nicht mit.

IV. Das Hauptfeld, auf dem durch die Verhältnisse gebotene Sparsamkeit sich betätigen kann, ist das Gebiet der symptomatischen Behandlung.

Medikamente sind bei der Tuberkulosebehandlung in weitgehendem Maße zu entbehren. Denn grundsätzlich darf gesagt werden: bei beginnenden und leichten Fällen sind sie unnötig, bei prognostisch ungünstigen und vorgeschrittenen Fällen (von narkotischen Mitteln natürlich abgesehen) mehr oder weniger unwirksam; ihr Gebrauch ist daher im wesentlichen auf mittelschwere Fälle und Fälle in mittleren Stadien zu beschränken.

Das Fieber darf nicht nur, sondern soll möglichst ohne antipyretische Medikamente behandelt werden; der Kranke und seine Umgebung müssen zum Verständnis dafür gebracht werden, daß auch bei der Tuberkulose das Fieber Zeichen der Abwehrbestrebung des Körpers gegen die Krankheit sein kann, und daß künstliche Herabsetzung der Temperatur nicht Besserung bedeutet, ja vielleicht den Krankheitsprozeß ungünstig beeinflußt. Wo gesteigerte Allgemeinbehandlung im Sinne der vorstehenden Ausführungen, besonders strenge Bettruhe — bei offenem Fenster, wenn möglich im Freien —, hydrotherapeutische Maßnahmen u. ä. nicht zu allmählicher Entfieberung führen, da wird meist auch eine medikamentöse Behandlung dies nicht erreichen; nur wenn der Patient subjektiv stark leidet oder bei besonderer Höhe der Temperatur ist ihre Verwendung angezeigt. Das wirksamste Fiebermittel bei Tuberkulose, das Pyramidon, ist erfreulicherweise auch eines der billigsten (als Sol. Dimethylaminophenyldimethylpyrazolon verschrieben kostet es 1 : 150 — also 0,1 im Eßlöffel — 0,60 M., 3 : 150 — also 0,3 im Eßlöffel — 0,80 M.; 10 Tabl. je 0,1 = 0,30 M., 10 Tabl. je 0,3 = 1,10 M.). Auch Aspirin ist wirksam und relativ wohlfeil (20 Tabl. Acid. acetylosalicyl. je 0,5 = 0,20 M.), ebenso Chinin (10 Tabl. je 0,1 = 0,65 M.,

10 Tabl. je 0,3 = 1,45 M.); die empfehlenswerten Pillen aus salizylsaurem Natrium und Arsen (sog. Hoedemaker Pillen: Acid. arsenic. 0,01, Natrii salicyl. 10,0, f. pil. No. 100) kosten 1,30 M. Mit den verschiedenen kostspieligeren Präparaten, z. B. den Pyramidon-Laktophenin- oder Pyramidon-Diplosal- und anderen Gemischen habe ich bessere Wirkungen nicht erzielt.

Auch der Husten ist nicht ohne weiteres medikamentös zu behandeln, sondern nur, wenn er schmerzhaft, quälend, erfolglos ist, den Schlaf stört u. ä. m. Auch dann sind Bettruhe und -wärme, Brustumschläge, Sprechverbot, Einatmung warmer Dämpfe im Verein mit den bekannten Hausmitteln: Hustenbonbons, warme Milch mit Emser Salz, heiße Zitronenlimonade, Brusttee, Isländisch Moos u. a. meist ausreichend. Die Wirkung der vielverordneten Expektorantien — von denen die billigere Mixtura solvens F.M.B. (200 g = 0,65 M.) kaum weniger wirksam ist als ein Ipekakuanhainfus (200 g F.M.B. = 1,15 M.) oder Senegadekokt (Decoct. rad. Senegae F.M.B. = 10:175 mit 5 g Liqu. Ammon. anisat. und Sir. simpl. ad 200 kosten 1,50 M.) — wird meist erst durch den Zusatz von Narkoticis gesichert, die in schwereren Fällen nicht zu entbehren sind und dann zweckmäßiger und billiger allein verordnet werden. Dabei muß der Arzt die bekannten Gefahren beim Gebrauch des Morphins und der anderen Opiate als solchen, d. h. nicht in Mixturen usw., besonders im Auge behalten, weil bei dem sehr chronischen Verlauf der Tuberkulose immer damit gerechnet werden muß, daß der Kranke oder seine Umgebung das verordnete Morphin mißbräuchlich verwendet. Wo es nur irgend möglich ist, soll deshalb Codein oder Dionin verschrieben werden, die bisher nicht zu Suchten geführt haben. Heroin in anderer als zubereiteter Form zu verordnen, kann ärztlich nicht verantwortet werden; in Hustenmixturen erscheint sein Gebrauch zweckmäßig und überdies wirtschaftlich. Eukodal, Dicodid und Dilaudid wirken, mißbräuchlich vom Kranken verwendet, nicht anders als Morphin, d. h. sie rufen einen suchtmäßigen Zustand mit all den somatischen und psychischen Schädigungen, Gewöhnung (Toleranzsteigerung) und Abstinenzerscheinungen beim Fehlen dieser Mittel hervor (Eukodalismus, Dicodidismus usw.), wie Morphin oder das etwa 50 vH Morphin enthaltende Pantopon (Pavon, Holopon usw.).

Diese Winke mögen den Arzt bei der aus nachstehender Aufzählung zu treffenden Wahl leiten: Sol. Morph. hydrochlor. 0,3 : 15,0, die 1,35 M. kostet, entspricht 30 Tabletten je 0,01 — 10 Tabl. kosten 0,45 M., 25 Tabl. 1,05 M. — oder 20 Tabl. je 0,015, von denen 10 Tabl. 0,65 M., 25 Tabl. 1,35 M. kosten: Kompretten

Tuberkulose. 143

sind nicht teurer als Tabletten (10 Kompretten je 0,01 = 0,45 M., 10 Kompretten je 0,015 = 0,60 M.). Kodein (Sol. Codein. phosphor. 0,3 : 15 = 1,05 M.; 25 Tabl. je 0,01 = 0,65 M., 25 Tabl. je 0,015 = 0,95 M.), Heroin (Sol. Diacetylmorph. hydrochlor. 0,03 : 15 = 0,60 M.) und Dionin (Sol. Aethylmorph. hydrochlor. 0,3 : 15 = 1,20 M.), die im Preise dem Morphium gleich oder wenig höher stehen, verdienen bei erforderlichem Wechsel den Vorzug vor dem teureren Dicodid (10 Tabl. je 0,01 = 1,00 M.) oder Pantopon (Sol. Pantopon 0,3 : 15 = 2,25 M., 20 Tabl. je 0,01 = 2,70 M.; neuerdings sind auch kleine Packungen zu 6 Stück für 0,80 M. im Handel). Empfehlenswert als wirksam und wohlfeil ist das Doversche Pulver (Pulv. Ipecac. opiat. 0,3 dos. X = 0,70 M., dos. XII = 0,75 M.).

Die Nachtschweiße sind mit Allgemeinmaßnahmen: Abkühlung und Ventilation des Schlafzimmers, leichter Bedeckung, Abwaschungen (Essigwasser) und Einpuderungen, Einschränkung der Flüssigkeitsaufnahme, Trinken von Milch mit Kognak vor dem Einschlafen u. a. zu behandeln, ehe Medikamente herangezogen werden. Von letzteren sind Salbeitee (im Handverkauf 100 g = 0,30 M.) und Tct. Salviae (30 g = 0,80 M.), Atropin (Sol. Atrop. sulf. 0,01 : 10 = 0,60 M.; 20 Atropinpillen je 0,0005 = 0,70 M.) und Agaricin (12 Pulver Acid. agaricinic. 0,01 c. Sacch. 0,3 kosten 0,90 M., c. Pulv. Doveri 0,3 = 1,10 M.) billiger als die ebenfalls bewährte Kampfersäure (abends 1 Pulver Ac. camphor. 1,0; 12 Pulver = 1,50 M.), die auch durch Kampferöl (20 ccm Ol. camphorat. = 0,50 M., morgens und abends 1 Injektion) ersetzt werden kann.

Bei Lungenblutung ist nächst Ruhiglagerung und psychischer Beruhigung — Hustenstillung durch kleine Kodeinmengen (s. o.), nicht durch große Morphiumgaben — 1 Löffel Kochsalz in Wasser und Gelatine (als Limonade, Gelee od. and., in der Küche bereitet) zu geben. Gelatine subkutan darf nur sterilisiert aus der Apotheke bezogen gegeben werden und ist recht teuer (40 ccm = 3,60 M.); ihr gerinnungsbefördernder Einfluß ist fraglich, jedenfalls nicht groß, ihre Wirkung beruht wohl großenteils auf der Ruhigstellung der durch die Injektion infiltrierten und schmerzhaften Brustseite und ist daher durch Belastung der Seite mit einer schweren Eisblase oder einem Sandsack fast gleichwertig zu ersetzen. Von sonstigen mechanischen Mitteln sei das Abbinden der Glieder zu venöser Stauung (bei fühlbarem Puls) genannt. Erst nach diesen Maßnahmen kommen Medikamente in Betracht, von denen die sog. Styptika (Plumb. acetic., Secale corn., Hydrast. canad.) allgemein als unwirksam bei Lungenbluten anerkannt und daher fortzulassen sind; am wirksamsten — und zugleich am billigsten — sind die intravenösen Injektionen von 5 oder 10 ccm einer 10proz. Kochsalz- oder Kalziumchlorid-Lösung oder 20 proz. Traubenzuckerlösung (Sol. Natr. chlorat. 10 vH, 40 ccm steril = 1,10 M.; Sol. Calc. chlorat. 10 vH, 40 ccm = 1,10 M.; Sol. Sacch. amylaceum 20 vH, 40 ccm = 1,40 M.).

Auf weitere Einzelheiten und die Behandlung der übrigen Symptome gehe ich nicht ein — ich verweise auf die entsprechenden Kapitel dieses Buches (Strauß: Behandlung der Magen-Darmstörungen, Seyderhelm: Behandlung der Anämie usw.) —, das Gesagte mag genügen, zu zeigen, daß und wie bei der symptomatischen Therapie der Tuberkulose gespart werden kann.

V. Einer wirklich spezifischen, die Krankheitsursache treffenden Therapie gegenüber müßte jeder Sparsamkeitsgedanke zurücktreten — von den als spezifische Tuberkulosetherapie bezeichneten Methoden jedoch, von denen jetzt gesprochen werden soll, gilt dies nicht, da keine von ihnen in ihrer Wirkungsweise und ihrem Heilwert unbestritten ist.

Die Tuberkulinwirkung ist noch nicht restlos geklärt, fest steht aber, daß das Tuberkulin weder immunisierend, noch direkt heilend wirkt; es unterstützt nur, vornehmlich durch die sog. Herdreaktion, den natürlichen Heilprozeß. Dabei haben wir die Herdwirkung nicht sicher in der Hand, sie kann auch ungünstig verlaufen, indem sie das gewünschte Maß überschreitet, Zerfall und Ausdehnung des Krankheitsprozesses begünstigt u. a. m. Daraus ergibt sich die Konsequenz, daß eine Tuberkulinbehandlung weder prophylaktisch — also auch nicht bei inaktiven Fällen, zur Verhütung von endogener Reinfektion —, noch auch bei leichten und gutartigen, unter geeigneter Allgemeinbehandlung von selbst sich bessernden und heilenden Fällen angewendet werden soll, noch endlich bei bösartigen akuten, exsudativen, zur Progredienz neigenden oder progressen Fällen, bei denen sie erfahrungsgemäß eher schädlich wirkt. Ihr Anwendungsgebiet beschränkt sich also auf die fieberlosen oder leicht fieberhaften, stationären oder langsam progredienten Fälle, wenn sie bei sorgsamer Behandlung ohne Tuberkulin nicht genügende Fortschritte zur Besserung machen. So ergibt sich eine Beschränkung der Tuberkulinbehandlung auf einen relativ kleinen Teil aller Fälle, also Sparsamkeit mit Tuberkulinkuren aus sachlichen Gründen, nicht eigentlich aus ökonomischen Rücksichten. Aber auch bei der Tuberkulinkur kann gespart werden. Einmal, indem man nicht endlose Kuren mit kleinsten Dosen und minimaler Dosensteigerung, sog. reaktionslose Kuren macht, die oft nur eine Scheintherapie sind, sondern die sog. milde Reaktionsmethode anstrebt und auch diese nur fortsetzt, wenn und so lange sie klinisch Nutzen bringt, nicht also bis zu einer vorbestimmten Dosis, nicht auch bis zu dem vermeintlichen Ziel einer sog. biologischen Heilung, d. h. der Abtötung der in den klinisch geheilten Erkrankungsherden noch verbleibenden Tuberkelbazillen. Und zweitens durch Beschränkung auf die Kochschen Präparate Alttuberkulin und Bazillenemulsion — von keinem der zahlreichen späteren Präparate, von denen viele erheblich teurer sind, ist erwiesen, daß sie jene an Wirksamkeit übertreffen.

Hinsichtlich der Art der Tuberkulinanwendung, der Wahl zwischen der subkutanen Methode oder der kutanen Anwendung, läßt sich vom ökonomischen Standpunkt ein Vorzug des Ponndorf-Verfahrens nicht verkennen: es erfordert seltenere Applikationen (in etwa 2—4 wöchentlichen Intervallen) und erspart außerdem die umständlichen (und nicht lange haltbaren) Verdünnungen; dadurch eignet es sich vielfach besser für ambulante und häusliche Behandlung. Die vom Sächsischen Serumwerk herausgebrachten besonderen Tuberkulose-Impfstoffe A und B sind dabei zum mindesten entbehrlich, hat doch Ponndorf selbst die Erfolge, die er an Tausenden von Fällen erzielt zu haben glaubt, anfangs mit Alttuberkulin erreicht. Um Mißverständnissen vorzubeugen, muß ich übrigens betonen, daß ich nach wie vor die besondere biologische oder Immunisierungswirkung der Haut für unerwiesen und recht fraglich ansehe und daß ich ebenso die phantastische Begründung, die Ponndorf seinem Verfahren gibt, wie seine Methodik ablehne, die mit ihren übergroßen Impfflächen gefährliche Reaktionen setzt und schweren Schaden bringen kann. Aber maßvoll angewendet und vorsichtig, unter Anpassung an die individuelle Reaktivität, gesteigert, erweist sich die Hautschnittmethode, wie zahlreiche Erfahrungen lehren, als unschädlich und kann dasselbe leisten wie die subkutane Methode, die freilich in klinischer Behandlung immer den Vorrang behaupten wird, weil sie die einzige ist, die eine Dosierung des Tuberkulins gestattet.

Eine wirksame Chemotherapie der Tuberkulose besitzen wir nicht; von den vielen Mitteln, die gegen Tuberkulose empfohlen wurden, sind die meisten, wie das Kreosot, als unwirksam erkannt und wieder aufgegeben worden, andere, wie die Kieselsäure und die Goldpräparate, sind umstritten und unterliegen noch der Prüfung.

Die Kreosot- und Guajakolpräparate werden gelegentlich als symptomatische Mittel zur Verminderung von Husten und Auswurf, als Stomachikum, Darmdesinfizienz usw. mit Nutzen angewendet — in Form von Kreosotpillen (F. M. B. 30 Pillen je 0,15 = 0,80 M.) und Kreosotkapseln (Kreosot 0,1 c. Ol. Jecor. Aselli 30 Stück = 1,25 M.), ferner Guajakolpillen und -kapseln (30 Pillen = 0,75 M., 30 Kapseln zu 0,1 mit Lebertran = 1,55 M.), sowie Sirup. Kal. sulfoguajacol. (150 = 1,50 M.), die billiger sind als Kresival (125 g = 2,00 M.) oder Sirolin (150 g = 4,05 M.) u. a. m. —; auf die tuberkulöse Erkrankung direkt haben sie keinen Einfluß, und keineswegs darf ihre Verordnung, wie es früher öfters der Fall war, dazu dienen, dem Tuberkuloseverdacht oder gar der -diagnose in verschleierter Form Ausdruck zu geben; denn die sachgemäße Behandlung der Tuberkulose hat unter allen Umständen die volle Aufklärung und Belehrung des Patienten über seine Krankheit zur Voraussetzung.

Die Kieselsäuretherapie ist von zweifelhafter, jedenfalls von sehr bescheidener Wirkung, was schon darin zum Ausdruck kommt, daß auch nach Ansicht ihrer Anhänger eine jahrelange Anwendung erforderlich ist. Im allgemeinen darf angenommen werden, daß in einer gemischten, an Früchten und Gemüsen reichen Nahrung dem Körper so viel Silikate zugeführt werden, als er bedarf und zu verwerten vermag; will man mehr geben, so kann dies in billiger Weise auch durch Teegemische (Zinnkraut, Knöterich, Krapp u. a.) geschehen.

Die Goldpräparate, denen zur Zeit ein besonderes Interesse zugewendet wird, wirken in der Stärke, in der sie vom Körper vertragen werden, nicht direkt bakterizid oder entwicklungshemmend; ihre Wirkung wird neuerdings vielmehr auf Katalyse (Feldt), Herdwirkung und Ähnliches zurückgeführt, also auf dieselben Momente, die wir auch bei der Tuberkulintherapie für die wirksamen halten. Mit denselben Indikationen, wie diese, kann die Goldbehandlung Anwendung finden. Über ihren klinischen Wert gehen die Urteile noch auseinander, dem der Tuberkulinbehandlung sichtlich überlegen, über allem Zweifel und in die Augen springend ist er jedenfalls nicht. In Betracht kommen von deutschen Präparaten da Krysolgan der Scheringschen Fabrik (intravenöse Injektion von 0,001 bis 0,05 in 8—14 tägigen und längeren Intervallen), das Triphal der Höchster Farbwerke (0,01—0,1) und das Aurophos, zu denen neuerdings noch das Solganal (Schering) getreten ist.

Trotz des hohen Preises dieser Präparate (Krysolgan — Ampulle von 0,0001 = 1,25 M., von 0,1 = 4,50 M., Triphal — Ampulle von 0,01 = 1,65 M., von 0,1 = 3,55 M., Aurophos — Ampulle von 0,001 = 1,05 M., 0,1 = 3,25 M., Solganal 0,01 = 1,30 M., 0,1 = 3,05 M.) ist bei der Seltenheit der erforderlichen Injektionen (2—3 im Monat) die Behandlung nicht besonders kostspielig.

Das dänische Präparat Sanocrysin, das sehr viel teurer ist (eine Packung von 6mal 0,1 g kostet 10,20 M., 6mal 0,25 g = 22,50 M., 6mal 0,5 g = 40,20 M. und 4mal 1,0 g = 48 M.), leistet in kleinen Dosen nach meinen Erfahrungen nicht mehr als die genannten deutschen Präparate, in großen Dosen ist es von gefährlicher Giftwirkung; das Möllgaardsche Sanocrysin-Serum ist vollkommen unwirksam.

Die Lipoidtherapie, die in ihrer theoretischen und experimentellen Begründung recht unsicher und praktisch bisher wenig erprobt ist, scheint eher eine unspezifische als eine spezifische Behandlungsmethode zu sein. Die mit Helpin (von dem 10 Ampullen 3,90 M. kosten) erzielten Erfolge, die sich im wesentlichen auf Appetit- und allgemeine Kräfteanregung beschränken, scheinen nicht größer, als sie durch andere einfachere Mittel erreichbar sind. Auch vom Lipatren (10 Tabletten je 0,5 kosten 1,70 M., 6 Ampullen je 1 ccm = 4,25 M.), das mit der Lipoidwirkung die Reizwirkung des Yatrens verbinden soll, liegen klinische Beweise seiner Überlegenheit über andere Reizkörper nicht vor.

Für die Proteinkörpertherapie, die weniger für die Tuberkulosebehandlung selbst, als zur Anregung des Allgemeinbefindens und besonders zur Behandlung von Komplikationen (Furunkulose, Gelenkschmerzen u. a.) gelegentlich mit Nutzen heranzuziehen ist' leisten Milcheinspritzungen und Eigenblut- oder Tierblutinjektionen, die keine besonderen Kosten verursachen, dieselben Dienste wie teuere Präparate.

Sind die genannten und andere ähnliche Mittel und Behandlungsmethoden auch nicht von gesicherter Wirkung und daher im allgemeinen ohne Benachteiligung des Patienten entbehrlich, so darf die Frage ihrer Anwendung doch auch nicht allein vom Gesichtspunkt der Spezifität und Zuverlässigkeit ihrer Wirksamkeit aus entschieden werden. In dem langen Lauf der Krankheit erschöpft sich die Allgemeinbehandlung. Eine neue Kur erweckt Hoffnung und gibt neue Anregung der Kräfte, der Patient überwacht sich wieder sorgfältiger, sucht regelmäßiger den Arzt auf, der seinerseits wieder ihn schärfer zu beobachten gezwungen ist — so wirken zahlreiche Momente zusammen, nicht in letzter Linie psychotherapeutische Einflüsse, die mit jeder systematischen Therapie, auch der Tuberkulinbehandlung, untrennbar verbunden sind, um im Einzelfalle der spezifischen Behandlung einen Wert zu verleihen, der ihr streng wissenschaftlich vielleicht nicht zukommt.

VI. Von der chirurgischen Behandlung endlich, die für einseitige oder vorwiegend einseitige Lungentuberkulosen die Methode der Wahl ist, braucht hier nicht gesprochen zu werden, da selbstverständlich ihr gegenüber der Gedanke der Sparsamkeit überhaupt nicht in Betracht kommt, und zweitens, weil sie im wesentlichen dem Anstalts- und Facharzt überlassen bleiben muß.

8. Sparsame, sachgemäße Behandlung Herzkranker[1].

Von Prof. Dr. M. Matthes - Königsberg i. Pr.

Im folgenden soll zu schildern versucht werden, inwieweit bei Erkrankungen des Kreislaufapparates es möglich ist, die Verordnungen so zu gestalten, daß sie mit möglichst kleinem Auf-

---

[1] Ursprünglich abgedruckt aus: Fortschritte der Therapie, Fischers mediz. Buchhdlg. H. Kornfeld, Berlin W 62, 1925, Nr. 8.

wand an Mitteln ausgeführt werden können und doch der Erfolg, und zwar auch der rasche Erfolg, nicht in Frage gestellt wird.

Es ist eigentlich selbstverständlich, aber doch gerade bei der Besprechung der Kreislauferkrankungen besonders zu betonen, daß die Sparsamkeit der Verordnung nur dann gewährleistet werden kann, wenn eine exakte Diagnose der vorliegenden Störung ihr vorangeht. Die diagnostische Abgrenzung der Insuffizienzerscheinungen des Kreislaufs gegenüber nervösen oder arteriosklerotischen Störungen, die rechtzeitige Erkennung einer luischen Ätiologie, sind, um nur einige Beispiele anzuführen, absolute Postulate, wenn sich nicht der Arzt in der Wahl der Mittel vergreifen soll und eine nicht nur unzweckmäßige, sondern auch kostspielige Therapie vermeiden will. Anderseits darf natürlich nicht die Anwendung eines zweckmäßigen Mittels am Kostenpunkt scheitern, wenn dieses Mittel nicht durch gleich stark und gleich rasch wirkende andere Mittel ersetzt werden kann.

Wir beginnen mit der Besprechung der Behandlung der Kreislaufinsuffizienz. Das wichtigste Mittel ist dabei bekanntlich die möglichst absolute Schonung des Kreislaufapparates. Der Arzt, der einen Kranken mit Kreislaufinsuffizienz nicht mit Bettruhe behandelt, verzögert die Erholung und schädigt den Kranken nicht nur, sondern behandelt wegen der Verzögerung der Wiederherstellung auch unökonomisch. Wir wissen alle, wie oft sich eine Kreislaufinsuffizienz bei einfacher Bettruhe und zweckmäßiger Diät schon bessert, ohne daß ein Medikament verabreicht wird. Als sehr zweckmäßig hat sich bei Kranken mit Stauungen bekanntlich die Verordnung einer Carellkur für kurze Zeit bewährt. Es ist durchaus nicht immer nötig oder zweckmäßig, sofort Digitalispräparate zu verordnen, im Gegenteil; namentlich wenn man nicht in Erfahrung bringen kann, inwieweit der Kranke bereits mit Digitalis vorbehandelt ist, ist es besser, erst abzuwarten, wie weit sich die Herzinsuffizienz durch die einfache schonende und entlastende Behandlung beheben läßt. Natürlich darf bei schwersten Störungen nicht gewartet werden. Fälle, die zur Entlastung einen sofortigen Aderlaß und die umgehende Anwendung einer intravenösen Digitalis- bzw. Strophanthustherapie erheischen, werden immer gelegentlich vorkommen, sie sind aber nicht die Mehrzahl, und der Erfahrung des Arztes muß es überlassen werden, wie er im einzelnen Falle handeln soll.

Die Auswahl der Digitalispräparate vom Standpunkt der Wohlfeilheit kann nach der Zusammenstellung von E. v. Romberg (Gutachten s. Literaturzusammenstellung) leicht getroffen werden. Als besonders billig sind von der Gemeinsamen Deutschen Arzneimittel-Kommission die Digitalispillen und -pulver, letztere auch in Geloduratkapseln (zu 0,1 g Fol. Digitalis) empfohlen worden, ferner Digitalisdispert, Digotal und auch das Digitalysat. Es ist hinzuzufügen, daß in Fällen, in denen eine besonders rasche Wirkung erwünscht ist, auch das Verodigen und das Strophanthin von der Kommission geraten wird. Verodigen ist dadurch ausgezeichnet, daß es rasch, aber nicht so nachhaltig wie andere Präparate wirkt, daß ferner die wirksame und die gefährliche Dosis näher beieinanderliegen als bei anderen Präparaten, daß also leicht Kumulierung durch Überdosierung eintritt. Es ist zu dauernder Digitalisierung deshalb weniger geeignet, wohl aber, wenn rasch bei bedrohlichen Zuständen eine Wirkung erzielt werden soll, ohne daß man zu intravenöser Injektion greifen will. Strophanthin ist das Mittel, das intravenös am besten erprobt ist. Man versuche aber zunächst eine geringe Dosis, wie Romberg vorschlägt 0,25 mg, und steigere die Dosen, wenn die Wirkung ausbleibt, auf das Doppelte und Dreifache nach je 24 Stunden. Erwähnt muß auch das Digipurat werden. Es hat zwar einen verhältnismäßig hohen Preis, wirkt aber gut und nachhaltig, ruft nur selten Magendarmbeschwerden hervor und hat oft eine besonders günstige Wirkung auf die Diurese. Da es sich zudem bequem auch intravenös verwenden läßt, möchte ich es nicht missen.

Schwierigkeiten kann bekanntlich die schlechte Verträglichkeit der Digitalispräparate, die danach auftretenden Magenerscheinungen und Appetitsverlegung machen. Sie können der Grund sein, daß man zur intravenösen Applikation greifen muß, die übrigens diese toxische Wirkung auf den Magen auch noch bis zu einem gewissen Grade haben kann. Zunächst wird man versuchen, die Digitalis in Form besonders gut verträglicher Präparate zu geben, und dazu gehören neben den Geloduratkapseln mit Fol. Digit. meiner Erfahrung nach besonders Digipurat und Verodigen. Auch auf das Digistrophan möchte ich seiner besonders guten Verträglichkeit wegen hinweisen. Überhaupt macht man öfter die Erfahrung, daß, wenn ein Digitalispräparat Magenstörungen hervorruft, ein anderes besser vertragen wird. Man sollte in solchen Fällen nicht zu engherzig nur auf den Preis des Präparates sehen, denn diese Fälle sind ja keineswegs die Regel. Ich gebe sogar dann gelegentlich einmal das sonst mit Recht als wenig zweckmäßig verlassene Digitalisinfus als Klysma. Brauchbar sind auch die Digitalisdispert-Suppositorien. Ersatzpräparate für Digitalis und Strophanthin wie z. B. Cymarin oder

Adonigen sind meist teuer und entbehrlich. Das Adonigen wirkt etwas anders als Digitalis im Tierversuch (Citron). Es ist neuerdings besonders von Dmitrenko gegen lästiges Herzklopfen empfohlen worden. Es verlängert die Leitung vom Vorhof zum Ventrikel und hat keine kumulierende Wirkung. Es eignet sich überhaupt wohl besonders bei Herzneurosen und vielleicht auch bei Hypertonien, da angegeben ist (Rödiger), daß es den Blutdruck dabei herabsetze. Wichtiger ist das Szillaren, dem Romberg zwar keine Vorzüge gegenüber den Digitalisblätterpräparaten zubilligen will, das aber doch meiner Erfahrung nach mitunter noch wirkt, wo Digitalis versagt, namentlich wenn es sich darum handelt, die Diastole günstig zu beeinflussen, wie bei Aorteninsuffizienz (Mendel). Sicher steht, daß dabei die Wirkung der Szilla besonders gut ist, während Digitalis bekanntlich oft versagt. Ob die Mendelsche Auffassung allerdings richtig ist, dürfte sich, wie Fahrenkamp mit Recht betont, für den Menschen wohl kaum erweisen lassen. Ich möchte betreffs des Szillarens, das per os und intravenös gegeben werden kann, im übrigen auf die Publikationen Fahrenkamps[1] verweisen, aus denen doch hervorgeht, daß Szillaren ein auch wegen seiner Ungefährlichkeit besonders für kontinuierliche Behandlungen geeignetes Präparat ist. Selbstverständlich ist, daß bei Fällen von akuter Zirkulationsschwäche an Herzreizmitteln nicht gespart werden darf. Die Verordnung auch der modernsten löslichen Kampferpräparate wie die des Hexetons, Camphogens oder Cardiazols ist ohne Rücksicht auf den Preis zu gestatten, ein gutes und nicht teures Präparat scheinen mir die Kampfergelatinetten zu sein. Ebenso darf man wohl Cadechol und Perichol als unentbehrlich bezeichnen. Auch Koffein abwechselnd mit Kampferpräparaten erweist sich oft nützlich. Ich verwende diese Präparate gelegentlich auch bei chronischer Kreislaufinsuffizienz, wenn Digitalis oder seine Ersatzpräparate nicht oder nicht mehr vertragen werden.

Neben den Digitalis- und Kampferpräparaten ist es in manchen Fällen schwerer Stauung und starker Ödembildung notwendig, zu Diureticis zu greifen. Am modernsten ist das Novasurol, dessen oft ausgezeichnete Wirkung, vorausgesetzt, daß keine gleichzeitige Nephritis besteht, allgemein bekannt ist. Ein ähnliches Mittel ist das Sallyrgan, das lokal so gut wie nicht reizt. Es sollte aber doch nicht ganz die alte Verordnung Kalomel mit Opium verdrängen, die jedenfalls wohlfeil ist (0,2 Kalomel mit

---

[1] Fahrenkamp, Kongreß f. innere Medizin 1924 und D. Arch. f. inn. Med., B. 145.

0,015 Opium dreimal täglich). Sie wirkt zwar erst am vierten Tage, aber besonders bei weichen Ödemen mindestens ebensogut wie Novasurol und meines Erachtens nachhaltiger. Neben den Theobrominpräparaten, die als Diuretin (stets als Theobrominonatrium salicyl. zu verschreiben und nicht unter dem geschützten Namen Diuretin) als Theacylon und Theocin viel verordnet werden und neben anderen modernen Diureticis, wie Harnstoff- und Schilddrüsenpräparate, sind die diuretischen Tees meines Erachtens zu Unrecht in den Hintergrund getreten. Es wirken sowohl die offizinellen Species diureticae als der Bohnenschalentee oft gut und sind billig.

Unbedingt ist neben der medikamentösen Behandlung der Insuffizienz die psychische und die als Trägerin derselben dienende physikalische Therapie nicht zu vernachlässigen. Namentlich chronisch Herzkranke sind leichter getröstet, wenn man sich um sie recht bemüht. Sie wollen, daß mit ihnen etwas geschieht, und manches unnütze Medikament kann durch die physikalischen Methoden ersetzt werden, ganz abgesehen von deren nicht zu bestreitenden tatsächlich günstigen Wirkung. Eine vorsichtige Streichmassage wirkt zirkulationsverbessernd, die Vibrationsmassage auch bei organisch Herzkranken subjektiv wohltätig, und beide kann man sogar von ungeschultem Personal im Hause des Kranken ohne Aufwand durchführen. Selbst die Widerstandsgymnastik kann man verständigen Angehörigen ausreichend beibringen. Von hydrotherapeutischen Verfahren lassen sich Teilwaschungen und Herzkühlungen ohne Aufwand einrichten. Auch die lokalen Heißanwendungen[1] nach Hauffe sind eines Versuches wert. Ihre Indikation, soweit es sich um die Bekämpfung von Erscheinungen der Herzinsuffizienz handelt, sind bekanntlich davon abhängig, ob man dem Herzen noch eine gewisse Leistung zumuten kann. Das Herz darf also nicht schwer dekompensiert sein, sondern muß noch eine gewisse Reservekraft zur Verfügung haben, sonst muß die Herzschwäche erst durch Ruhe und Medikamente so weit gebessert werden, daß die Bäder Erfolg haben können. Ich rate stets, daß das erste Bad, mag es sich um ein einfaches Halbbad oder um ein kohlensaures Bad handeln, in Gegenwart des Arztes genommen wird, damit der Arzt sich überzeugt, wie das Bad dem Kranken bekommt und auch, ob alle Vorsichts-

---

[1] D. h. Dampf, Heißluft, heißes Wasser. Vgl. Hauffe, Die physikalische Therapie des praktischen Arztes. Med. Klinik, 1925, S. 1811 u. 1926, S. 65. Ferner: Die physikalische Therapie des prakt. Arztes, Herleitung allgemein gültiger Behandlungsregeln. Urban & Schwarzenberg, Berlin-Wien, 1926.

maßregeln zur Vermeidung unnötiger Anstrengung des Kranken neben der richtigen Dosierung und Temperatur innegehalten werden. Insbesondere schicke man keinen Kranken in einen Kurort für Herzkranke, ohne sich vorher von der Verträglichkeit eines Bades für ihn überzeugt zu haben. Ich weiß aus meiner Marburger Zeit, wieviel Kranke mit falscher Indikation nach Nauheim beispielsweise geschickt werden und das Geld für die Badereise unnütz ausgeben.

Der Besprechung der Kreislaufinsuffizienz mögen einige Worte über die Behandlung der Rhythmusstörungen angefügt werden. Vorhofflimmern kann in manchen Fällen durch Chinidin beseitigt werden. Es muß aber vor seiner Gabe die etwa bestehende Insuffizienz behoben werden. In anderen Fällen bewährt sich die alte Vorschrift Fol. Digitalis mit Chinin in Pillenform für längere Zeit in kleinen Dosen zu geben, namentlich bei Mitralstenosen mit perpetueller Arythmie. Da man sowohl vom Chinidin wie von Digitalis mit Chinin nur kleine Mengen braucht, sind diese Verordnungen doch nicht zu kostspielig. Bei Extrasystolie muß zunächst sorgfältig untersucht werden, ob etwa ein auslösendes Moment, z. B. Würmer, gefunden werden kann, im übrigen bewährt sich gleichfalls Chinidin, kleine Dosen Digitalis oder Strychnin. Bei Leitungsstörungen soll wenigstens ein Versuch mit einer Kombination von Atropin und Physostigmin nach Semerau gemacht werden (zweimal täglich $1/4$—1 mg Physostigmin und $1/4$—$3/4$ mg Atropin subkutan). An diesen Medikationen bei Arythmien kann kaum gespart werden, ebensowenig wie bei den arteriosklerotischen Störungen und bei der einfachen Hypertonie, sofern nur folgendes beachtet wird:

Bei arteriosklerotischen Störungen wird noch immer ziemlich gedankenlos Jod verordnet, das bekanntlich recht teuer ist (10 g 1,60 M.). Ich habe mich, ausgenommen bei den auf luischer Basis entstandenen Formen, eigentlich von einer deutlichen Wirkung des Jods auf Arteriosklerose nie recht überzeugen können und glaube, daß man Jod ganz vermeiden oder wenigstens erst anwenden soll, wenn man auf andere Weise nicht zum Ziele kommt[1]. Sehr wirksam und billig ist die Anwendung von

---

[1] Man vergleiche übrigens die Abhandlung von W. Frey in diesem Hefte und namentlich das dort über die quellungssteigernde Wirkung des Jods Gesagte. Will man Jodpräparate anwenden, so wähle man die einfachen Salze Jodnatrium oder Jodkalium in kleinen Dosen oder das wohlfeile Dijodyl. Neuerdings ist wegen der Quellungswirkung, besonders auf die Untersuchungen der v. Bergmannschen Klinik hin, auch Rhodan und zwar in Form des Rhodalcids empfohlen worden.

Nitriten, entweder in Form der bekannten Lauder-Bruntonschen Vorschrift (0,03 Natr. nitros. mit 1,2 Kal. nitric. und 1,8 Natr. bicarbon. in $^1/_4$ l Wasser morgens nüchtern) oder 1 ccm einer 2 vH Lösung des Natr. nitros. intravenös. Ich habe mich nicht überzeugen können, daß etwa ein Präparat wie Nitroskleran besser wirkt. Natürlich wird man bei schwereren Störungen das Nitroglyzerin oder das Erythroltetranitrat oder das Amylnitrit nicht unversucht lassen.

Als kaum entbehrlich für die Behandlung von arteriosklerotischen und hypertonischen Beschwerden möchte ich auch die neueren Kampfer-, Papaverin-, Kalzium- und Theobrominpräparate bezeichnen, als Beispiele nenne ich nur das Perichol und das Kalzium-Diuretin. Daß man auch Brom und zwar in der billigsten Verordnungsweise bei Hypertonie mit Nutzen anwenden kann, sei beiläufig bemerkt. Überflüssig, wenn auch in manchen Fällen nicht ganz ohne Wirkung, erscheinen mir die Organpräparate, wie Animasa, Telatuten u. ä. Ebenso wird man das für manche Fälle von Hochdruck neuerdings empfohlene Vakzineurin nur ganz ausnahmsweise anwenden.

Von physikalischen Methoden möchte ich in erster Linie die ohne jede Kosten auch in der Häuslichkeit anwendbaren Wechselfußbäder empfehlen. Sie wirken besonders bei arteriosklerotischem Schwindel ausgezeichnet. Dagegen sind Methoden wie die Behandlung mit Höhensonne oder gar mit Hochfrequenzströmen teuer und entbehrlich.

Übereinstimmung besteht darüber, daß die luischen Erkrankungen des Zirkulationsapparates, in erster Linie die Aortitis luica, spezifisch, und zwar lange Zeit mit wiederholten Kuren behandelt werden müssen.

Zum Schluß seien noch einige Worte über die Behandlung der nervösen Herzstörungen gesagt. Auch hier gilt, daß eine genaue Diagnose die wohlfeilste Therapie ermöglicht. Man denke nur daran, wie oft thyreotoxische Störungen nicht als solche erkannt werden, sondern für rein nervöse angesehen werden. Bei ihnen kann eine gegen die übermäßige Schilddrüsenwirkung gerichtete Behandlung, mag sie in der Röntgenbestrahlung oder der Operation oder in der Gabe von Antithyreoidinserum, in elektrischer Behandlung des Sympathikus oder in der Verabreichung sehr kleiner Jodmengen bestehen, rasche Heilung oder wenigstens Besserung bringen, während eine nur gegen die nervöse Komponente des Krankheitsbildes gerichtete Therapie zum mindesten den Erfolg hinausschiebt. Im übrigen ist man sich heute darüber einig, daß bei den nervösen Störungen die p s y c h i s c h e Behandlung die wirksamste, wenn nicht die einzig wirksame ist. Die psychische Behandlung kann aber sicher, auch wenn sie glaubt, arzneiliche oder physikalische Methoden als Suggestionsträger nicht entbehren zu können, wohlfeil gestaltet werden.

Ich verordne z. B. an Stelle der teuren modernen Valerianapräparate seit langem die Tinct. Valerian. aether. mit Tinct. Asae foet. und sehe davon ebenso gute Erfolge. Es kommt ja doch nur darauf an, derartigen Kranken den Glauben an die Wirksamkeit zu suggerieren.

9. Sparsame, sachgemäße Behandlung Zuckerkranker[1].

Von Prof. Dr. O. Minkowski-Wiesbaden.

Bis in die neueste Zeit hinein zählte man die Zuckerkrankheit zu den Leiden, deren Prognose ganz besonders durch die soziale Lage und die Vermögensverhältnisse des Kranken bestimmt wurde. Neben manchem anderen kam dabei in erster Linie der Umstand in Betracht, daß die Durchführung einer ausreichenden und zweckmäßigen Ernährung, wie sie für die Behandlung der Zuckerkrankheit notwendig erschien, übermäßige Anforderungen an die finanzielle Leistungsfähigkeit des Kranken stellte. Namentlich waren es die großen Fleisch- und Fettmengen, die man für erforderlich hielt, deren Beschaffung den Minderbegüterten schwerfiel.

In dieser Beziehung ist in neuerer Zeit eine gewisse Wandlung eingetreten. Es waren vor allem die Erfahrungen während des Krieges in der Zeit der allgemeinen Nahrungsmittelknappheit, die gezeigt haben, daß es durchaus nicht zweckmäßig war, den Zuckerkranken zum Ersatz für die schlecht verwertbaren Kohlenhydrate übermäßige Mengen von anderen Nahrungsstoffen zuzuführen, daß vielmehr, wie viele Autoren, vor allem Naunyn und seine Schule, schon längst behauptet hatten, eine Herabsetzung der Ansprüche an den Stoffumsatz durch möglichst weitgehende Einschränkung der Gesamtkost für den Diabetiker gewisse Vorteile bieten kann, und daß insbesondere eine Verminderung der Eiweiß- und namentlich der Fleischzufuhr in vielen Fällen noch wichtiger sein kann als die Beschränkung der Kohlenhydratzufuhr.

So ist denn gerade die den Anschauungen der neueren Zeit angepaßte Behandlung der Zuckerkrankheit gleichzeitig auch eine

---

[1] Ursprünglich abgedruckt in: Therapie der Gegenwart 1925, H. 5.

wirtschaftlichere geworden; dieses um so mehr, je eher sie geeignet ist, das nächste Ziel der Behandlung, die Beseitigung der Zuckerausscheidung, zu erreichen. Denn am unwirtschaftlichsten ist zweifellos eine solche Ernährungsweise des Zuckerkranken, bei der ein großer Teil der mit der Nahrung zugeführten Energie unausgenutzt durch die Zuckerausscheidung im Harne vergeudet wird[1]. Berücksichtigt man auch noch den Umstand, daß der sich selbst überlassene Zuckerkranke durch die fortschreitende Steigerung seines Hunger- und Durstgefühls immer mehr dazu veranlaßt wird, übermäßige Nahrungsmengen zuzuführen und dadurch seinen Krankheitszustand zu verschlimmern, so muß als die wichtigste Aufgabe gerade auch in wirtschaftlicher Beziehung die rechtzeitige Erkennung und sachgemäße Behandlung der Zuckerkrankheit bezeichnet werden.

In dieser Hinsicht ist zu verlangen, daß möglichst bei jedem Kranken, der aus irgendeinem Grunde in ärztliche Behandlung kommt, auch der Urin auf Zucker untersucht wird, was leider gerade bei den schlecht honorierten und überlasteten Kassenärzten gar zu häufig unterbleibt.

Wird eine Zuckerausscheidung im Harn festgestellt, so muß der Arzt zunächst unbedingt durch genaue Bestimmung der gesamten, in 24 Stunden ausgeschiedenen Zuckermenge und Berücksichtigung der in der gleichen Zeit zugeführten Nahrung ein Urteil über die Schwere der Erkrankung zu gewinnen suchen. Die Prüfung auf Azetessigsäure vermittels der Eisenchloridreaktion darf dabei nicht unterlassen werden.

Die Behandlung ist stets den Verhältnissen des Einzelfalles anzupassen, und der Erfolg nicht nur durch die Harnuntersuchung, sondern auch durch Beachtung des Körpergewichtes, des Wohlbefindens und der Leistungsfähigkeit des Patienten zu kontrollieren. Auch eine für den gegebenen Fall unnötige, übermäßig strenge Diät ist unwirtschaftlich, schon weil sie geeignet ist, die körperliche Leistungsfähigkeit des Patienten zu verringern.

Die Regelung der Nahrungszufuhr bleibt unter allen Umständen die wichtigste Aufgabe der Behandlung. In Fällen, die von vornherein als leicht zu erkennen sind, genügen oft einige wenige, leicht durchführbare Änderungen der gewohnten Ernährungsweise — über letztere muß aber der Arzt unbedingt genau orientiert sein —, um möglichst ohne Störung der Berufstätigkeit den Kranken zuckerfrei und leistungsfähig zu erhalten.

---

[1] Ein Zuckerkranker scheidet z. B. bei 3 l Tagesharn mit 5 vH rund 150 g Zucker mit einem Brennwert von rund 600 Kal. aus.

Im allgemeinen aber wird es erforderlich sein, sich über die Besonderheiten des Einzelfalles durch eine genaue Toleranzbestimmung zu orientieren. Wenn der Arzt mit der Ernährungsbehandlung vertraut ist, und der Kranke genügend Intelligenz und Zuverlässigkeit besitzt, um die quantitativen Vorschriften genau durchführen zu können, so läßt sich eine solche Toleranzbestimmung auch außerhalb eines Krankenhauses leicht ermöglichen. In vielen Fällen auch von leichteren, besonders aber in allen Fällen von mittelschwerem Diabetes wird es ratsam sein, den Kranken einer Krankenanstalt zu überweisen, in der eine solche Toleranzbestimmung in wenigen Tagen durchzuführen ist. Die Verpflegungskosten und der Arbeitsverlust bringen sich in der Regel dadurch ein, daß für die Behandlung sichere Anhaltspunkte gewonnen und ihr Erfolg in um so kürzerer Zeit erreicht werden kann. Nur darf man dabei nicht vergessen, daß die Toleranz für Kohlenhydrate nicht allein von dem Gehalt der Nahrung an zuckergebenden Substanzen, sondern auch von ihrer sonstigen Zusammensetzung und anderen Einflüssen abhängt und im Laufe der Zeit sich auch ändern kann.

Als Ausgangspunkt für eine Kostordnung, die man nach Bedarf nach der einen oder anderen Richtung umgestalten kann, wählt man zweckmäßig eine Nahrung, die etwa 1 g Eiweiß und ca. 25—35 Kalorien je Kilogramm Körpergewicht enthält, wobei das Gesamtkostmaß dem Körperbestand und den Arbeitsleistungen des Kranken anzupassen ist.

In den leichtesten Fällen, in denen die Zuckerausscheidung im Verhältnis zu den eingeführten Kohlenhydraten so gering ist, daß eine ziemlich erhebliche Toleranz zu erwarten ist, genügt es, die Kohlenhydratzufuhr in der Nahrung zunächst für ein paar Tage auf eine genau bestimmte mäßige Menge, z. B. 100 g zu beschränken, um diese, je nach dem Erfolg, bis zur Toleranzgrenze noch weiter herabzusetzen oder zu steigern.

Im allgemeinen kommt man aber überall da, wo besondere Gegenanzeigen, wie vor allem eine erhebliche Azidose, nicht im Wege stehen, viel schneller zum Ziele, wenn man die Behandlung mit einem möglichst vollständigen Ausschluß der Kohlenhydrate beginnt, um nach Beseitigung der Zuckerausscheidung, wie sie meist in wenigen Tagen zu erreichen ist, genau bestimmte steigende Kohlenhydratzulagen unter Kontrolle des Harns zu gewähren, bis die Toleranzgrenze erreicht ist.

Wo es der Kräfte- und Ernährungszustand nicht verbietet, kann es aus wirtschaftlichen Gründen zweckmäßig sein, die Beobachtungszeit dadurch noch weiter abzukürzen, daß man die

Behandlung mit einer starken Reduktion des gesamten Kostmaßes, eventuell sogar mit einem Hunger- oder Trinktage beginnt, um nach der rasch erzielten Zuckerfreiheit die Nahrungszufuhr bis zu der für den Fall geeigneten Höhe zu steigern. Die suggestive Wirkung des raschen Erfolges macht dann häufig die Kranken geneigter, die weiteren Diätvorschriften zu befolgen.

Grundsätzlich ist dann die Ernährung so zu gestalten, daß die Kohlenhydratzufuhr möglichst unterhalb der Toleranzgrenze bleibt, die Eiweißzufuhr so niedrig gehalten wird, daß sie gerade noch für eine Erhaltung des Eiweißbestandes im Organismus, und nur da, wo es erforderlich erscheint, auch für den unbedingt notwendigen Eiweißansatz ausreicht, und die Fettzufuhr zur Ergänzung des Kalorienbedarfs dienen kann. Daneben muß schon mit Rücksicht auf die unentbehrlichen Salze und Vitamine sowie zur Erzielung des Sättigungsgefühls für eine reichliche Zufuhr von kohlenhydratarmen Vegetabilien gesorgt werden.

Die erforderliche Eiweißmenge braucht dabei nur zum geringen Teile in Form von Fleisch zugeführt zu werden: 100—150 g Fleisch am Tage reichen für die meisten Zuckerkranken vollständig aus. In vielen Fällen empfiehlt es sich, zeitweise noch weniger zu geben, oder auch einzelne fleischfreie Tage einzuschalten. Fette Fleischsorten, wie Schweinefleisch, sind wegen des hohen Nährwertes des Fettes trotz des höheren Preises vorteilhafter als magere. Ein Ersatz des Fleisches durch Seefische, auch durch Heringe, die, um den Durst nicht zu steigern, gut gewässert sein müssen, kann zur Verbilligung der Nahrung beitragen. Im übrigen kann der Eiweißbedarf leicht durch 2—3 Eier, 40—50 g Käse und die in den Vegetabilien enthaltenen Eiweißmengen ausreichend ergänzt werden.

Von den Fetten braucht die teure Butter nicht unbedingt bevorzugt zu werden. Ihr Ersatz durch Speck, Schweineschmalz, Pflanzen- und Kunstfette (Palmin, gute Margarine) kann sogar bei stärkerer Azidose von Vorteil sein. Auf das Verhalten der Verdauungsorgane ist bei der Fettzufuhr besonders Rücksicht zu nehmen. Auch übermäßige Fettzufuhr ist für den Zuckerkranken nicht vorteilhaft, wenn auch durch stärkere Fettzufuhr die Zuckerausscheidung nicht gesteigert wird. Mehr als 120 bis höchstens 150 g Fett braucht ein Zuckerkranker nur selten. Der Fettgehalt in Fleisch, Eiern und Käse ist in Rechnung zu setzen.

Die Kohlenhydrate werden, solange es sich um die Feststellung der für einen bestimmten Fall geeigneten Ernährungsweise handelt, am besten ausschließlich in Form von Brot dargereicht, dann kann dieses nach Bedarf auch durch andere Amylazeen ersetzt werden, indem man z. B. 100 g Kartoffeln = 40 g Brot, 100 g Graupen, Grieß oder Reis = 150 g Brot und 100 g Haferpräparate (mit etwas größerem Fettgehalt) = 130 g Brot setzt, Leguminosen (Erbsen, Linsen, Bohnen) sind in ihrem Kohlenhydratgehalt dem Brote annähernd gleichzusetzen, zeichnen sich aber durch höheren Eiweißgehalt aus.

Die Unterschiede in dem Kohlenhydratgehalt der verschiedenen Brotsorten kommen praktisch nicht in Betracht. Sie sind nicht erheblicher als die Schwankungen des Wassergehaltes bei verschiedener Backweise. Das Verhalten der Verdauungsorgane kann bestimmend für die Wahl der verschiedenen Brotsorten sein. Die schlechtere Ausnutzung der Kohlenhydrate in den gröberen Brotsorten (Schrotbrot, Grahambrot, Ganzbrot) wird meist dadurch ausgeglichen, daß die Patienten häufig in dem Glauben, diese Brotarten seien für sie besonders vorteilhaft, übermäßige Mengen von ihnen genießen. Aus diesem Grunde erweisen sich die verschiedenen, als Ersatz für das Brot speziell für Zuckerkranke empfohlenen Gebäcke oft als besonders nachteilig. Alle diese „Diabetikergebäcke" sind vollkommen entbehrlich und unwirtschaftlich. Die Differenz in ihrem Kohlenhydratgehalt ist meist nicht so groß, daß sie nicht durch eine geringe Herabsetzung der Brotmenge ausgeglichen werden könnte. Die fast vollkommen kohlenhydratfreien Gebäcke, wie das Glutenbrot, können nicht als Brot gelten, wenn sie auch äußerlich wie solches aussehen. Geröstetes Brot und Zwieback bietet für den Diabetiker keinen Vorteil, auch wenn der dem geringeren Wassergehalt entsprechende höhere Kohlenhydratgehalt bei der Bemessung der gestatteten Menge in Rechnung gesetzt wird. Die erhöhte Verwertbarkeit des durch das Rösten karamelisierten Anteils der Kohlenhydrate wird durch die leichtere Löslichkeit und schnellere Resorption der durch die Überhitzung aufgeschlossenen, aber noch nicht in Karamel umgewandelten Stärke mindestens ausgeglichen.

Der Kohlenhydratgehalt der für den Diabetiker erlaubten Gemüse (Kohlarten, Spinat, Mangold, Schnittbohnen, Gurken, Tomaten usw.) braucht, auch wenn er zum Teil etwas höher ist, infolge der ungenügenden Ausnutzung im Darme durchschnittlich nur mit etwa 3 vH in Rechnung gesetzt zu werden. In den östlichen Provinzen Deutschlands machte in den letzten Jahren besonders in den Wintermonaten die Beschaffung dieser Nahrungsmittel vielleicht in wirtschaftlicher Beziehung die größten Schwierigkeiten bei der Ernährung der Zuckerkranken. Der Zwang, sich auf die billigen und noch am leichtesten zu beschaffenden Kohlarten zu beschränken, führt oft infolge der Einförmigkeit der Ernährung zu schwer überwindlicher Abneigung gegen den Genuß dieser Vegetabilien. Doch lassen sich bei gutem Willen bei Hinweis auf die Unentbehrlichkeit dieser für den Diabetiker besonders wichtigen Nahrungsmittel, durch geeignete Zubereitung und Abwechslung in den erreichbaren Pflanzenarten die Schwierigkeiten überwinden. Geringe Mengen (100—150 gr) von Obst — mit Ausnahme von Weintrauben — können in den meisten Fällen um so eher gestattet werden, als der in ihm enthaltene Fruchtzucker auch im diabetischen Organismus noch leichter verwertet werden kann.

Von Getränken ist vor allem das Bier ganz zu verbieten. Mäßige Mengen zuckerfreier Spirituosen können ausnahmsweise, besonders bei der Durchführung von Unterernährungskuren, sich nützlich erweisen, brauchen aber zu regelmäßigem Genuß nicht empfohlen zu werden. Bei Kaffeesurrogaten ist der Malzgehalt zu berücksichtigen. Leichter Tee ist im allgemeinen vorzuziehen. Milch ist in der Regel nur in kleineren Mengen ($^1/_4$—$^1/_2$ l) unter Beachtung ihrer individuell verschiedenen Bekömmlichkeit zu verwenden. Ihr Kohlenhydratgehalt braucht nicht voll in Anrechnung gebracht zu werden, da der Milchzucker bei seiner Spaltung nur zur Hälfte direkt in Traubenzucker übergeht. Das andere Spaltungsprodukt, die Galaktose, wird — ebenso wie die Lävulose — in mäßigen Mengen auch vom Diabetiker verwertet, bei fortgesetztem Gebrauch kann sie aber auch zur vermehrten Glykogenbildung und damit indirekt zur Steigerung der Traubenzuckerausscheidung führen. Rahm ist für den Diabetiker geeigneter als Milch, aber relativ teurer. Immerhin läßt sich durch Abrahmen der im Haushalt gebrauchten Vollmilch für einen einzelnen Diabetiker in einer größeren Familie oft eine gewisse Menge Rahm ohne besondere Kosten gewinnen. Magermilch oder gar Buttermilch ist für Zuckerkranke besonders ungeeignet, da sie den vollen Zuckergehalt bei geringem Fettgehalt aufweist. In der sauren Milch ist nur ein geringer Bruchteil ($^1/_5$—$^1/_6$) der Kohlenhydrate vergoren; sie ist daher keineswegs als ein für Diabetische besonders geeignetes Nahrungsmittel anzusehen.

Die als Zuckerersatz vielfach verwendeten Süßstoffe (Saccharin, Kristallose, Dulcin) sind zwar, wenn sie in geringen Mengen zugeführt werden, unschädlich, sie besitzen aber keinen Nährwert und müssen daher als entbehrlich bezeichnet werden. Als wirklicher Ersatz für die in den Kohlenhydraten der Nahrung gegebenen Energiequellen können aber die aus karamelisierten, d. h. nur unwesentlich über den Siedepunkt hinaus erhitzten, Kohlenhydraten dargestellten Zuckeranhydride (Glukosane) angesehen werden. Sie steigern weder den Blutzuckergehalt noch die Zuckerausscheidung im Harne, werden auch im diabetischen Organismus ausgenutzt und wirken durch ihre Oxydation eiweißsparend und antiketogen, d. h. sie setzen die Stickstoffausscheidung herab und verhindern die Bildung von Azetonkörpern. Ein solches unter dem Namen „Salabrose" neuerdings in den Handel gebrachtes Tetraglukosan, dem die Formel $(C_6H_{10}O_5)_4 + 2H_2O$ zukommt, wird in Dosen bis zu 50, selbst 100 g täglich gut vertragen und kann daher bei der Ernährung von Diabetischen gute Dienste leisten. Doch ist sein Preis vorläufig noch so hoch, daß seine Verwendung aus wirtschaftlichen Gründen nur in besonderen Fällen in Betracht kommen kann, wo es geeignet erscheint, die Wirkungen des Insulins bei gefahrdrohenden Zuständen zu unterstützen oder auch bis zu einem gewissen Grade zu ersetzen.

Unter Berücksichtigung der hier hervorgehobenen Gesichtspunkte läßt sich bei gutem Willen in den meisten Fällen von Zuckerkrankheit, wenn sie nicht gerade zu den schwersten Formen gehören, auch unter weniger günstigen äußeren Verhältnissen eine Ernährung durchführen, bei der die Kranken bei erhaltener Arbeitsfähigkeit viele Jahre zuckerfrei bleiben und frei von Beschwerden leben können [1]. Wo es nicht mehr gelingt, dauernd volle Zuckerfreiheit zu erzielen, muß wenigstens dafür gesorgt werden, daß die Zuckerausscheidung stets so gering als möglich bleibt, und von Zeit zu Zeit, etwa zweimal im Jahre, durch Einschaltung von Perioden mit strengerer Diät, wenigstens für

---

[1] Als Beispiel mag folgende Tabelle dienen, deren Analysenwerte dem vom Reichsgesundheitsamte herausgegebenen Buche „Die Ernährung des Menschen" von Otto Kestner und H. W. Knipping in Gemeinschaft mit dem Reichsgesundheitsamt, Verlag von Julius Springer, Berlin 1926, 2. Aufl., entnommen sind.

	Eiweiß g	Fett g	Kohlenhydrate g	Für d. Menschen verwertbare Kalorien
120 g Fleisch (Rindfleisch, mittelfett)	23	9	—	175
2 Eier mittlerer Größe	15	13	0,8	150
40 g fetter Käse	10	12	0,8	150
115—120 g Butter (gesalzen oder ungesalzen), knapp 100 g Schmalz (od. andere fast wasserfreie Fette)	0,9	97	0,6	900
750 g Gemüse (z. B. Wachsbohnen)	15	—	22,5	150
50 g Brot (Weizenvollkornbrot)	4,5	0,5	22,7	102
$^1/_4$ l Kuhmilch (Vollmilch etwa 3,4 vH Fettgehalt)	8,6	8,6	12	158
Zusammen rund:	77,0	140,0	60,0	1785

kürzere Zeiträume, ganz beseitigt wird, wodurch der gesamte Krankheitsverlauf günstig beeinflußt werden kann.

Unbedingt erforderlich ist es aber, volle Zuckerfreiheit zu erstreben, sobald sich komplizierende Erkrankungen einstellen, deren Entstehung erfahrungsgemäß durch Hyperglykämie begünstigt wird, wie Neuralgien, Pruritus, Ekzeme, Furunkulose, Balanitis, Alveolarpyorrhöen und andere Eiterungen oder gar Neigung zu Gangrän. Läßt sich in solchen Fällen eine vollständige Beseitigung der Glykosurie und Hyperglykämie nur durch Diätvorschriften erreichen, bei denen, wie insbesondere bei den Unterernährungskuren mit Einschaltung von Hungertagen, die Arbeitsfähigkeit der Kranken sehr eingeschränkt wird, so empfiehlt es sich, um die Heilung der komplizierenden Erkrankungen zu beschleunigen, vorübergehend von den Wirkungen des Insulins Gebrauch zu machen. Der Preis des Insulins ist in der letzten Zeit schon so herabgesetzt worden, daß die dadurch entstehenden, immerhin nicht unerheblichen Kosten reichlich durch die Abkürzung der Krankheitsdauer wieder eingebracht werden. Nach Heilung der Komplikationen kann in solchen Fällen ohne Bedenken das Insulin wieder fortgelassen werden. Es ist ein Irrtum, wenn vielfach die Ansicht verbreitet ist, daß man eine Insulinbehandlung ohne schwere Gefährdung der Kranken nicht wieder unterbrechen darf. Das gilt nur für die allerschwersten, rasch progredienten Fälle, die ohne Insulinzufuhr überhaupt nicht mehr imstande sind, Kohlenhydrate zu verwerten und dieses Stadium der Krankheit vielleicht gar nicht mehr erlebt hätten, wenn sie nicht mit Insulin behandelt worden wären.

Eine vorübergehende Insulinbehandlung ist besonders auch dann indiziert, wenn es gilt, die Aussichten notwendiger chirurgischer Eingriffe durch Beseitigung der Glykosurie und Hyperglykämie zu verbessern, selbst in Fällen, in denen dieses Ziel eventuell auch noch durch eine strenge Diät erreicht werden könnte. Denn zweifellos gewährt die Insulinbehandlung in solchen Fällen größere Vorteile, weil sie nicht nur eine Beseitigung der Zuckerausscheidung, sondern auch eine für die Wundheilung nützliche bessere Verwertung der Kohlenhydrate sowie eine die Widerstandsfähigkeit und Abwehrleistungen des Organismus steigernde Erhöhung der Eiweißzufuhr ermöglicht und einen sichereren Schutz gegen die Gefahren der Narkose und des postoperativen Coma diabeticum gewähren kann, als die strenge Diät. Auch in solchen Fällen kann meistens nach vollständiger Heilung der Operationswunden die Insulinbehandlung unter entsprechender Anpassung der Diät wieder ohne Bedenken ausgesetzt werden.

In den schweren Fällen von Zuckerkrankheit, die sich durch die Fortdauer der Zuckerausscheidung auch nach dem vollständigen Ausschluß der Kohlenhydratzufuhr aus der Nahrung sowie durch das Auftreten erheblicher Mengen von Azeton, Azetessigsäure und Oxybuttersäure auszeichnen — nicht jede Spur von Azetonurie darf als bedrohlich angesehen werden! — muß bei der Regelung der Diät besondere Vorsicht geübt werden. Eine brüske Entziehung der Kohlenhydrate kann die Azidose so steigern, daß ein Coma diabeticum unmittelbar ausgelöst wird. Wohl lassen sich in solchen Fällen die Gefahren der Azidose auch durch Unterernährungskuren, durch „Kohlenhydratkuren", in Form der Hafer- oder Mehlfrüchte- und ähnlichen Kuren, in Verbindung mit Gemüse- oder Trinktagen — wobei die sehr weitgehende Einschränkung der Eiweißzufuhr eine entscheidende Rolle spielt — erfolgreich bekämpfen, aber das geschieht hier allemal auf Kosten der Arbeitsfähigkeit, und ist daher in wirtschaftlicher Beziehung als besonders unvorteilhaft zu bezeichnen. Nur ausnahmsweise gelingt es, Fälle dieser Art, wenn sie erst ihre Arbeits- und Erwerbsfähigkeit eingebüßt haben, durch längere, in Krankenanstalten durchgeführte sorgfältige diätetische Kuren so weit zu bessern, daß sie für längere Zeit ihrer Berufstätigkeit wiedergegeben werden können, zumal die Fortführung der erforderlichen Lebensweise gerade solchen Kranken außerhalb des Krankenhauses besonders schwerfällt.

Gerade in diesen Fällen zeigt sich aber der gewaltige Fortschritt, der durch die Insulinbehandlung des Diabetes erreicht ist. Es ist erstaunlich, wie in manchen Fällen dieser Art, insbesondere bei schon stark abgemagerten und geschwächten jugendlichen oder im besten Mannesalter stehenden Zuckerkranken durch eine sachgemäß und verständnisvoll durchgeführte Insulinbehandlung der Ernährungs- und Kräftezustand gehoben und die Arbeitsfähigkeit solcher Kranken wiederhergestellt werden kann.

Allerdings geschieht es offenbar nur selten, daß durch eine länger fortgesetzte Insulinbehandlung in Fällen dieser Art die gesamte Stoffwechsellage nachhaltig so gebessert wird, daß man auf die Zufuhr des Insulins wieder verzichten kann, und es läßt sich vorläufig auch noch nicht beurteilen, wie lange überhaupt die versagende Funktion der Bauchspeicheldrüse durch die künstliche Zufuhr des fehlenden Hormons mit Erfolg ersetzt werden kann. Es könnte daher zweifelhaft erscheinen, ob im ganzen genommen die hohen Kosten einer dauernd weiterzuführenden Insulinbehandlung solcher schweren Fälle durch den erzielten Nutzen einigermaßen wieder eingebracht werden könnten. Aber es ist sicher, und wird auch insbesondere von allen Stellen anerkannt, die dazu berufen sind, für die wirtschaftlich Schwachen einzutreten, daß man den Wert einer Erhaltung der Gesundheit und Arbeitsfähigkeit nicht als ein einfaches Rechenexempel auffassen darf. Es ist daher nur zu wünschen, daß da, wo die Kosten einer solchen Insulinbehandlung nicht von dem Kranken selbst bestritten werden können, Träger der Wohlfahrtspflege und der Kranken- und Invalidenversicherung die Mittel für die Fortführung einer erforderlichen Insulinbehandlung auch in schweren und weniger aussichtsreichen Fällen ebenso freigebig zur Verfügung stellen möchten, wie es bei der Behandlung von Tuberkulösen vielfach ohne Rücksicht auf den im Einzelfalle zu erwartenden Erfolg geschieht. Hier wie dort läßt sich ja eine scharfe Grenze zwischen einer aussichtsvollen und aussichtslosen Behandlung nicht ziehen und im Einzelfalle nicht vorhersehen, ob der Erfolg den aufgewendeten Kosten entsprechen dürfte. Die bei den gegenwärtigen Preisen auf durchschnittlich 0,50—1,00 M. pro Tag zu veranschlagenden Kosten einer Insulinbehandlung sollten daher kein Hindernis für die Fortführung einer solchen Behandlung in Fällen bieten, in denen auch nur die Möglichkeit einer Verlängerung des Lebens gegeben ist.

Daß bei drohendem oder schon ausgesprochenem **diabetischen Koma**, bei dem die Zufuhr großer Insulinmengen als das sicherste und meist einzige wirklich lebensrettende Mittel bezeichnet werden darf, dieses Mittel ohne Rücksicht auf die Kosten angewandt werden muß, braucht kaum besonders hervorgehoben zu werden. Der Umstand, daß das Insulin vorläufig nur in Form von subkutanen Injektionen verwendet werden kann, bietet eine gewisse, doch nicht unüberwindliche Schwierigkeit. Andere Darreichungsformen, wie die stomachalen und perlingualen, sind schon aus wirtschaftlichen Gründen abzulehnen. Wenn auch eine geringe Wirksamkeit per os zugeführter guter Insulinpräparate durch besondere Maßnahmen mitunter erzielt werden kann, so sind diese Wirkungen bis jetzt noch so unbedeutend und unsicher, daß sie vorläufig für praktische Zwecke nicht in Betracht kommen können. Gewisse Scheinwirkungen, die einzelne Autoren mit den Fornetschen Insulinpillen erzielt haben wollen, konnten durch einwandfreie Nachprüfungen nicht bestätigt werden[1].

---

[1] In bezug auf alle Einzelheiten (Technik, Indikation usw.) bei der Durchführung der Insulinbehandlung Zuckerkranker verweise ich auf die im Verlage von J. F. Bergmann in München 1925 erschienene Anleitung meines bisherigen Mitarbeiters und Leiters meiner Privatklinik, Dr. E. Foerster, Bad Neuenahr, „Die Insulinbehandlung der Zuckerkrankheit (Ein Wegweiser für die ärztliche Praxis)".

Außer den aus der Bauchspeicheldrüse gewonnenen Präparaten gab es bis jetzt keine Arzneien, denen mit Sicherheit irgendwelche günstigen Wirkungen auf den Verlauf der Zuckerkrankheit zugeschrieben werden konnten, so vieles auch zu diesem Zwecke empfohlen wurde. Abgesehen von den Mitteln, die gelegentlich zur Behandlung von Komplikationen oder zur Bekämpfung bestimmter Beschwerden bei Zuckerkranken angezeigt sein können, mußten daher außer dem Insulin alle anderen zur Heilung der Zuckerkrankheit bisher empfohlenen Medikamente als entbehrlich und unwirtschaftlich bezeichnet werden. Die scheinbaren Erfolge, die manchen Medikamenten, namentlich auch solchen, die als Geheimmittel angepriesen werden, nicht selten zugeschrieben wurden, beruhten meistens auf der gleichzeitigen Befolgung von mehr oder minder zweckmäßigen Diätvorschriften. Zum Teil beschränkt sich die Wirkung mancher Mittel auf eine Beeinträchtigung der Kohlenhydratausnutzung im Darme oder auf eine Steigerung der Gärungsvorgänge in den Verdauungsorganen, die in ihrem Enderfolge einer Beschränkung der Kohlenhydratzufuhr gleichkommen und daher eigentlich nur eine Verschwendung von Nahrungsmitteln bedeuten. Doch ist es in neuester Zeit gelungen, Heilmittel herzustellen, die in ähnlicher Weise wirken, wie das Pankreashormon, d. h. tatsächlich die Verwertung der Kohlenhydrate im Organismus begünstigen. Eine solche synthetisch nach den Angaben von E. Frank hergestellte Substanz, Synthalin, hat sich nach den Beobachtungen von Nothmann und Wagner an meiner Klinik auch bei Darreichung per os als sehr wirksam gezeigt. Doch ist sie nicht frei von störenden Nebenwirkungen und ist daher nur mit Vorsicht für manche Fälle als ein Ersatzmittel des Insulins für die Behandlung minderbemittelter Patienten zu verwenden. Es ist zu erwarten, daß in absehbarer Zeit das Präparat noch verbessert werden wird.

Eine gewisse Wirkung der Heilquellen bei der Zuckerkrankheit soll hier nicht in Abrede gestellt werden. Die Erfolge der Behandlung in Kurorten hängen nicht nur von der spezifischen Wirkung der Mineralwässer ab, sondern von vielem anderen, was nicht von Kranken ausgenutzt werden kann, die nur über beschränkte Mittel verfügen. Kuren in Badeorten eignen sich im allgemeinen nicht für Zuckerkranke, die sparen wollen oder müssen! Ihre Wirkungen können auch vollkommen durch die hier besprochenen Behandlungsmethoden ersetzt werden.

10. Sparsame, sachgemäße Behandlung Asthmatischer[1].

Von Prof. Dr. P. Morawitz, Leipzig.

Die Frage der wirtschaftlichen und doch sachgemäßen Behandlung Asthmakranker ist praktisch nicht bedeutungslos. Die Zahl der Asthmatiker ist bekanntlich sehr groß. Fast jeder zählt im Kreise seiner weiteren oder engeren Verwandtschaft einen oder mehrere Asthmakranke. Legt man allerdings einem Überblicke über die Häufigkeit des Asthma nervosum nur die Statistiken der Krankenhäuser zugrunde, so kommt man zu recht geringen Zahlen: in der Greifswalder und Würzburger Klinik z. B. nur etwa 0,5 vH sämtlicher Aufnahmen. Es ist aber klar, daß man auf diesem Wege ein falsches Bild von der Verbreitung des Bronchialasthma erhalten muß; denn die meisten Asthmakranken suchen das Krankenhaus nicht auf, sondern lassen sich ambulant behandeln oder behandeln sich selbst. So kommt es z. B., daß ich in der Privatpraxis verhältnismäßig viel mehr Asthmatiker sehe als unter den Patienten der Klinik.

Neben der Häufigkeit des Asthma bronchiale ist es noch eine andere Tatsache, die eine kurze Darstellung einer rationellen Therapie dieser Krankheit wünschenswert erscheinen läßt. Es gibt nämlich kaum ein Gebiet der Medizin, auf dem der Unfug, immer neue Präparate unter verschiedenen, schönklingenden Namen auf den Markt zu werfen, so üppig wuchert. In manchen dieser Fälle kann man getrost von einem Geheimmittelschwindel sprechen. Denn viele dieser Mittel enthalten nichts anderes, als unsere längst gekannten und erprobten Präparate und müssen viel teurer bezahlt werden. Eine Behandlung mit Geheimmitteln kann daher nie wirtschaftlich sein.

Woher kommt dieses Chaos in der Asthmatherapie? Woher kommt es, daß der eine Arzt diese, der andere jene Art der Behandlung rühmt, während viele resigniert der Meinung Ausdruck geben, daß wir überhaupt noch keine rationelle Therapie des Asthma kennen und das Stadium tastender Versuche, das Stadium des Probierens, noch nicht überwunden haben?

Liegt es vielleicht daran, daß der Zustand, den wir Asthma bronchiale nennen, trotz aller Einheitlichkeit der klinischen Symptome gar nicht eine Krankheitseinheit darstellt, sondern eine Gewebsreaktion ist, deren Ursachen sehr verschieden sein können? Das wird heute in der Tat vielfach vermutet (z. B.

---

[1] Ursprünglich abgedruckt in: Fortschritte der Therapie, Fischers mediz. Buchhdlg. H. Kornfeld, Berlin W 62, 1925, Nr. 4 und 5.

Kaemmerer) (1), im Gegensatze zu der bisher vorwaltenden klassischen Asthmalehre, die auf Willis, Laënnec, Trousseau zurückgeht und das Asthma als klinische und ätiologische Einheit betrachtet.

Wie bei vielen Krankheiten müssen wir auch beim Asthma nicht von einer einzigen Ursache, sondern von einer Anzahl von Bedingungen sprechen, die zusammentreffen müssen, damit Asthma entsteht. Diese Bedingungen sind teils endogener Natur, teils exogener. Will man sich eine Vorstellung von den endogenen Faktoren des Asthmas machen, so wird man in erster Reihe an eine besondere Beschaffenheit des Atemzentrums zu denken haben, wobei dieses Wort im weitesten Sinne zu verstehen ist. Diese abnorme Reaktionsbereitschaft gewisser Teile des Zentralnervensystems wurde bisher in den Mittelpunkt des Asthmakomplexes gestellt. Das war das Einheitliche, das war jener Faktor, der auch die lange bekannte Heredität des Bronchialasthmas bestimmte. Den exogenen Faktoren wurde lediglich sekundäre Bedeutung im Sinne auslösender Momente zugeschrieben. Daß diese exogenen Faktoren ungemein mannigfaltiger Natur sein können, war lange bekannt (Staehelin (2), Morawitz (3).

In den letzten Jahren hat sich aber unzweifelhaft ein Umschwung vollzogen; es sind eine Reihe von Tatsachen bekanntgeworden, die jene exogenen Faktoren doch wieder sehr in den Vordergrund rücken. Auf diese Dinge muß ich hier wenigstens kurz eingehen, da sie zeigen, wie schwer es ist, gerade in der jetzigen Zeit der Umformung des Asthmabegriffes über Asthmatherapie zu schreiben. Da sind erstens die Anschauungen amerikanischer und englischer Autoren (Walker (4), Ramirez (5) u. a.) zu nennen, die in dem Asthma einen Zustand angeborener oder erworbener Proteinüberempfindlichkeit sehen. Trifft diese Anschauung zu, dann ist es für die Therapie natürlich von höchster Bedeutung, die Proteine, gegen die eine Überempfindlichkeit besteht, kennenzulernen, um eine wirklich kausale Therapie des Asthmas treiben zu können. Als Vorläufer dieser neuen Anschauungen über Asthma kann man die Arbeiten über die Pathogenese des Heufiebers ansehen. Außerdem hatte schon 1910 Schittenhelm (6) auf die Ähnlichkeit des Bronchialasthmas mit anaphylaktischen Zuständen hingewiesen.

Noch eine andere Tatsache muß zu Gedanken darüber Anlaß geben, ob wirklich das endogene Moment, jene hypothetische angeborene Reizbarkeit des Atemzentrums, in der Asthmagenese so bedeutungsvoll ist, als man früher annahm. In gewissen Berufen (Arbeiter in Serumfabriken, Apotheker, die mit Ipecacuanha zu tun haben, Fellfärber (Curschmann (7)) häufen sich die Asthmaerkrankungen derart, daß gar nicht die Rede davon sein kann, es handle sich hier nur um Menschen mit einer angeborenen Asthmadisposition im gewöhnlichen Sinne des Wortes. Es scheint fast, daß bei geeigneter und genügend intensiver Einwirkung der exogenen Asthmafaktoren fast jeder Mensch oder doch wenigstens sehr viele asthmatisch gemacht werden können (Storm van Leeuwen (8)). Einen guten Überblick über diese, hauptsächlich in der ausländischen Literatur niedergelegten neuen Befunde gibt Eskuchen (9).

Es würde unrichtig sein, bei Besprechung der Asthmatherapie an diesen Vorstellungen vorüberzugehen, wenngleich ich gestehen muß, daß ihre praktische Auswirkung bei uns in Deutschland bisher eine auffallend geringe geblieben ist. Das hängt zum Teil mit technischen Schwierigkeiten der spezifischen Proteinkörpertherapie zusammen, z. T. aber wohl auch damit, daß selbst in den erfahrensten Händen die auf diese Weise zu erfassenden Asthmafälle nur einen sehr kleinen Bruchteil der Gesamtzahl darstellen. Für den Praktiker kommt heute jedenfalls die Proteinkörpertherapie des Asthma nur in sehr beschränktem Umfange in Frage; doch kann uns die Zukunft gerade hier bald Neues bringen.

Trotz dieser noch sehr ungeklärten Lage und der auseinandergehenden Anschauungen über das Wesen des Asthma wird man sagen dürfen, daß wir in den meisten Fällen doch imstande sind, dem Asthmatiker zu helfen. Von den wohl 200 Asthmakranken, die ich im Laufe der Jahre in stationärer Behandlung gehabt habe, sind nur sehr wenige ungebessert entlassen worden. Gewiß mag das, wie Staehelin meint, z. T. auf die Ruhe und die bessere Pflege im Krankenhause zu beziehen sein; denn man sieht oft schnelle Rückfälle bei Rückkehr in die alten Lebensbedingungen. Daß aber die Therapie an dieser Besserung doch auch einen großen Anteil hat, davon bin ich fest überzeugt.

Es erscheint zweckmäßig, zwischen der **Behandlung des Asthmaanfalles** selbst und der **Behandlung außerhalb der Anfälle** zu unterscheiden.

I. Behandlung im Anfall.

1. **Injektionen.** Am schnellsten und wirksamsten kupiert man unzweifelhaft den Asthmaanfall durch subkutane Injektion wirksamer Medikamente.

a) **Morphin und Verwandte** (Pantopon, Heroin und Dionin). Die Wirkung dieser Präparate ist im Asthmaanfall zwar sehr sicher, man hat weniger Versager als mit den anderen Mitteln, aber es wird trotzdem sehr mit Recht vor der Anwendung des Morphins gewarnt. Ich will gerne zugeben, daß es Fälle gibt, in denen man mit keinem anderen Mittel zum Ziele kommt. Aber diese Fälle sind sehr selten. Es scheint, daß in der Praxis vom Morphin im Asthmaanfall glücklicherweise nur selten Gebrauch gemacht wird. Wenigstens habe ich unter meinen Asthmatikern bisher nur einen sicheren Morphinisten gesehen.

b) **Atropin.** Man injiziert 1 mg Atr. sulfur. subkutan. Die Wirkung dieses alten klassischen Asthmamittels ist unsicher.

Etwa in der Hälfte der Fälle hat man Versager. Es scheint, daß nur jene Asthmafälle auf Atropin gut reagieren, bei denen der Bronchospasmus im Vordergrunde steht, Schleimhautschwellung und vermehrte Sekretion dagegen zurücktreten. Wirkt Atropin nicht schnell, dann gehe man ohne lange weitere Versuche zum Adrenalin über.

c) **Adrenalin.** Subkutane resp. intramuskuläre Adrenalin-Injektionen (0,5—1 cm einer Lösung 1:1000) spielen seit Kaplan (10) und v. Jagič (11) in der Asthmatherapie eine bedeutsame Rolle. Es gibt allerdings auch hier Versager. Aber sie sind, wie mir wenigstens scheint, seltener als beim Atropin. Die Wirkung ist oft zauberhaft. In 5—10 Minuten kann ein schwerer Anfall vorüber sein. Intravenöse Injektion soll vermieden werden. Stets überzeuge man sich nach dem Einstich durch Anziehen des Stempels, daß man nicht in einer Vene ist. Das Adrenalin ist wegen der Schnelligkeit und Sicherheit seiner Wirkung unzweifelhaft auch das billigste zur Injektion verwendbare Präparat. Ähnlich ist das **Asthmolysin** zu bewerten, das Adrenalin und Hypophysenextrakt enthält. Es gibt einzelne Kranke, die auf Asthmolysin besser reagieren als auf Adrenalin. Bei Neigung zur Spasmophilie und Tetanie (Kinder!) soll man das Adrenalin vermeiden (H. Curschmann (12), Rietschel (13)).

d) **Andere Injektionen.** Bei Kranken, die weder auf Atropin noch Adrenalin reagieren, sind, wie mich vereinzelte eigene Beobachtungen belehrten, noch folgende Mittel zuweilen wirksam:

Euphyllin (Theophyllin-Äthylendiamin) in Dosen von 0,48 intravenös, am besten mit 20 ccm Traubenzuckerlösung (Saccharum amylaceum) verdünnt, langsam injizieren.

Ephedrin, ein adrenalinartig wirkender Stoff pflanzlicher Herkunft, in Dosen von 0,05 subkutan.

Injektionen sind bei allen schweren Asthmaanfällen indiziert. In leichteren Fällen soll man sich nicht dazu verstehen, sondern auf andere Weise Erleichterung zu schaffen suchen. Der Kranke wird sonst zu sehr vom Arzt abhängig, und die Behandlung gestaltet sich kostspieliger, als erforderlich ist.

2. **Räucherungen und Inhalationen.** a) Räucherungen. Diese können in leichteren Fällen den Anfall abkürzen, sollen aber frühzeitig im Beginne des Anfalles angewendet werden. Die meisten Räuchermittel enthalten Belladonna, Solanumarten, manche auch Opium und Salpeter, der als Sauerstoffüberträger wirkt. Der Rauch soll tief und kräftig inhaliert werden, er löst dann Hustenreiz und vermehrte Expektoration aus. Resorbiert wird wahrscheinlich von den wirksamen Pharmacis nur wenig, so

daß die Räuchertherapie trotz des nicht gerade hohen Preises vieler der zahllosen Räucherpulver wahrscheinlich doch teurer ist als die Inhalation fein zerstäubter Medikamente. Ich mache von den Räucherungen nicht mehr viel Gebrauch, nachdem ich die Überlegenheit der Inhalationen und Injektionen kennengelernt habe. Merkwürdig ist es, daß trotz der ziemlich gleichartigen Zusammensetzung der Räucherpulver der eine Kranke diesem, der andere jenem den Vorzug gibt. Ein relativ billiges Pulver, das sich mir bewährte, hat folgende Zusammensetzung:

    Rp. Herb Hyoscyami
        Fol. Stramonii
        Kal. nitrici aa 10,0.

Asthmazigaretten (Espic, Wiener, Abessinische usw.) sind den Räucherungen prinzipiell gleichzusetzen, aber unwirtschaftlicher im Gebrauch.

b) Inhalationen. Kleine Inhalationsapparate, die in der Tasche mitgeführt werden können, haben seit Einführung des Tucker-Apparates große Verbreitung erlangt. Es wird durch die Nase inhaliert, um möglichst schnelle Resorption zu gewährleisten. Wichtig ist eine möglichst feine Verteilung des Medikamentes, da Resorption und Wirkung davon abhängen. Als Inhalationsflüssigkeiten haben sich uns besonders bewährt die Zusammensetzungen nach Stäubli (14) und Edens (15):

    Supraren. hydrochlor. (1 : 1000) 9 ccm
    adde Solut. Atrop. sulf. 0,1 ⎫
    Cocain. hydrochl. 0,25   ⎬ 1 ccm
    Aqua dest. 10,0   ⎭
        (Stäubli.)

    Atrop. sulfur. 0,03—0,05
    Cocain. hydrochl.
    Kal. sulfur. aa 0,3—0,5
    Glycerin. puriss. 3,0
    Supraren. hydrochl. (1 : 1000) ad 25,0
        (Edens.)

Es soll vor jeder Inspiration möglichst tief und ausgiebig exspiriert werden.

Eine noch feinere Vernebelung bewirken die größeren Apparate nach Spieß-Dräger und Hirth. Sie sind aber ziemlich teuer, nicht transportabel und kommen daher wohl nur für Krankenanstalten oder Fachärzte in Frage.

Vom wirtschaftlichen Standpunkt ist die Inhalationsbehandlung des Asthmaanfalles entschieden zu empfehlen. Die Anschaffungskosten des kleinen Apparates werden weit übertroffen von der überlegenen Wirkung der Inhalation gegenüber den Räucherpulvern. Für schwerere Anfälle möchte ich allerdings die Injektion als die Methode der Wahl bezeichnen.

3. **Andere Maßnahmen.** Einer meiner Patienten kupierte seine sehr lange dauernden Anfälle durch völliges **Fasten** ohne Medikament. Er pries diese Behandlung als bei ihm allein wirksam.

Hautreize verschiedener Art (Hand- und Fußbäder, eventuell mit Senfzusatz, kalte Nackengüsse) mögen in leichteren Fällen bisweilen wirksam sein.

Atemgymnastische Übungen (nach Sänger) eignen sich m. E. nicht für den Anfall, da der Kranke meist nicht in der Lage ist, sie durchzuführen. Der Lufthunger ist zu stark. Auch die Kuhnsche Lungensaugmaske eignet sich mehr für die anfallsfreie Zeit.

Von Mitteln, die innerlich zu nehmen sind, mag das **Pneumarol** (v. Gordon) genannt werden, mit dem wir in letzter Zeit recht gute Ergebnisse hatten. Es ist ein Kombinationspräparat, das neben Adrenalin und den gebräuchlichen Alkaloiden auch Sedativa enthält. Man beginnt mit Kapsel Nr. 1 und gibt, falls keine Wirkung eintritt, evtl. später noch Kapsel 2 und 3 und kann auch mit Pn-Suppositorien, die Pulver 1 entsprechen, abwechseln. Vgl. Kretschmer, Münch. Med. W. 1926, S. 1984. L. v. Gordon, in Passow-Schaefers Beitr. Bd. 25, 1927.

II. Behandlung außerhalb des Anfalles.

Unsere Aufgabe ist es, den Kranken nach Möglichkeit anfallsfrei zu halten. Eine wahre kausale Therapie des Asthma muß dieses Ziel erreichen. Wie weit sind wir noch davon entfernt! Was ist schon im Laufe der Zeit alles als kausale Therapie des Asthma gepriesen worden! Es sei nur an die Ära der **nasalen Behandlung** des Asthma erinnert, die ihren Höhepunkt in den achtziger Jahren hatte, deren Ruhm jetzt verklungen ist. Ich habe niemals einen wirklich überzeugenden Erfolg der nasalen Behandlung gesehen. Auch in Fällen, in denen in der Nase wirklich Deviationen, Muschelhypertrophien oder Polypen sich fanden und beseitigt wurden, habe ich nie völliges Schwinden der Anfälle beobachten können. Von manchen Ärzten wurde dann die **Psychotherapie** als kausale Behandlung des Asthma angesehen. Psychische Faktoren, besonders die Angst vor der Atemnot, sollen den Anfall herbeiführen. Soviel ich aber sehen kann, sind die Erfolge der verschiedenen psychotherapeutischen Methoden (Wachsuggestion, Hypnose, Psychoanalyse) recht bescheiden und nicht von Dauer. Heute wird eine kausale Therapie des Asthma durch spezifische Immunisierung gegen Proteinkörper erstrebt. Wieweit man die Lehre von der allergischen Natur des Asthma verallgemeinern darf, steht noch dahin. Für die allgemeine Praxis verwertbar sind die Resultate dieser Forschungen vorerst nur in bescheidenem Umfange.

Ich möchte mich darauf beschränken, hier nur jene Behandlungsarten zu erwähnen, die wirtschaftlich und unter den Verhältnissen der Praxis ausführbar sind, wobei allerdings bemerkt werden muß, daß jedes Verfahren, es mag noch so kostspielig sein, als wirtschaftlich zu betrachten wäre, wenn es auch nur 20 bis 30 v. H. der Asthmatiker wirklich heilen könnte.

1. Medikamentöse Behandlung. a) Jod. Dieses ist nach meiner Erfahrung das wirksamste Medikament für die anfallsfreie Zeit. Vielleicht beruht seine Wirkung lediglich auf Verflüssigung des Bronchialsekretes und Anregung der Expektoration. Jod muß lange Zeit und in genügenden Mengen gegeben werden. Nach Möglichkeit ist eine Tagesdosis von etwa 1 g Jodkalium oder -natrium anzustreben. Am meisten empfiehlt sich eine Etappenbehandlung, wobei man Jod etwa 20 Tage lang nehmen, dann 10 Tage aussetzen läßt, um wieder zu beginnen. Pausen von größerer Dauer als 10—14 Tage sind nicht empfehlenswert. Jodschäden kommen natürlich auch bei Asthmatikern vor und sind zu beachten (Jodismus!). Dann kann man noch einen Versuch mit einem der organischen Jodpräparate machen. Diese werden oft besser vertragen als das Jodkali, wahrscheinlich aber nur wegen der geringeren täglichen Joddosis. Man gibt 3—4 Tabletten.

Die präventive Wirkung des Jod beim Asthma wird von F. A. Hoffmann (16) skeptisch beurteilt, Staehelin äußert sich befriedigter. Auch ich möchte mich dieser günstigeren Beurteilung anschließen, wenngleich zuzugeben ist, daß man nicht entfernt bei allen Asthmatikern durch eine konsequente Jodbehandlung das Auftreten von Anfällen verhüten kann.

b) Kalzium. Es wurde von Kaiser (17) und H. Curschmann wegen seiner krampflösenden und exsudationshemmenden Wirkung als Präventivmittel empfohlen. Nach neueren Erfahrungen von Jansen (18) wird man dem Chlorkalzium den Vorzug vor dem Kalzium lacticum geben, da jenes anscheinend besser resorbiert wird. Die Dosis soll 1—3 g p. d. betragen. Ich möchte glauben, daß Jod dem Kalzium weit überlegen ist. H. Curschmann sah gute Kalkwirkungen in Fällen, in denen Asthma mit Symptomen latenter Tetanie vergesellschaftet war. Solche Fälle dürften selten sein. Sieht man vom Jod keinen Erfolg, so mag ein Versuch mit Kalzium gemacht werden.

c) **Atropin.** Nach Trousseau (19) und v. Noorden (20) kann man dieses auch außerhalb der Anfälle in Form einer chronischen Atropinkur anwenden. Da die individuelle Empfindlichkeit gegen Atropin außerordentlich wechselt, rät Januschke (21) mit ganz kleinen Atropindosen zu beginnen (zweimal 0,3 mg) und sich langsam in die Höhe zu tasten. Die Kur soll 4—6 Wochen dauern. Gewöhnung scheint während dieser Zeit nicht einzutreten. Meine Erfahrungen mit der chronischen Atropinbehandlung sind gering, doch sah ich einige Male anscheinend ganz gute Wirkungen. Man wird diese Therapie vielleicht auf jene Fälle zu beschränken haben, bei denen Atropin auch im Anfalle wirksam ist.

d) **Aspirin** in Dosen von 1—2 g p. die ist ein wenig bekanntes, aber zuweilen recht wirksames Asthmamittel, das sowohl in der anfallsfreien Zeit in Form der Dauerbehandlung, als auch bei leichteren Anfällen gute Dienste leistet.

e) **Inhalationen.** Asthmatikern, die einen kleinen Inhalationsapparat (s. oben) besitzen, kann man empfehlen, regelmäßig oder doch wenigstens bei Beginn leichter katarrhalischer Erscheinungen zu inhalieren. Viele Asthmatiker führen ihre kleinen Apparate mit sich und inhalieren jedesmal, wenn sie Oppressionsgefühl bemerken. Zuweilen genügen ein paar Atemzüge, um den Druck zu beheben. Es scheint, daß durch diese Daueranwendung von Adrenalin, Atropin und ähnlichen Medikamenten die Wirksamkeit der Mittel im Anfalle selbst nicht gemindert wird. In der Klinik wenden wir mit recht befriedigendem Erfolg Inhalationen des Stäublischen und Edensschen Mittels an, die mit einem der ausgezeichneten größeren Apparate (Spieß-Dräger, Hirth, Sauerstoffzentrale Berlin) vernebelt werden.

Ich möchte glauben, daß neben der Jodtherapie die endonasale Inhalation die wirksamste Form der medikamentösen Therapie des Asthma außerhalb der Anfälle ist.

2. **Physikalische Methoden.** a) **Atemgymnastik.** Der Asthmatiker atmet im Anfalle unzweckmäßig. Es kann daher von Nutzen sein, ihm außerhalb der Anfälle eine Atemtechnik beizubringen, die der Lungenblähung entgegenwirkt. Verschiedene Verfahren zielen darauf hin, die Exspiration zu verlängern und ausgiebiger zu gestalten. Dazu gehört die in der Praxis recht gut anwendbare Sängersche Zählmethode: die Inspiration wird abgeschwächt und verkürzt, die Exspiration ebenfalls abgeschwächt, dabei aber verlängert. Exspiriert wird bei verengter Stimmritze. Technisch geht man dabei so vor, daß man den Kranken während der Exspiration laut zählen läßt, von 1 beginnend und unter Dehnung der Vokale, so daß das Aussprechen

jeder Zahl etwa die Zeitspanne einer Sekunde in Anspruch nimmt. Gewöhnlich kann der Kranke ohne Atemnot etwa bis 5 zählen. Die Zahl 5 wird nun nicht ausgesprochen; statt dessen führt der Kranke vielmehr eine kurze Inspiration aus, um dann wieder von 6—9 exspirierend weiterzuzählen. Sänger läßt lediglich durch die Nase inspirieren und legt großen Wert auf Mitbeteiligung der Bauchmuskeln bei der Exspiration. Einige andere atemgymnastische Methoden können nur unter ärztlicher Aufsicht nutzbringend sein, sind also kostspielig. Die an sich sehr einfache Sängersche Zählmethode, die von vielen Seiten gelobt wird, scheitert meist nach einiger Zeit daran, daß der Eifer der Kranken erlahmt. Daß sie nützlich sein kann, möchte ich glauben, obwohl ich überzeugende eigene Beobachtungen nicht aufführen kann.

Die Kuhnsche Lungensaugmaske bewirkt Erschwerung der Inspiration, die Exspiration geschieht frei durch ein an der Maske angebrachtes Ventil. Man kann durch einen Schieber den Inspirationsstrom mehr oder weniger abdrosseln. Die Atemübungen sollen mehrmals täglich, wenigstens 10—20 Minuten lang, durchgeführt werden. Die Saugmaske wirkt offenbar einem Volumen pulmonum auctum entgegen und scheint besonders bei solchen Asthmatikern außerhalb der Anfälle recht gut zu wirken, bei denen Lungenemphysem besteht oder in Ausbildung begriffen ist.

Von Besprechung der kostspieligeren Arten der Atemgymnastik und Pneumatotherapie soll hier abgesehen werden. Die Behandlung in der pneumatischen Kammer leistet beim Asthma meiner Erfahrung nach sicher nicht so viel, daß sie unter die wirtschaftlichen Maßnahmen gerechnet werden kann. Ebenso möchte ich die verschiedenen Kompressorien und Atemstühle (Roßbach, Hofbauer usw.) beurteilen.

b) Hydrotherapie. Vernünftige Abhärtung durch kalte Abreibungen, Nackengüsse usw. wird man empfehlen können, da sie vielleicht die Neigung zur Bronchitis herabsetzt. Noch besser wirken in diesem Sinne Schwitzprozeduren, die man je nach Lage der äußeren Umstände verschieden gestalten kann (Einpackung, Tee, Aspirin). In der Klinik wende ich seit Jahren bei Asthmatikern, deren Kreislauforgane intakt sind, elektrische Glühlichtbäder nach v. Strümpell (22) an. Wahrscheinlich wirken die verschiedenen Schwitzprozeduren günstig auf Bronchitis und Expektoration.

c) Röntgentherapie. Die Röntgentiefentherapie — nur diese kommt in Betracht — wird schon seit längerer Zeit bei Asthma versucht (Schilling (23) u. a.), größere Bedeutung hat sie aber erst in letzter Zeit mit Verbesserung der Technik erlangt. Auf die Technik möchte ich hier nicht eingehen, sondern lediglich die Frage stellen, ob die Erfolge dieses doch recht kostspieligen Verfahrens derart sind, daß eine allgemeinere Anwendung in der Praxis erwünscht erscheint. Ein etwa 3—4 tägiger Aufenthalt in einer Krankenanstalt ist zur Durchführung der Therapie ausreichend. Die Erfahrungen einiger Autoren, z. B. von Klewitz (24), sind auffallend gut: gute Erfolge, teilweise völliges Sistieren der Anfälle in mehr als der Hälfte der Fälle. Unsere eigenen Resultate sind zwar etwas weniger günstig.

Immerhin sind die an etwa 100 Kranken gewonnenen Ergebnisse so gut, daß ich nicht anstehe, die Röntgentiefentherapie, kunstgerecht ausgeführt, als eine wirtschaftliche Methode der Asthmabehandlung zu bezeichnen. Ungeeignet sind Fälle mit starkem Lungenemphysem. Gute Erfolge, also Sistieren der Anfälle für wenigstens ein halbes Jahr, sahen wir bei etwa 30 vH unserer Kranken. Neben der Lunge wurde in den letzten beiden Jahren stets auch die Milz bestrahlt. Die Zulassung der Röntgentiefentherapie durch die Krankenkassen muß überall, wo sie noch nicht gestattet wird, angestrebt werden.

d) Balneo- und Klimatotherapie können als wirtschaftliche Methoden nicht bezeichnet werden. Die Erfolge eines Kuraufenthaltes an einem der bekannten Asthmakurorte (Reichenhall, Ems, Baden-Baden usw.) sind zu unsicher. Gewiß gibt es viele Patienten, die während des Aufenthaltes im Bade weniger Anfälle haben als zu Hause und sich wohler fühlen. Aber wie steht es mit den Dauererfolgen? Nach meiner Ansicht recht ungünstig; und dasselbe gilt auch von dem an sich sehr wirksamen Aufenthalte im Höhenklima (über 1000 m), der aber noch ausschließlicher wohlhabenden Asthmatikern vorbehalten bleiben wird. Auch kann ich nicht verschweigen, daß ich gelegentlich von Kranken gehört habe, sie hätten im Kurort viel schwerere Anfälle bekommen als zu Hause. Die Wirkung läßt sich nicht voraus bestimmen. „Jeder Asthmatiker hat sein Privatklima" (Avellis (25).

Wohl aber ist zu erwägen, ob man nicht versuchen soll, Asthmatikern, die an ihrem Wohnorte schwer von Anfällen geplagt werden, die dauernde Übersiedlung in einen anderen Ort anzuraten, wenn dieses leicht ausführbar ist. Ich bin schon oft von solchen Kranken gefragt worden: „Glauben Sie, daß ich in X mich besser fühlen werde?" Man kann darauf nur antworten: „Gehen Sie zur Probe für einige Wochen hin, fällt die Probe gut aus, so siedeln Sie über." Generell läßt sich Rat in dieser Richtung schwer erteilen. Die Regellosigkeit ist hier die Regel, vielleicht auch wieder ein Hinweis darauf, daß das Asthma bronchiale nur eine klinische Einheit ist.

3. Moderne desensibilisierende Behandlung. Wenn man das Asthma mit einer großen Zahl anglo-amerikanischer Autoren als eine Form der Proteinüberempfindlichkeit auffaßt,

so muß man versuchen, kausale Therapie zu treiben und gegen diese Proteine zu immunisieren. Leider scheitert dieses Verfahren vorerst daran, daß man nur in den wenigsten Fällen Hinweise darauf erhält, welches Protein in Frage kommt. Die meisten Asthmatiker können darüber keine Angaben machen. Sind sie aber darüber unterrichtet, so suchen sie selbst, soweit es geht, den Schädigungen auszuweichen (Nähe von Pferden, Katzen, Mehlstaub usw.). Der Versuch, durch Kutanreaktionen die betreffenden Proteine zu finden, ist langwierig, mühsam und nach dem heutigen Stande der Forschung auch sehr unsicher. Die spezifisch desensibilisierende Behandlung hat vielleicht eine Zukunft, aber man kann sie bei der Lage der Dinge noch nicht zu den ökonomischen Behandlungsmethoden des Asthma rechnen. Aber selbst, wenn man von Kranken bestimmte Anhaltspunkte für Empfindlichkeit gegen gewisse Proteine erhält (Hautschuppen von Pferden, Menschen, Gramineenarten, Ipecacuanha usw.), so ist die desensibilisierende Behandlung, richtige Dosierung, Einhaltung bestimmter Pausen, Herstellung der Antigene noch so wenig durchgearbeitet, daß man dem Praktiker kein Schema dafür in die Hand geben kann.

Daher das Bestreben, dieses Ziel mit einfacheren Methoden zu erreichen, mit unspezifischer Proteinkörpertherapie und mit Vakzinen aus abgetöteten, aus dem Sputum der Kranken gezüchteten Keime (Eigenkeimbehandlung). Über diese beiden Verfahren, besonders über das zweite, besitze ich ziemlich reiche eigene Erfahrung. Dagegen kann ich über die neueste Art der Asthmabehandlung in der allergenfreien Kammer nach Storm v. Leeuwen (28) nicht auf Grund eigener Beobachtung berichten. Es scheint aber der Wert dieser Methode noch recht umstritten zu sein. Da zudem die Einrichtung einer solchen Kammer sehr kostspielig ist (2000—6000 M.), wird man die allergenfreie Kammer vorerst noch nicht zu den sparsamen Behandlungsverfahren zählen dürfen.

a) Proteinkörpertherapie. Von Storm v. Leeuwen ist vor einiger Zeit empfohlen worden, Asthmatiker mit Tuberkulin zu behandeln. Die Technik ist die auch sonst bei der Tuberkulintherapie übliche, die Dosen sollen aber im Anfange noch vorsichtiger gewählt werden. (Beginn mit ein Tausendstel mg, langsame Steigerung.) Storm v. Leeuwen denkt, eine erhöhte Tuberkulinempfindlichkeit könne Ursache für Asthmaanfälle sein. Die Tuberkulintherapie soll eine Herabsetzung der Empfindlichkeit erreichen. Die von Storm v. Leeuwen gemeldeten Erfolge konnten von Liebermeister (26) nicht in dem Maße bestätigt werden.

Auch wir hatten in einer freilich nur geringen Zahl von Beobachtungen keine deutlichen Erfolge. Wenn das Tuberkulin bei Asthma überhaupt wirksam ist — in der Mehrzahl der Fälle scheint es das nicht zu sein —, so wird man weniger an eine spezifische als an eine unspezifische Proteinwirkung zu denken haben. Im allgemeinen möchte ich einen Versuch mit Tuberkulin für die Praxis nicht empfehlen. Auch andere Proteinkörper sowie Schwefelölinjektionen sind versucht worden.

b) **Vakzinbehandlung.** Diese geht von der Vorstellung aus, daß viele Asthmaanfälle durch eine Überempfindlichkeit gegen Bakterieneiweiß entstehen. Häufig schließen sich Asthmaanfälle an infektiöse Erkrankungen der Luftwege, speziell Bronchitiden, an. Es liegt nahe, den Versuch zu machen, durch Immunisierung gegen das Eiweiß von Bakterienstämmen, die aus dem Sputum der Kranken gezüchtet werden, eine Desensibilisierung zu erreichen. Tatsächlich wird schon seit längerer Zeit in Amerika von diesem Verfahren Gebrauch gemacht, auch bei uns beginnt es, sich zu verbreiten. Ich habe seit fast 5 Jahren bei wenigstens 50 Asthmatikern diese Behandlung versucht, deren Technik einfach ist: Der Arzt läßt sich in einem bakteriologischen Institut aus dem Sputum des Kranken ein Mischvakzin herstellen. Gewöhnlich wachsen vorwiegend Staphylokokken, daneben auch Micrococcus catarrhalis, seltener andere Keime. Eine Aufschwemmung abgetöteter Keime wird am besten in sterile Ampullen abgefüllt. Alle 4—5 Tage nimmt der Arzt eine subkutane Injektion vor. Über die Dosierung kann generell nichts gesagt werden. Man beginne mit kleinen Dosen, die keine Reaktion machen; doch sind meiner Erfahrung nach im späteren Verlaufe der Kur leichte Reaktionen (Fieber!) anzustreben. Wenigstens habe ich den Eindruck, daß gerade diese Reaktionen oft von einer günstigen Periode gefolgt sind. Über die Wirksamkeit gehen allerdings die Ansichten noch weit auseinander. Meine eigenen Erfahrungen sind folgende: In der Hälfte der Fälle gar kein Erfolg, etwa bei $1/3$ deutliche Besserung, in einigen Fällen sehr deutliche Besserung, wobei die Anfälle für so lange Zeit verschwinden, daß man kaum von Zufall sprechen kann.

Wie man sieht, ist auch diese Behandlung weit davon entfernt, eine Panazee zu sein. Aber ich meine, daß sie es doch verdient, in viel größerem Umfange angewendet zu werden als bisher. Neben vielen Mißerfolgen erlebt man doch zuweilen Besserungen überraschender Art, die bei aller Skepsis zu denken geben. Dabei kann die Behandlung mit Eigenvakzinen durchaus nicht als eine kostspielige angesehen werden.

Asthma. 177

Vielleicht wird es gelingen, die für diese Art der Behandlung geeigneten Fälle durch vorherige Vornahme einer Hautimpfung mit Bakterieneiweiß und Feststellung einer Überempfindlichkeit von dem Gros der Asthmatiker zu sondern. Bisher haben wir das nicht getan, sondern alle Asthmatiker ohne Unterschied mit Eigenvakzinen behandelt. Da aber höchstens ein Teil der Asthmaanfälle sich durch eine Überempfindlichkeit gegen Bakterieneiweiß erklären läßt, wird man sich — vorausgesetzt, daß überhaupt diese ganze Hypothesenreihe richtig ist — nicht wundern dürfen, nur selten wirklich gute Erfolge zu sehen. Aber auch das wäre bei einer Krankheit wie dem Asthma schon viel wert.

Zusammenfassung.

Eine einheitliche, für alle Fälle passende Anweisung zu einer sparsamen und dabei doch wirksamen Asthmabehandlung läßt sich nicht geben. Das Asthma ist wahrscheinlich nur eine klinische, keine ätiologische Einheit. Daß Gewebe auf verschiedene Schädigungen gleich reagieren, ist bekannt. Man denke an das perniziösanämische Blutbild, das sicher unter dem Einfluß verschiedener Reize entstehen kann, an die kruppöse Pneumonie, bei der das gleiche klinische und anatomische Bild unter dem Einflusse verschiedener Bakterien zustande kommt. Da wir nun die mannigfaltigen Bedingungen, unter denen Asthma entsteht, noch zu wenig kennen und nur selten im Einzelfalle aufzuklären vermögen, behält die Asthmatherapie vorerst noch einen unsicheren, tastenden und suchenden Charakter. Das „Probieren" läßt sich hier leider noch nicht ganz umgehen. Folgende Behandlungsmethoden werden empfohlen:

1. **Im Anfall:** in leichteren Fällen Inhalationen von Adrenalin-Kokain-Atropinmischungen, weniger wirksam Räucherungen. Bei schwereren Anfällen Injektionen von Adrenalin, in manchen Fällen auch Atropin wirksam, ev. auch Ephedrin oder Euphyllin.

2. **Außerhalb des Anfalles:** Jod, Inhalationen wie im Anfall, weniger wirksam Kalzium, Schwitzprozeduren. Glühlichtbäder, Sängersche Zählmethode, Kuhnsche Saugmaske. Eventuell dauernder Ortswechsel.

Sind diese Mittel erfolglos angewendet, so wäre ein Versuch mit Eigenvakzinbehandlung oder Röntgentiefenbestrahlung anzuraten. Erkrankungen im Bereiche der oberen Luftwege (Nase, Nebenhöhlen, Bronchien) sind sachgemäß zu behandeln.

Literatur.

1. **Kaemmerer**, Münch. med. Wochenschr. 1922, S. 542 und 1924, S. 459. **Ders**. Allergische Diathese u. allergische Erkrankungen. München 1926. — 2. **Staehelin**, in **Mohr-Staehelin**, Handb. d. inn. Med. II, 1914. — 3. **Morawitz**, in **Kraus-Brugsch**, Handb. d. spez. Pathol. III, Teil 2, S. 1. — 4. **Walker**, Journ. of med. resarch 1920, 41 und Arch. internat. Med. 1920, 23. — 5. **Ramirez**, New York med. Journ. 1921, 114. — 6. **Schittenhelm**, Jahresber. üb. d. Ergebn. d. Immunforsch. 1910. — 7. **Curschmann**, Kongr. f. inn. Med. 1920. — 8. **Storm v. Leeuwen** und **Vahrekamp**, Ned. Tijdschr. f. Geneesk. 65, 1921, 1152 und Ther. d. Ggw. 1924, S. 97. — 9. **Eskuchen**, Zentralbl. f. Hals-, Nasen- usw. Heilk. I, H. 7. — 10. **Kaplan**, Med. News 1905, zit. n. Nr. 11. — 11. v. **Jagič**, Berl. klin. Wochenschr. 1909, 585. — 12. **Curschmann**, Münch. med. Wochenschr. 1914, 289. — 13. **Rietschel**, Monatsschr. f. Kinderheilk. XII, 1914, 261. — 14. **Stäubli**, Münch. med. Wochenschr. 1913, Nr. 3. — 15. **Edens**, Klin. Wochenschr. 1924. — 16. **Hoffmann, F. A.**, Krankh. d. Bronchien, Nothnagels Handb., II. Aufl., 1912. — 17. **Kaiser**, Therap. Monatsh. 1912, 165. — 18. **Jansen**, Dtsch. Arch. f. klin. Med. 1924, Bd. 145, S. 209. — 19. **Trousseau**, Med. Klinik 1868, II. Übers. v. Culmann. — 20. v. **Noorden**, Zeitschr. f. klin. Med. 1892. XX. — 21. **Januschke**, Ergebn. d. inn. Med. und Kinderheilk. XIV, 1915, S. 231. — 22. v. **Strümpell**, Med. Klinik 1908, 6; 1910, 889. — 23. **Schilling**, Münch. med. Wochenschr. 1906, Nr. 37. — 24. **Klewitz**, 38. Kongr. f. inn. Med. 1926, S. 84. — 25. **Avellis**, Münch. med. Wochenschr. 1904, Nr. 16; 1905, Nr. 63. — 26. **Liebermeister**, Tuberkulose. Springer 1921. — Nachtrag: 27. **Rudolf Schmidt**, Das konstitutionelle Asthma. Med. Klinik 1926, S. 1 und 46. — 28. **Storm v. Leeuwen**, Allergische Krankheiten. J. Springer 1925 u. Münch. med. Wochenschr. 1926, Nr. 5.

11. Sparsame, sachgemäße Behandlung Kropfkranker[1].

Von Prof. Dr. A. Schwenkenbecher-Marburg.

Wie in anderen Ländern, so hat auch in Deutschland in den letzten Jahren der Kropf an Häufigkeit wieder zugenommen. Einmal in den alpennahen Gegenden Süddeutschlands, aber auch sonst, so in Franken, Thüringen, Hessen-Nassau. Nicht überall gleichmäßig, sondern wie man das vom Kropf von jeher kennt, in dem und jenem Bezirk. So konnte z. B. in unserer Provinz derselbe ärztliche Beobachter vor wenigen Jahren in den Schulen Marburgs bei 20 vH der Kinder eine Schwellung der Schilddrüse feststellen (**Klingers** Stadien II und III[2], in Schmalkalden bei 47 vH, in Frankenberg sogar bei 94 vH).

---

[1] Ursprünglich abgedruckt in: Klin. Wochenschr. 1925, Nr. 21.
[2] Nach den Richtlinien der Schweiz. Kropf-Kommiss. bedeuten:
0 = Die Schilddrüse kann überhaupt nicht gefühlt werden, die

Diesen Zahlen, die die Häufigkeit einer Vergrößerung der Kinderschilddrüse widerspiegeln, entspricht **nicht** die Zunahme des Kropfes bei den Erwachsenen unserer Gegend, aber auch diese zeigen eine gewisse Vermehrung in letzter Zeit. Auf jeden Fall aber dürfte der an vielen Stellen Deutschlands erhöhten Frequenz des Schulkropfes eine gewisse prognostische Bedeutung zukommen insofern, als bei einem bestimmten Teil dieser Kinder die Schilddrüsenschwellung bestehen bleibt und sich im Laufe der Zeit zu ausgesprochen pathologischen Formen des Kropfes entwickelt.

Deshalb findet der seit einigen Jahren von Amerika ausgegangene, in der Schweiz und den anderen Alpenländern in großem Umfange wieder aufgenommene Kampf gegen den Kropf auch in unserem Lande reges Interesse. Besorgt man doch mit Recht, daß mit der Zunahme des Kropfes auch sein noch mehr gefürchteter Begleiter, der Kretinismus, der in den meisten Teilen Deutschlands so gut wie ausgestorben ist, wieder weitere Ausdehnung gewinnen könnte.

Die Behandlung des Kropfes.

Von allen Arzneimitteln, die bei der internen Behandlung des Kropfes Anwendung gefunden haben, gelten die **Jodpräparate** als die ältesten, bekanntesten und wirksamsten. In den letzten Jahren haben E. Bircher (1) sowie Veil und Sturm (2) einen sehr vollständigen geschichtlichen Überblick über diese Therapie gegeben, worauf ich hier verweise.

Jede Verabfolgung von Jod ist, besonders in Kropfgegenden, von einer **ernsten Gefahr** begleitet, dem **Jodhyperthyreoidis-**

Vorderfläche der Trachea läßt sich unmittelbar abtasten.

I = Die Lücke zwischen Kehlkopf und Luftröhre einerseits und Kopfnickern andererseits erscheint durch ein an der Grenze der Tastbarkeit liegendes Gebilde ausgefüllt; die Trachea ist unterhalb des Ringknorpels von einem eben fühlbaren queren Wulst bedeckt.

II = Die Schilddrüse kann zwar mit Leichtigkeit abgetastet werden, aber das Profil des Halses ist noch nicht deutlich verändert. Die oberen Pole der Lappen sind hier, wenn es sich nicht um sehr weiche Drüsen handelt, meist leicht zu bestimmen. Die unteren Pole lassen sich während des Schluckens bei etwas festeren Drüsen ebenfalls leicht umgrenzen.

III = Die Vergrößerung der Schilddrüse verändert das Profil des Halses derart, daß der Träger der Drüse selbst oder seine Umgebung den Zustand als „dicken Hals" bezeichnen.

IV = Stärker prominente Schilddrüse, die ohne weiteres als ausgesprochener Kropf bezeichnet wird.

mus. Dieser, der in seinen Symptomen einem mehr oder weniger schweren Morbus Basedow völlig gleichen kann und deshalb auch „Jodbasedow" genannt wird, entsteht in der Regel dann, wenn die Therapie zu einer allzu schnellen Verkleinerung des Kropfes führt. Wie der Morbus Basedow selbst, so ist auch der ausgesprochene Jodbasedow eine schwere Erkrankung, die bisweilen erst nach monatelanger Behandlung zur Heilung gelangt. Bei einer Anzahl von Kranken wird sogar die Operation der toxischen Schilddrüse (3) nötig, deren Entfernung bisweilen rasch zur Genesung führt. Doch sind sogar in den letzten Jahren in vermehrter Zahl Todesfälle infolge des Jodhyperthyreoidismus beobachtet worden!

Neuerdings sind aus der Schweiz Mitteilungen gekommen, die über eine beträchtliche, geradezu besorgniserregende Zunahme der Hyperthyreosen und anderer Jodschädigungen berichten. Diese toxischen Erscheinungen zeigen allerdings meist Erwachsene, die sich selbst ohne ernste ärztliche Kontrolle, zum Teil mit ungeeigneten Kropfmitteln und übermäßigen Joddosen behandelten (3). Die dieserhalb von der Schweizerischen Kropfkommission eingeleitete Umfrage bei sämtlichen Ärzten der Schweiz hatte ein überraschendes Ergebnis (4): In den Jahren 1922—1924 wurden in diesem Lande angeblich über 3600 Basedowerkrankungen ärztlich behandelt, von denen ein Drittel als Jodbasedow angesprochen wurde. Treffen diese Angaben einigermaßen zu — nach meinen Erfahrungen wird die Diagnose: Morbus Basedow bei Kropfträgern, die gleichzeitig nervöse Herz- und Gefäßstörungen aufweisen, irrigerweise viel zu oft gestellt —, so hat das alte Dogma von der „Seltenheit des genuinen Morbus Basedow in Kropfländern" für die Schweiz seine Geltung verloren. Es ist deshalb vielleicht nicht ohne Interesse, zu hören, daß wir zur Zeit hier in Hessen und im benachbarten Siegerland neben der sicheren Frequenzsteigerung der gewöhnlichen Kröpfe auch eine solche des echten Morbus Basedow und anderer endokriner Störungen (Fettsucht) feststellen können.

Zu den 1100 Fällen von Jodbasedow, die kürzlich eine Umfrage in der Schweiz für die Dauer von drei Jahren meldet, kommen noch 1100 andere Jodschädigungen. Aber immer wieder zeigt es sich, daß sowohl der Hyperthyreoidismus wie auch die anderen Jodnebenwirkungen zum kleinsten Teile auf die behördlich empfohlene Verabfolgung des jodierten Kochsalzes und eine ärztlich sorgfältig überwachte Therapie zurückzuführen sind. Meistens handelt es sich um die Folgen eines unkontrollierten „wilden" Jodgebrauchs in höheren Einzelgaben. Gewiß kommt also der Jodmenge bei der Entstehung der gefährlichen Vergiftungen eine wichtige

Rolle zu. Zwar hat v. Fellenberg (5) recht, wenn er sagt, daß eine tägliche Zufuhr von etwa 50 millionstel Gramm (50 Gamma) Jodkalium in der Tagesportion von 10 g Kochsalz einem Kropfträger kein größeres Risiko zumutet, als es ein Wohnungswechsel nach einem jodreicheren, kropffreien Orte mit sich bringt! Trotzdem können hie und da bei der hochgradig gesteigerten Jodempfindlichkeit einzelner Menschen und Schilddrüsen selbst Minimaldosen von Jod ernste Störungen auslösen (6). Wir sind somit außerstande, die Nebenerscheinungen der Jodtherapie des Kropfes völlig auszuschalten.

Es ist wiederholt die Frage aufgeworfen worden, ob nicht statt des Jodes andere Substanzen zur Behandlung des Kropfes herangezogen werden können. Auf Grund von Tierversuchen und Beobachtungen an kropfkranken Menschen sind Arsenik (7), Quecksilber (8), Benzonaphthol (9), Thymol (10), ferner Kalzium, Phosphor, Chinin, Silizium, Atropin genannt und empfohlen worden. In größerem Umfange sind aber diese Mittel am Menschen bisher nicht nachgeprüft worden. Gewiß sind auch sie von Nebenwirkungen nicht frei, ja wenn man an die Notwendigkeit einer langdauernden Behandlung denkt, mag vielleicht das Jod noch harmloser erscheinen als die meisten dieser eben aufgezählten Medikamente (10).

Nach Lage der Dinge muß man also vorerst beim Jod bleiben, dessen Erfolge und Gefahren man wenigstens genau kennt. Das ist doch schon ein Schritt zu deren Beherrschung!

Man hat nun weiterhin Aufschluß zu erhalten versucht, ob es unter der sehr großen Anzahl der verschiedenen Jodpräparate nicht welche gibt, die infolge ihrer Zusammensetzung weniger gefährlich sind als andere. Ein solcher Gedanke liegt nahe. Wissen wir Ärzte doch z. B., daß man die bekannten Erscheinungen des leichten Jodismus (Schnupfen, Kopfweh, Akne) mildern kann, wenn man mit dem Jodsalz gleichzeitig Natrium bicarbonicum oder Antipyrin gibt. Bircher (11) gebraucht seit Jahren zur Behandlung des Kropfes Tabletten, die, außer Jod in Lipojodin, Chinin, Silizium und Kalzium enthalten. Er ist der Überzeugung, daß diese Komposition besser und milder wirke als die üblichen Jodalkalien.

Auch von der Darreichung organisch gebundenen Jodes, von Jodeiweiß, namentlich aber von Jodfetten bzw. Jodfettsäuren nimmt man das an, da das Jod aus diesen Verbindungen langsamer resorbiert wird.

Die Natur liefert uns im Lebertran ein jodhaltiges Fett, das nach König (12) durchschnittlich 0,03 vH Jod enthalten soll.

Von anderer Seite wird dieser Jodgehalt allerdings weit niedriger angegeben (0,002 vH Mc. Carrison [13]). Daß dem Lebertran eine ausgesprochene Jodwirkung zukommt, erscheint uns nicht mehr zweifelhaft, seitdem die Erfahrungen mit den Jodminimaldosen vorliegen. Daß aber auch bei Verabfolgung des Lebertrans leichter Jodthyreoidismus beobachtet werden kann, dürfte weniger bekannt sein. Doch kann man die Angabe Lewins (14) kaum anders deuten, daß „bisweilen im Anfange der Kur eigentümliche Unruhe, nervöse Spannung sowie Störungen des Schlafes sich bei sensibeln Personen zeigen". Auch bei Verabfolgung von Jodfettsäuren (Jodostarin) und anderen organischen Verbindungen hat man bei der Kropfbehandlung in den letzten Jahren wiederholt dieselben Störungen wie bei der Verwendung von Jodalkalien gesehen. Da nun diese bei einfacher konstanter Zusammensetzung wesentlich billiger sind, da außerdem das Jodkalium bereits überall zur Kropftherapie gebraucht wird, empfiehlt es sich schon deshalb, um vergleichbare Resultate zu erhalten, in Deutschland möglichst einheitlich anorganische Jodpräparate, und zwar das Jodkalium, per os zu verwenden. Wir wissen schon über die pharmakologische Wirkung der Jodalkalien recht wenig; die Verhältnisse bei Anwendung organischer Jodverbindungen sind noch weit unklarer (15).

Es ist mir natürlich wohl bekannt, daß man vielerorts mit anderen Jodverbindungen als den Jodalkalien, z. B. Jodeiweißpräparaten, Jodostarin, Dijodyl usw., gute und nachhaltige Erfolge in der Kropfbehandlung erzielt hat. Diese Substanzen haben im allgemeinen den Jodsalzen gegenüber den beachtenswerten Vorzug, daß sie bei Anwendung größerer Dosen (z. B. gegen Syphilis, Arteriosklerose) besser vertragen werden als diese. Bei den minimalen Jodgaben aber, deren wir uns bei der Kropftherapie bedienen, tritt dieser Vorteil natürlich ganz zurück.

Von der Anwendung jodierten Kochsalzes im Einzelhaushalt zu therapeutischen Zwecken möchte ich auf Grund eigener Erfahrung abraten. Diese Art der Joddarreichung ist vorzubehalten der Massenbehandlung und Massenprophylaxe, wobei eine ständige Kontrolle des Jodgehaltes eines solchen Salzes durch die Behörde gewährleistet wird.

Die alten Kropfsalben dürften wegen der Ungenauigkeit der Dosierung am besten ganz zu vermeiden sein; auch nach ihrer Applikation wurde übrigens gelegentlich Jodbasedow gesehen.

Was sollen wir nun tun, um die Jodkaliumbehandlung des Kropfes nach Möglichkeit ihrer Gefahren zu entkleiden?

Die bis auf Coindet (1820) zurückgehende ärztliche Erfahrung gibt uns da drei erprobte Ratschläge an die Hand:
1. Man gebe jedem Kranken eine möglichst kleine, ihm vorsichtig angepaßte Joddosis!
2. Man gebe Jodpräparate nicht ohne Pause lange Zeiten hintereinander (16)!
3. Man überwache sorgfältig den Kranken während der Behandlung!

Diese drei Leitsätze finden wir immer wieder in den Verordnungen aller wirklich erfahrenen und mit der Kropfbehandlung vertrauten Ärzte, mögen uns auch die Einzelheiten ihres Vorgehens als noch so verschieden anmuten. So gibt Hotz (17) Erwachsenen mit hypothyreotischem Kropf von einer 5proz. Jodkalilösung 5 Tropfen während der ersten 5 Tage eines jeden Monats, d. i. etwa 0,01 g Jod pro dosi. Wagner v. Jauregg (18) empfiehlt Tagesgaben von 1 mg Jodkalium aufwärts. Andere, wie Scheurlen (19), raten, die kurmäßige Behandlung des Kropfes mit den gleichen Joddosen wie die Prophylaxe zu beginnen, z. B. mit 3 mg Kal. jodat., einmal pro Woche (Württemberger Prophylaxe). Kasper (6) in Wien verordnet zunächst noch geringere Dosen, nämlich die kleinste, von Bayard als noch eben wirksam erkannte Menge von 1 mg Jodkali pro Monat:

Rp.: Sol. Kal. jodat. 0,001 : 150,0
D. S. Täglich nüchtern 1 Teelöffel z. n.!

Nach Bedarf wird diese Arznei verstärkt bis zu 8 mg pro Monat.

In den letzten Jahren habe ich mich zumeist der Hotzschen Methode bedient und war mit deren Erfolgen zufrieden. Die verhältnismäßig langen Pausen, die zwischen die Jodperioden eingeschaltet sind, machen diese Form der internen Jodbehandlung zu einer besonders wenig gefährlichen.

Im übrigen glaube ich nicht, daß es möglich ist, sich etwa für Deutschland auf irgendein bestimmtes Schema der Therapie festzulegen, da sich die Größe der Jodgabe nach der Empfindlichkeit der betreffenden Bevölkerung und des zu behandelnden Individuums sowie nach der Art der Struma richten muß. Im allgemeinen ist immer wieder zu großer Vorsicht in der Dosierung und zu strenger Überwachung des Patienten zu raten, da die Jodüberempfindlichkeit, anscheinend überall in Deutschland, auch da wo sie früher unbekannt war, merklich zugenommen hat. Da, wo Milligramme und Zentigramme Jodkali ohne Effekt sind, pflegen auch große Tagesgaben von 0,1—0,5 und noch viel mehr kaum besser und schneller zu wirken; wohl aber erhöhen die großen Joddosen die Gefahr des Jodbasedow, auch schädigen sie oft unmittelbar das Kropfgewebe (19). Größere Jodgaben sind nur dann unschädlich, wenn sie ganz kurze Zeit gegeben werden, wie das z. B. Marine und Kimball (21) in Ohio empfahlen (2 mal im Jahre 0,2 g Jodkali pro die je 10 Tage lang!) Die kurzen Kuren haben den großen Vorteil einer leichteren Überwachung. Bei langer Kurdauer entziehen sich die Patienten meist nach einiger Zeit ihrem Arzte und brechen, enttäuscht durch das lange Ausbleiben eines sichtbaren Erfolges, die Behandlung ab, oder auch sie setzen diese auf eigene Faust und oft mit anderen gefährlicheren Jodmitteln fort. Bei der ärztlichen Kontrolle des Kropfträgers, die mindestens alle zwei Wochen während der Behandlung erfolgen soll, ist stets dessen allgemeine Erregbarkeit zu prüfen, ferner ist das Körpergewicht festzustellen und zu notieren, Herz und Struma sind natürlich ebenfalls regelmäßig zu untersuchen und zu messen.

Diejenigen Kröpfe, die durch die Jodbehandlung nicht beeinflußt werden, sind meist die älteren und festeren Kröpfe, adenomatöse und Kolloidkröpfe. Bei den Patienten mit ganz alten, großen Zysten- und Knotenkröpfen braucht man die Jodtherapie erst gar nicht zu versuchen. Sie gehören, falls Behandlung nötig, von vornherein in die Hand des Chirurgen. In anderen jodrefraktären Fällen wird man einen Versuch mit Thyreoidintabletten in steigenden Dosen (0,1—0,5 g, auch mehr pro die) machen können. Oft führt dieser noch zum Ziel.

Immer aber werden noch genug Kröpfe übrigbleiben, bei denen jede interne Therapie versagt; das sind nicht immer nur die großen, harten Kröpfe älterer Individuen, sondern auch zahlreiche weiche Schilddrüsenschwellungen junger Menschen. Die Zahl der Kröpfe, die auf Jod nicht ansprechen, wird sehr verschieden angegeben. Sie richtet sich natürlich nach der vorhergegangenen Auswahl der Fälle. Jedenfalls ist sie bei Erwachsenen weit größer als bei Kindern und Adoleszenten.

Nach Gründen für dieses verschiedene Verhalten zu suchen, ist müßig, solange wir über die Entstehungsbedingungen des Kropfes nicht besser orientiert sind. „Kropf" ist nur ein Symptom, das Ergebnis wahrscheinlich recht verschiedener physiologischer und pathologischer Vorgänge.

Es fragt sich deshalb: Sollen wir überhaupt alle Kröpfe behandeln, z. B. auch die weichen Schilddrüsenschwellungen im Pubertätsalter und zur Zeit der Schwangerschaft? Zwischen der „großen Schilddrüse" und dem „pathologischen Kropf" gibt es keine Grenze (18) und wenn wir z. B. nicht die Schulkröpfe behandeln wollen, so werden wir „soundso viele Kröpfe ins erwachsene Alter schicken und zum Teil dem Chirurgen reservieren" (de Quervain [16]). Aus diesem Grunde erscheint uns zu einer Zeit wieder ansteigender Kropfhäufigkeit die Jodbehandlung der kindlichen „großen Schilddrüse" als nötig, auch wenn diese sich in vielen Fällen spontan wieder zurückbildet. Der besonders gute Erfolg, den die Therapie des Jugendkropfes aufweist, stempelt diese zu einer wertvollen Vorbeugungsmaßnahme gegen die krankhaften Kropfgebilde des späteren Lebens (22).

Die Prophylaxe des Kropfes.

Die heute bereits in verschiedenen Ländern geübte Kropfprophylaxe mit jodhaltigem Kochsalz oder auch jodhaltigem Trinkwasser (23) sucht nach Möglichkeit die gesamte Bevölkerung zu erfassen. Um verbreitete Schädigungen zu vermeiden, hat man den Jodzusatz äußerst klein gewählt; in der Schweiz gibt man 0,5 g Jodkalium auf 100 kg Salz, das sind etwa 50 millionstel Gramm (50 γ) pro Person und Tag; ebenso verfährt man in Oberbayern (Vollsalz).

Für ganz Deutschland kann diese allgemeine Prophylaxe nicht in Betracht kommen, höchstens für einige wenige abgeschlossene Kropfbezirke. In der Schweiz und anderen Alpenländern hat man es eben nicht nur mit dem Kropf, sondern auch mit dem ihm verwandten Kretinismus zu tun, während der letztere in unserm Lande kaum noch existiert. Deshalb bedeutet das Kropfübel für uns nicht eine solche Schädigung der Volksgesundheit, daß wir die nicht völlig auszuschaltenden Gefahren eines möglichst allgemeinen Jodgebrauchs mit in Kauf nehmen müßten. Dagegen kommt die sog. Schulprophylaxe und eine möglichst umfassende ärztlich geleitete Behandlung aller jugendlichen Kropfträger als wichtigste Vorbeugungsmaßnahme für unsere Verhältnisse in Betracht.

Die Schulprophylaxe ist bereits seit einigen Jahren an verschiedenen Stellen Deutschlands im Gebrauch. Sie hat, soweit ich die Literatur übersehe, fast allgemein bezüglich ihrer Ergebnisse befriedigt und nirgends ernstere Schädigungen ausgelöst. Die dabei angewandten Methoden sind unter sich etwas verschieden. Im Interesse einer einheitlicheren Beurteilung des neuen Verfahrens empfiehlt sich dringend, allgemein möglichst ein und dasselbe Jodpräparat zu verwenden, und zwar das Jodkalium. Nicht nur aus Gründen der Sparsamkeit! Die Höhe der Joddosis richtet sich auch hier nach den örtlich verschiedenen

Graden der Jodempfindlichkeit der Bevölkerung, nach dem Plane der Jodanwendung (lange oder kurze Kuren, lange Pausen, kurze Pausen!), letzten Endes nach dem Erfolge!

So wird durch Frey (24) neuerlich die von Steinlin (25) in St. Gallen eingeführte Methode empfohlen, nach der die Schulkinder im ersten Jahr 40, im zweiten 12, im dritten nur 8 Dosen von je 1 mg Jodkalium erhalten. Dieser Vorschlag ist sicher sehr vorsichtig, ich glaube aber nicht, daß diese Jodgaben z. B. hier in Hessen genügen würden. Die Württemberger Schulprophylaxe sieht für die Dauer von 7 Jahren wöchentlich 3 mg Jodkalium vor. Dafür wird aber die Prophylaxe auf die Hälfte des Jahres beschränkt. In anderen Gegenden sind größere Jodgaben verabfolgt worden: So gab Lill (26) in Würzburg pro Woche bis zu 5 mg Jod in Jodglidine und Dijodyl, doch bezeichnet er selbst diese Dosen als unnötig hoch. Marine und Kimball (21) überschritten mit ihrer Methode der Schulprophylaxe die Höhe der jetzt in Europa üblichen Joddosierung um etwa das Hundertfache. Wie ich schon mitteilte, erhielten Schulkinder auf ihre Veranlassung zur Kropfprophylaxe zweimal im Jahre 10 Tage lang 0,2 g Jodkalium. Ernstere Jodschäden wurden auch bei diesen großen Dosen nicht beobachtet.

Wir haben in Frankenberg seit $1^1/_2$ Jahren in jeder Schulwoche 1 mg Kalium jodatum verordnet und waren mit den Erfolgen nur leidlich zufrieden. (Rückgang der Kröpfe auf die Hälfte, aber immer noch 19 vH der Klingerschen Stadien III und IV.)

Das Jodmittel wird in kleinen Tabletten, Malzbonbons oder Kügelchen durch den Lehrer, eine Fürsorgerin oder die Schulschwester regelmäßig verausgabt.

Die Verabfolgung in Tropfenform empfiehlt sich bei der Massenbehandlung in den Schulen weniger, da sie eine exakte Dosierung nicht genügend sicherstellt, auch leicht unhygienische Zustände einreißen (Benutzung desselben mangelhaft gereinigten Trinkgefäßes durch mehrere Kinder).

Die ärztliche Überwachung der Kinder geschieht durch den Schularzt. Ein- bis zweimal jährlich findet eine Durchuntersuchung der Schulen statt. Zwischendurch empfiehlt es sich, durch den Lehrer oder die Fürsorgeschwester bei den Schülern Nachfrage nach nervösen Störungen, Herzklopfen usw. zu halten. Kinder, die über solche Erscheinungen klagen, sind sogleich ärztlich zu untersuchen.

Von der Jodprophylaxe ausgeschlossen werden kranke und übererregbare Kinder, besonders solche mit nervöser Pulsbeschleunigung, ferner alle die, deren Schilddrüse nicht vergrößert ist (Klingers Stadien 0 und I).

Was soll nun mit denjenigen Kindern geschehen, deren große Schilddrüse sich trotz einer längerdauernden Schulprophylaxe nicht verkleinert? Wie v. Scheurlen (19) berichtet, werden in Württemberg solche Kinder ihren Hausärzten zur Behandlung überwiesen. Lill (26) hat sich durch den ärztlichen Verein seines Bezirks die grundsätzliche Zustimmung erwirkt, alle kropfigen Kinder in der Schule selbst behandeln zu dürfen. Beide Maßnahmen haben manches für und manches gegen sich. Genau besehen ist ja jede Schulprophylaxe nichts anderes als ein therapeutisches Verfahren. Durch die Entlassung gerade derjenigen Kinder aus der Schulprophylaxe, die am schwersten zu beeinflussen sind, scheiden gewiß oft die am meisten kropfgefährdeten Kinder aus jeder Behandlung aus. Dadurch verliert die Schulprophylaxe nicht unerheblich an Bedeutung. Auf der anderen Seite wird der Schularzt durch die Behandlung dieser Kinder, die einer besonders sorgfältigen und häufigen Kontrolle bedürfen, wesentlich mehr belastet. In jedem Fall ist diese wichtige Frage ernstlich zu prüfen und zu regeln!

Außer den Schulen kommen noch andere Anstalten, wie Fortbildungsschulen, Seminare, eventuell sogar die Universitäten, ferner Turn- und Sportgemeinschaften für die Durchführung einer systematischen Kropfbehandlung in Betracht. Auch die Schwangeren und Neugeborenen werden den Ärzten zu besonderer Berücksichtigung empfohlen (v. Scheurlen [19]). Daß wir neben der medikamentösen Behandlung der Kropfträger auch für eine hygienische Lebensweise und Ernährung (Gemüse in der Kost![19]), für Betätigung, namentlich der Jugend in Luft und Sonne zu sorgen haben (27), muß ausdrücklich hervorgehoben werden, denn wir behandeln nicht Kröpfe, sondern Menschen, häufig sogar jugendliche Menschen, die in ihrer Entwicklung gelitten haben.

Die im vorstehenden wiedergegebenen Vorschläge zur Behandlung und Vorbeugung des Kropfes sind vielerorts erprobt und haben auch in Deutschland sich bewährt. Es gibt, soweit ich sehe, zur Zeit keine anderen Methoden, die ungefährlicher und wirksamer, auch keine, die bei gleich befriedigender Leistung im Preise billiger wären.

Literatur.

1. Bircher, Schweiz. med. Wochenschr. 1922, Nr. 29. —
2. Veil & Sturm, D. Arch. f. klin. Med. 1927, S. 154, 327. —
3. Hotz, Sitzungsber. d. Schweiz. Kropfkommission v. 22. IX. 1923,

S. 41. — 4. Stiner, Enquête über Jodschädigungen in der Schweiz in den Jahren 1922/24. Im Manuskript mir freundlichst zur Verfügung gestellt durch Herrn E. Bircher-Aarau. — 5. v. Fellenberg, Schweiz. med. Wochenschr. 1925, S. 56. — 6. Kaspar, Wien. med. Wochenschr. 74, 1757, 1924. — 7. Bayard, Beiträge zur Schilddrüsenfrage. Basel: Benno Schwabe & Co. 1919. S. 16, bezweifelt wohl mit Recht die therapeutische Wirkung der Arsenverbindungen bei Kropf. — 8. Quecksilber ist ein altes Kropfmittel (Bircher[1]). — 9. Nach Benzonaphthol und Thymol sah Messerli Rückgang des Kropfes bei Soldaten. Von Bayard (6) wird das „propter hoc" bezweifelt. 10. — de Quervain, Schweiz. med. Wochenschr. 55, Nr. 4, 1925. — 11. Bircher, Korrespbl. f. Schweiz. Ärzte 1918, Nr. 37. — 12. König, Chemische Zusammensetzung der menschlichen Nahrungs- und Genußmittel. Berlin: Springer 1903. — 13. Mc Carrison, zit. nach Kongreßzentralbl. f. d. ges. inn. Med. 23, 318, 1922. — 14. Lewin, Die Nebenwirkungen der Arzneimittel. Berlin: Hirschwald 1899. — 15. Bleyer, Münch. med. Wochenschr. 1924. Nach Hunziker und Wyss, Klin. Wochenschr. 1922, S. 544, ist die Verwendung von Jodkalium deshalb besser als die organischer Jodpräparate, vgl. auch Klinger, Sitzungsber. d. Schweiz. Kropfkommission v. 21. I. 1922, S. 46, — 16. Schon d'Espine hat darauf hingewiesen, daß bei protrahierter Jodbehandlung mit kleinen Dosen der Hyperthyreoidismus viel häufiger eintritt als bei mittleren, ja selbst hohen Dosen, wenn diese nur kurze Zeit gebraucht worden. (Zit. nach de Quervain, Sitzungsber. d. Schweiz. Kropfkommission v. 24. VI. 1922, S. 25.) — 17. Hotz, zit. nach Enderlen, Klin. Wochenschr. 1922, S. 458. — 18. Wagner von Jauregg, Wien. klin. Wochenschr. 37, H. 16, 1924. — 19. Scheurlen, Mittelrhein. Chirurgentag Stuttgart 1925, Zentralbl. f. Chirurg. 52, 595, 1925. — 20. Albert Kocher, Die Behandlung des Kropfes. II. Aufl. Bern: A. Francke A. G. 1921, S. 14. — 21. Marine und Kimball, Arch. of internat. med. 22, 1918. — 22. Seifert, Münch. med. Wochenschr. 1924, S. 1792. — 23. Olin, Journ. of the Americ. med. assoc. 82, 1328, 1924. — 24. G. Frey, Klin. Wochenschr. 1925, S. 460. — 25. Steinlin, Sitzungsber. d. Schweiz. Kropfkommission v. 24. VI. 1922, S. 10. — 26. Lill, Münch. med. Wochenschr. 1924, S. 1791. — 27. Nach der Schweizer Erfahrung verlieren junge Leute während ihrer Militärdienstzeit oft ihren Kropf. Güttinger, zit. nach Kocher, Korresp.-Bl. f. Schweiz. Ärzte 1917, Nr. 49. — 28. Aschoff, Statistik des Kropfes in Deutschland, Reichs-Gesundheitsblatt 1926, Nr. 2, S. 29. — 29. Wagner-Jauregg, Kropfprophylaxe durch Vollsalz. Wien. klin. Wochenschr. 1925, S. 1279. — 30. Oberbayern, Med. Klinik 1924, S. 1486. — 31. Th. v. Fellenberg, Das Vorkommen, der Kreislauf und der Stoffwechsel des Jods. Sonderausgabe aus „Ergebnisse der Physiologie" Band 25. München: Verlag von J. F. Bergmann 1926. — 32. Die zahlreichen wichtigen Untersuchungen von Wasser, Bodenarten, Luft, Lebensmitteln usw. auf Jod durch Chatin (1850—1876) und seine Theorie der Kropfentstehung, auf die de Quervain in seinem Düsseldorfer Vortrag („Über Kropfprophylaxe", Die Naturwissenschaften, Textliche Beilage zur Klin. Wochenschr. 1926 Nr. 49) hingewiesen hat, sind in Fellenbergs Monographie (31) zitiert. — 33. K. Eimer, Jodbasedow. Med. Welt 1927, Nr. 23. — 34. W. His, Kropfkonferenz. Klin. Woch. 1927, S. 1913.

12. Sparsame, sachgemäße Behandlung Anämischer[1].
Von Prof. Dr. R. Seyderhelm - Göttingen.

Die beiden Arzneimittel, welche von jeher bei der Behandlung von Krankheitszuständen, die mit Blutarmut einhergehen, eine führende Rolle spielen, sind Eisen und Arsen.

Man darf wohl behaupten, daß diese beiden Pharmaka — sieht man von den Sedativis Brom, Valeriana usw. ab — in der täglichen ärztlichen Praxis am allerhäufigsten verordnet werden, und es darf wohl hinzugefügt werden, daß gerade die Verordnung von Eisen und Arsen ganz besonders oft ohne eigentliche, strenge Indikation erfolgt.

Wenn die ursprüngliche Indikation, die Eisen und Arsen in erster Linie als Reizmittel für den Knochenmarksapparat bezeichnete, in praxi in weitgehendem Maße ausgedehnt wurde, so basiert dieses alltägliche ärztliche Handeln auf der empirischen Erfahrung, daß auch andere Zell- resp. Organfunktionen angeregt werden: Der Appetit nimmt zu, das gesamte Allgemeinbefinden bessert sich, es kommt zu Gewichtszunahme usw. Anderseits lehrt auch die experimentelle Pharmakologie, daß, wenn auch weniger das Eisen, so doch vor allem das Arsen allgemein den zellulären Stoffwechsel in günstigem Sinn beeinflußt.

Es ist daher wichtig, von vornherein dieses Verhältnis zwischen strenger Indikation und oft willkürlich erweiterter Indikation näher zu charakterisieren.

„Blutarmut" ist noch heute eine der am häufigsten gestellten Diagnosen und noch heute in einem unverhältnismäßig hohen Prozentsatz der Fälle auch eine Fehldiagnose. Der Kranke, der blaß aussieht, ist nur dann als blutarm zu bezeichnen, wenn eine Hämoglobinbestimmung eine deutliche Verminderung des Hämoglobins ergibt. Der Pseudoanämische (Strauß), dessen schlechte Hautdurchblutung eine Blutarmut vortäuscht, vor allem auch die große Schar der pseudoanämischen Schulkinder — Schulanämie, Proletarieranämie —, werden oft als blutarm diagnostiziert.

Die Erfahrung lehrt, daß auch in diesen Fällen die Verordnung von Eisen und Arsen sehr häufig eine Besserung des Allgemeinbefindens zeitigt, wenngleich die obenerwähnte strenge Indikation fehlt. Daraus ist zu ersehen, daß Eisen und Arsen weitaus häufiger als angenommen nicht in ihrer a priori strengen,

---

[1] Ursprünglich abgedruckt in: Klin. Wochenschr. 1925, Nr. 35.

einseitigen Indikation als Knochenmarksreizmittel, sondern vielmehr ganz allgemein als Roborantia ihre Wirksamkeit entfalten können.

Dennoch muß sich der Praktiker, der wirtschaftliche und zweckmäßige Therapie treiben will, der eigentlichen Indikation bewußt sein, d. h. er muß sich stets bemühen, eine exakte Diagnose zu stellen. Ein Vagotoniker mit Ulcus duodeni, der an vagen ,,nervösen" Beschwerden leidet, und bei dem sich infolge okkulter Blutungen eine echte Anämie entwickelt hat, darf nicht für einen Neurastheniker mit Pseudoanämie gehalten werden. Ein solches Beispiel lehrt, wie auch hier nur die Stellung der Diagnose zweckmäßiges ärztliches Handeln einleiten kann, und zeigt, daß es nicht gleichgültig ist, ob einerseits die Hämoglobinbestimmung unterbleibt und anderseits dann nach Feststellung einer wahren Anämie das Augenmerk auf eine organische Ursache gelenkt wird. Die Behandlung der Anämie wird im Falle des Ulcus von sekundärer Bedeutung sein, während anderseits dem pseudoanämischen Neurastheniker Arsen, z. B. primär als Roborans, gute Dienste leisten wird (vgl. die Arbeit von Goldscheider).

Die Feststellung echter Anämie muß dazu führen, nach chronischer Intoxikation (Blei, maligne Geschwulstprodukte, Darmparasiten) oder Infektion (Tuberkulose, Lues, chron. Sepsis) zu fahnden. Die Blässe, d. h. die echte Anämie und Oligämie bei chronischer Nephritis darf nicht Gegenstand einer einseitigen Therapie unter Verkennung der wahren Ursache werden. Im Gegensatz hierzu ist die Blässe bei Aortenfehlern fast immer eine Pseudoanämie, seltener eine auf luischer Grundlage entstandene echte Anämie (toxisch).

Diese wenigen Beispiele mögen zum Bewußtsein bringen, daß Blutarmut und ,,Blutarmut" der Ausdruck oder ein Symptom der verschiedenartigsten Krankheitszustände sein kann, und daß nur die Erkennung und Berücksichtigung der zugrunde liegenden Ursache eine zweckmäßige Therapie gestattet.

Selbstverständlich ist bei der Blutungsanämie die Beseitigung der Blutung (Ulcus, dysmenorrhöische Zustände, Hämorrhoiden, Ankylostomum usw.) erster Hauptzweck der Therapie. In gleicher Weise wird auch in den weiteren obengenannten Beispielen die Entfernung etwaiger toxischer Momente (Parasiten vgl. die Arbeit von Brüning), die Beeinflussung eines tuberkulösen Prozesses durch entsprechende zweckmäßige Maßnahmen (vgl. die Arbeit von Felix Klemperer) resp. eine antiluetische Kur sowie endlich die diätetische und medikamentöse Therapie einer Nephritis (vgl. die Arbeit von Volhard) als

Anämien. 191

übergeordnete Therapie der symptomatischen Behandlung der sekundären Anämie vorausgehen müssen.

Einzig und allein die Berücksichtigung solcher und ähnlicher kausaler Momente, die zur Entwicklung einer „sekundären" Blutarmut geführt haben, entscheidet, ob die Verordnung von Eisen resp. Arsen sofort oder später, resp. überhaupt zu erfolgen hat. Erweist sie sich in diesem Sinne als zweckmäßig, dann erst wird die Art ihrer Verordnung, die Frage der Rezeptur, der Dosis usw. zur Diskussion gestellt werden müssen.

Daß, wie oben an zahlreichen Beispielen schon ausgeführt worden ist, gerade die Behandlung der Blutkrankheiten, insbesondere der verschiedenen Arten von Blutarmut, nur dann eine zweckmäßige sein kann, wenn der Charakter der betreffenden Anämie durch exakte Untersuchung festgelegt ist, lehren in besonderem Maße jene beiden Formen von Anämie als Krankheitsbilder sui generis: die Chlorose und die perniziöse Anämie.

Die Chlorose ist eine Erkrankung von endokrinem Charakter; nicht die Bildung der roten Blutkörperchen, sondern ausschließlich die Bildung des Hämoglobins ist gestört; therapeutisch ist Eisen das Mittel der Wahl.

Die perniziöse Anämie im Gegensatz hierzu ist eine Blutarmut, die durch gesteigerten, wahrscheinlich toxischen Zerfall von roten Blutkörperchen bedingt ist, im Urin findet sich massenhaft Urobilinogen und Urobilin (Zeichen für Blutzerfall), die Blutregeneration ist in spezifischer Weise qualitativ verändert (Megaloblasten, Megalozyten), ihr chronischer, progredienter Verlauf erfolgt in Schüben, ihre medikamentöse Behandlung bleibt dem Arsen als Domäne vorbehalten.

Die Chlorose, allein dem weiblichen Geschlecht eigen, ist im Laufe der letzten 10 Jahre eine große Seltenheit geworden. Naegeli beobachtete in $1^1/_2$ Jahren in Zürich nur 2 Chlorosen neben 26 perniziösen Anämien. In der Göttinger Medizinischen Poliklinik wurden innerhalb von 5 Jahren unter über 30 000 nur 4 Fälle von echter Chlorose beobachtet, neben 35 Fällen von perniziöser Anämie. Noch im Jahre 1906 berichtete Otten über 700 Fälle von Chlorose aus den Hamburger Staatskrankenanstalten. Diese Zahlen illustrieren deutlich, eine wie verschwindende Rolle die Chlorose heute für den Praktiker in diagnostischer und therapeutischer Beziehung spielt!

Wahrscheinlich spielen hierbei Wandlungen der Lebenseinstellung eine Rolle, die verhindern, daß ebensohäufig wie früher ernstliche Dysfunktionen der Ovarien im Laufe der Geschlechtsentwicklung der jungen Mädchen auftreten. Vielleicht sind die heutigen freieren Lebensgewohnheiten in eigenartiger Weise „Verhütungsfaktor" für diese vor dem Kriege so häufige Erkrankung des weiblichen Geschlechts geworden.

Der therapeutische Effekt des Eisens manifestiert sich bei der Chlorose in besonders frappantem Maße bei der Anwendung ganz großer Eisenmengen. So empfiehlt Naegeli 5—10 mal täglich 0,2 g Ferrum reductum. Nach der Ansicht von v. Noorden besteht die souveräne Wirkung des Eisens in seiner Eigenschaft als Reizmittel des Knochenmarks. Morawitz nimmt demgegenüber speziell bei der Chlorose an, daß das Eisen die Krankheit an der Wurzel angreift, d. h. die hormonale Störung beeinflußt — ein Beleg für die obenerwähnte klinische Erfahrung, die dem Eisen nicht allein eine Knochenmarkswirkung zuspricht.

Gerade die ärztlichen Erfahrungen am Beispiel der heute zur Seltenheit gewordenen Chlorose haben gelehrt, daß weit mehr als komplizierte organische Eisenverbindungen das zweiwertige Eisen in anorganischer Bindung in überragendem Ausmaß wirksam ist.

Die Behandlung der perniziösen Anämie konnte bislang nur bei der durch den Bothriocephalus latus hervorgerufenen Form kausal sein. Die Entfernung dieses Dünndarmparasiten heilt die Anämie, mit Ausnahme jener wenigen Fälle, in denen die Intoxikation bereits zu weit vorgeschritten ist. In Finnland und anderen nordischen Ländern, wo das Vorkommen dieser Bandwurmanämie an der Tagesordnung ist, ist es ärztliche Regel geworden, auch in Fällen, in denen Parasiteneier nicht gefunden werden, eine Wurmkur[1] durchzuführen. Die Frage des Zusammenhangs von perniziöser Anämie mit Syphilis (Fr. Müller), kausal unklar, wird in therapeutischer Beziehung in den Arbeiten der letzten Zeit ziemlich übereinstimmend dahin beurteilt, daß eine antisyphilitische Behandlung in der Regel eine Verschlimmerung der Anämie zur Folge hat (Naegeli, Talquist, v. Winterfeld u. a.).

Die Behandlung der Fälle von kryptogenetischer, perniziöser Anämie, bei denen sich die eben genannten, direkt oder indirekt wirkenden kausalen Momente nicht auffinden lassen, muß so lange einer kausalen Therapie verschlossen bleiben, als die ursächliche Noxe nicht sicher erwiesen ist. Eine große Reihe von Klinikern — besonders in nordischen Ländern —, die auch für diese Form der perniziösen Anämie eine intestinale Genese

---

[1] Vergl. dagegen den Aufsatz von H. Brüning in diesem Buche.

Anämien.

annehmen, berücksichtigen therapeutisch die in 100 vH der Fälle bestehende Achylia gastrica und empfehlen deshalb große Mengen Salzsäurepepsin, fernerhin die systematische Verabreichung von Kefirmilch sowie die Durchführung einer streng lacto-vegetabilen Kost. Erfahrungen der Göttinger Medizinischen Poliklinik sprechen in dem Sinne, daß die strenge Befolgung dieser 3 Momente besonders auf dem Höhepunkte der Remission, d. h. wenn nach Reiztherapie — z. B. mit Arsen oder nach Bluttransfusion — die Hämoglobin- und Erythrozytenwerte zur Norm zurückgekehrt sind, eine neuerliche Verschlimmerung unerwartet lange Jahre hinauszögern kann.

Besser als die übliche Mixtura Pepsini resp. Mixtura acida F. M. B. bewähren sich dabei größere Mengen Salzsäure, die der physiologischen Sekretion näherkommen, z. B. in folgender Verordnung:

Rp. Acid. hydrochloric. 5,0
Pepsini 2,5
Sirup. simplic. 40,0
Tinct. cort. aur. 5,0
Tinct. aromatic. 1,0
Aqu. dest. ad 300,0

M.D.S. 4 mal täglich ein Eßlöffel in $^1/_4$ Glas Wasser während oder nach der Mahlzeit.

Gegen das in einem großen Prozentsatz der Fälle auftretende lästige Zungenbrennen, das als Folge der begleitenden Möllerschen Glossitis auftritt, bewährte sich uns Subcutin in folgender Verordnung:

Rp. Sol. Subcutini 2,0/100,0 (Preis ca. 1 M.).
D.S. 1 Eßlöffel auf 1 Glas Wasser. Vor dem Essen, insbesondere vor dem Einnehmen der Salzsäure, den Mund zu spülen. Auch die Anästhesin-Bonbons (1 Originalschachtel zu 25 Stück 1 M.) sind empfehlenswert.

Als Reizmittel, das bei der Behandlung der perniziösen Anämie im Vollstadium an erster Stelle steht, ist das Arsen zu nennen. Die Erfahrung lehrt allerdings, daß der erste „Anfall" von Anämie infolge der verschiedensten therapeutischen Maßnahmen, insbesondere auf die verschiedenartigsten Reizmittel hin (Proteinkörpertherapie), ja auch zuweilen spontan in eine Remission übergehen kann, und daß der zweite schon weniger leicht, der dritte oft durch keinerlei Therapie mehr beeinflußt wird. Mit dem Arsen erzielt man die „glänzendsten" Erfolge im ersten Anfall. In den späteren Rezidiven versagt schließlich auch diese Therapie. Ob man das Arsen als Fowlersche

Lösung (in steigenden und fallenden Tropfenmengen), als Arsenpillen, als Arsacetin (täglich 3—4 mal 0,01 g), ob man es peroral oder parenteral verabfolgt, scheint gleichgültig zu sein. Jede dieser Medikationen wird von dem einen oder anderen Kliniker als die beste empfohlen, weil gerade er sie mit Erfolg angewandt hat. Zur subkutanen Injektion eignet sich vor allem die „Ziemssensche Lösung", die als Natrium arsenicosum M. B. K. in steigenden und fallenden Dosen in fertiger Ampullenpackung vorrätig gehalten wird, ferner das Solarson (G. Klemperer). Neuerdings hat Neisser, Stettin, die Verabfolgung von großen Einzeldosen As_2O_3 empfohlen, die, wenn das Hämoglobin anfängt zu steigen, abgesetzt werden. Neisser gibt am ersten Tag 30, am zweiten Tag 50, am dritten Tag 75 mg usw. bis zur erkennbaren Wirkung am Blut. Mancherorts — auch in unserer Klinik — wurden bei dieser Therapie unangenehme Nebenwirkungen, Übelkeit, Erbrechen usw., beobachtet. H. Curschmann hat, basierend auf dem Vorschlage Neissers, das Schema der „Arsenstöße" in folgender Dosierung und Zeitfolge modifiziert: am ersten Tag 5 Pillen à 5 mg Acid. arsenicosum = 25 mg, am zweiten Tag 10 Pillen = 50 mg, am dritten Tag 15 Pillen = 75 mg, dann Pause von einer Woche und Wiederholung der obigen Dosen, dann Pause von zwei Wochen, dann Wiederholung, dann nach drei Wochen und eventuell später alle 1—2 Monate Wiederholung dieses dreitägigen Turnus. Im Einzelfall, wo große Hinfälligkeit, Neigung zu Erbrechen (Gehirnanämie) usw. bestehen, wird man allerdings oft diese „Arsenstöße" nicht durchführen können und zur parenteralen Verabreichung zurückgreifen müssen.

Beachtenswert ist, daß auch bei Anwendung von Neosalvarsan in vielen Fällen Remissionen der perniziösen Anämie beobachtet wurden. Es handelt sich dabei wohl um eine reine Arsenwirkung. Die kürzlich von Hartmann aus der Klinik Minkowskis mitgeteilte Beobachtung, daß speziell kleine, intravenöse Dosen von Neosalvarsan (0,10 resp. 0,15 einmal pro Woche) wirksam sind, kann ich auf Grund eigener Beobachtung bestätigen. Diese Behandlungsweise kommt vor allem in Betracht, wenn die übliche Arsenmedikation versagt.

Die Erfolge, die bei der perniziösen Anämie mittels Bluttransfusion erzielt werden können, sind wohl als „Reiztherapie" aufzufassen. Auch mit ihr erzielt man im ersten „Anfall" von Anämie die häufigsten Erfolge, während sich in den späteren Stadien hier ebenfalls die Mißerfolge häufen. Ebenso wie große Mengen (200—300 ccm intravenös), deren Wirkung von mancher Seite als Substitutionstherapie aufgefaßt wird, wirken

Anämien. 195

oft auch kleine Mengen (10—20 ccm) intramuskulär injizierten frischen Blutes. Beobachtungen sprechen dafür, daß der Reiz des zerfallenden Spenderblutes das Knochenmark zu gesteigerter Tätigkeit anregt. Als zweckmäßig und doch sparsam sind alle diese genannten Reizmittel zu bezeichnen im Gegensatz zur ebenfalls vorgeschlagenen Reizung mittels Röntgenstrahlen und Thorium X.

Auch die operativen Eingriffe, wie Milzexstirpation, Ausräumung von Knochenmark aus den langen Röhrenknochen und ähnliches, mögen nur besonderen Einzelfällen und weiterer klinischer Forschung vorbehalten sein.

Seit kurzem hat sich in Amerika die diätetische Behandlung der perniziösen Anämie mit Leber als zweckmäßig herausgestellt. Die Diätvorschrift von Minoth und Murphy lautet:

1. 120—240 g gekochte Rinds- oder Kalbsleber, gelegentlich die gleiche Menge Lammniere (oder Kalbsmilch) statt dessen. 2. 120 bis 240 g mageres Rind- oder Hammelfleisch, nicht zu weich gekocht. 3. 300 g grünes Gemüse mit (1)—5—10 vH Kohlenhydraten (Salat, Spinat insbesondere). 4. 250—500 g Obst, Pfirsiche, Aprikosen, Erdbeeren, Ananas, Apfelsinen, Grapefruit. 5. Zirka 40 g Fett in Form von Butter oder Sahne, im übrigen keine Fette und Öle. 6. 1 Ei und 2 Glas Milch. 7. Als Zulage: Gewöhnliche Kohlenhydratnahrung, soviel wie der Patient will (Brot, Kartoffeln, Makkaroni, Zerealien). Zucker beschränkt.

Als einzige Medikation wird dazu verdünnte Salzsäure verabreicht (zitiert nach W. Schultz, Klin. Wochenschr. Nr. 28, 1927).

Neuerdings wurde auch vorgeschlagen, den Patienten rohe Leber zu geben (Kalbs-, Rinds-, Schweine- und Hühnerleber usw.). 250 g Leber werden in einer Gemüsepresse gemahlen, mehrere Male durch ein feines Sieb gedrückt und genügend Wasser hinzugefügt, um ungefähr 300 ccm zu bilden; dieses wird von den Patienten mit abwechselndem Schlucken von Apfelsinensaft getrunken.

In der obigen Darstellung wurden die klinischen Grundzüge der zweckmäßigen Therapie der verschiedenen Formen von Blutarmut, insbesondere die Wichtigkeit der Berücksichtigung kausaler Momente erörtert. Es hat sich dabei vor allem ergeben, daß die Verordnung von Medikamenten, insbesondere der beiden souveränen Mittel Eisen und Arsen, nicht in mehr oder minder willkürlicher Weise oder gar kritiklos durchgeführt werden darf, sondern daß vielmehr, und dies gilt besonders von den zahlreichen Beispielen von hypochromer, sekundärer Anämie, eine klinisch ursächliche Betrachtung, die Behandlung des der Anämie zugrunde liegenden Leidens in jedem Einzelfall über die einzuschlagende Therapie zu entscheiden hat. Erweist es sich dann als zweckmäßig, Eisen oder Arsen zu verordnen, kommt in weiterer nicht minder wichtiger Beziehung die spezielle Frage nach der Sparsamkeit der Verordnung zu Wort.

In seinem Gutachten für die Gemeinsame Deutsche Arzneimittel-Kommission hat Morawitz in übersichtlicher Weise über die verschiedenen Eisen- und Arsenpräparate nach Zweckmäßigkeit und Herstellungspreis abgehandelt.

I. Eisen.

Von einem Eisenpräparat verlangt Morawitz:

1. Gute Resorbierbarkeit — Blaudsche Pillen[1] gehen, wenn zu hart, mit dem Stuhl ab. Das Eisen muß sich aus den organischen Substanzen durch die Verdauungssäfte leicht abspalten lassen. Hämoglobinpräparate entgehen wahrscheinlich der Resorption.

2. Ausbleiben von schädlichen Nebenwirkungen — Dyspepsie, Obstipation, Einwirkung auf die Zähne.

Betreffs der Dosierung empfiehlt Morawitz einerseits große Tagesdosen, andererseits die Durchführung einer mehrwöchentlichen Kur; Tagesdosis steigend von 0,1—1,0 g Fe, in geeigneten Fällen bis 3 g pro die.

Diese Leitsätze von Morawitz müssen der zweckmäßigen Eisentherapie zugrunde gelegt werden.

Als zweckmäßig hat die ärztliche Subkommission der Gemeinsamen Deutschen Arzneimittel-Kommission auf Vorschlag von Morawitz empfohlen:

Für die allgemeine Praxis:

Ferr. reduct., Ferr. carb. sacch., Pil. Ferr. reduct., Pil. Ferr. carb. Blaud., Ferr. oxyd. sacch., Tinct. Ferr. comp. Athenstaedt, Tinct. ferri pomat., Liqu. Ferr. albumin, Ferr. peptonat., Liqu. Ferro Mangan. pept. et sacch., Ferr. lactic., Pil. Ferr. lact., Ferr. sulfur., Pil. aloet. ferrat., Tinct. Ferr. chlor. äth., Ferratin, Ferratose, Triferrin, Triferrol, Metaferrin, Eisentropon.

Für die kassenärztliche Verordnung:

Ferr. reduct., Ferr. carb. sacch., Pil. Ferr. reduct., Pil. Ferr. carb. Blaud, Ferr. oxyd. sacch., Tct. Ferr. pomat., Liqu. ferr. album; Ferr. lactic., Pil. Ferr. lact., Ferr. sulfur.; Pil. aloet. ferrat., Tct. Ferr. chlor. äth., Eisentropon.

---

[1] Die Blaudschen Pillen des Arzneibuches werden mit Hefeextrakt und Glyzerin zubereitet und sind jedesmal zur Abgabe frisch herzustellen.

Im folgenden ist eine für die Praxis besonders zu empfehlende Auswahl von Verordnungen eisenhaltiger Arzneimittel angeführt, die in dem Deutschen Arzneiverordnungsbuch (Urban & Schwarzenberg, 1926) unter der Bezeichnung „wirtschaftlich" Aufnahme gefunden haben:

Einzeldosis:

Ferr. carbon. saccharat. Pulver, Pillen . . . . 0,1—0,5
Ferr. lactic. Pulver, Pillen . . . . 0,1—0,5
Pilul. Ferr. lact. F. M. B. 0,1
Ferr. oydat. saccharat. (Schachtel-) Pulver, Pillen . . 0,5—1,0
Ferr. pulverat. Pulver, Pillen . . . . 0,02—0,2
Ferr. reduct. Pulver, Pillen . . . . 0,05—0,5
Pilul. Ferr. reduct. F. M. B. 0,1
Pilul. Ferr. cum Magnesia (4,5 Ferr. sulfur. auf 30 Pillen) 0,15
Ferr. sulfuric. Pulver, Pillen . . . . 0,05—0,25
Liq. Ferr. albuminat. $1/_2$—1 Teelöffel (5—30 Tropfen in Milch für Kinder).
Pilul. Chinin. c. Ferro. F. M. B. (enth. 0,1 Ferr. reduct.). 3×tägl. 2 Pillen.
Pilul. aloeticae ferratae (enth. Ferrosulfat).
Pilul. Ferr. carbon. Blaudii[1] (des Deutschen Arzneibuches) (9 T. Ferr. sulfur., 3 T. Sacch., 7 T. Kal. carbon., 0,7 T. Magn. ust., 1,3 T. Hefeextrakt, 4 T. Glyzerin). Nach Vorschrift des Deutschen Arzneibuches stets frisch herzustellen.
Sirupus Ferr. jodat. des Deutschen Arzneibuches mit annähernd 5 vH Eisenjodür.
Tinctura Ferr. composita (enth. 10 vH Eisenzucker). 3×tägl. 1 Teelöffel. Nur für Kinder.
Tinctur. Ferr pomati des Deutschen Arzneibuches (1 T. Extr. Ferr. pomat., 9 T. Zimtwasser); z. B. Rp. Tinct. Ferr. pomat. Tinct. amar. āā 15,0 M. D. S. 3×tägl. $1/_2$ Teelöffel.

Außerdem befindet sich im Handel eine große Anzahl von Eisenpräparaten, die in der Regel als „organische Eisenpräparate" bezeichnet werden. Diese Bezeichnung ist insofern mißverständlich, als es sich nicht um echte organische Eisenverbindungen im chemischen Sinne, sondern vielmehr um Adsorptionsbindungen des Eisens an ein organisches Substrat handelt. Organische Eisenverbindungen im chemischen Sinne sind, abgesehen von Ferr. lact. u. ä., lediglich die Hämoglobinpräparate.

Aus der großen Zahl der Industriepräparate führt das Deutsche Arzneiverordnungsbuch als wirtschaftlich auf:

Feomettae. Tabletten (enth. 0,1 Ferr. reduct.)
Eisentropon. Pulver, Tabletten (0,05 Fe).

---

[1] Diese Pillen können einfach unter ihrem Namen verordnet werden.

Eine Eisenwirkung der Hämoglobinpräparate wird bestritten. Im Deutschen Arzneiverordnungsbuch sind Hämoglobinpräparate unter den wirtschaftlichen Verordnungen nicht angegeben.

Die Bedeutung der Eisenquellen, deren Wirkung schon seit Jahrhunderten feststeht, möge vom Standpunkt der wirtschaftlichen und doch sachgemäßen Behandlung besonders betrachtet werden. Der Eisengehalt der verschiedenen Eisenquellen ist — mit den oben empfohlenen Dosen verglichen — ein sehr geringer: etwa 0,01—0,1 g im Liter. Gerade die Heilwirkung dieser natürlichen Eisenwässer, die das Eisen meist als Ferroion enthalten, spricht für die besondere Bedeutung des anorganischen, zweiwertigen Eisens, das sich hier in besonders leicht resorbierbarer Form — auf nüchternen Magen getrunken — als hervorragend wirksam erweist.

Die alte, geheimnisvoll anmutende Erfahrungstatsache, daß Mineralwässer, insbesondere Eisenquellen, an Ort und Stelle ihres Entspringens aus dem Erdboden besonders wirksam sein sollen, ist durch neuere Untersuchungen der Amerikaner O. Baudisch und L. A. Welo vom Rockefeller-Institut in ein neues Licht gesetzt worden. Diese fanden in Untersuchungen an Franzensbader Eisenbrunnenwasser, daß dem „aktiven" Eisensalz des frisch aus der Erde quellenden Eisenbrunnens eine besondere katalytische Wirksamkeit zukommt, die sich u. a. mittels der „Benzidinprobe" und der Beeinflussung des Bakterienwachstums nachweisen läßt. Durch „Altern" dieser Eisenwässer gehen diese biologischen Wirkungseffekte wieder verloren, was die genannten Autoren auf eine Veränderung des atomalen Aufbaues im Molekül Fe_2O_3 (mittels des Röntgenstrahlen-Interferenzbildes) zurückführen konnten. Eine analoge Wirksamkeit konnte kürzlich von W. Heubner[1] auch für das Pyrmonter Eisenwasser nachgewiesen werden.

Die Eisenquellen enthalten kohlensaures Eisenoxydul, das durch überschüssige freie Kohlensäure als doppeltkohlensaures Eisenoxydul in Lösung gehalten wird. Im Gegensatz hierzu enthalten die sog. Vitriolquellen (= schwefelsaure Eisenwässer) schwefelsaures Eisenoxydul. Erstere gelten als wirksamer (vgl. die vollständige Aufzählung der Eisenquellen im Deutschen Bäder-Kalender 1925, S. 45; desgleichen im Deutschen Arzneiverordnungsbuch 1926, S. 168).

---

[1] Z. f. ärztl. Fortbild. 23, S. 655, 1926.

Anämien. 199

Als die am meisten besuchten Bäder seien hier angeführt, wobei die Frequenz von 1926 in Klammer beigefügt ist:

Bad Pyrmont	(13 326)	Bad Steben	(3364)
„ Elster	(11 422)	„ Polzin	(4000)
„ Reinerz	(7129)	„ Liebenstein	(3560)
„ Flinsberg	(4693)	„ Driburg	(3922)
„ Altheide	(8194)	„ Langenschwalbach	(1339)
„ Kudowa	(11 475)		

Morawitz (l. c.) hat Trinkkuren mit Eisenquellen als indiziert bezeichnet: „1. wenn häusliche Eisenkuren erfolglos waren; 2. bei sehr empfindlichen Verdauungsorganen (sehr selten); 3. wenn man mit der Kur auch andere Indikationen erfüllen kann." Neuerdings gewähren die Krankenkassen als Heilmittel auch natürliche Heilwässer[1]. In letzter Hinsicht dürfte oft die Loslösung von den häuslichen Verhältnissen, welche häufig drückend auf die Kranken einwirken, ausschlaggebend sein.

Besondere Berücksichtigung verdient hier die Frage der Vergünstigungen, die hinsichtlich der Kurabgabe und Kurmittelpreise in den dem Allgemeinen Deutschen Bäderverband angehörigen Badeverwaltungen durch verbindlichen Beschluß geregelt sind[2].

Danach erhalten Pfleglinge von Krankenkassen und anderen sozialen Anstalten einen Höchstabschlag von 20 vH auf die Kurtaxe und die Kurmittel, wenn sie auf Kosten dieser Anstalten in das Bad gesandt werden. Obendrein werden an Unbemittelte, welche auf eigene Kosten in die Bäder kommen, auf besonderen Antrag hin sehr weitgehende Nachlässe gewährt. In der Vor- und Nachkurzeit lassen sich die Kuren besonders billig durchführen. Endlich sei noch auf die in einigen Bädern eingeführten sog. Mittelstandskuren hingewiesen.

II. Arsenik.

Auch mit Arsenik ist eine Heilwirkung nur bei kurgemäßem Gebrauch zu erzielen. Die speziellen Indikationen wurden bereits oben abgehandelt. Die übliche Arsenkur in steigenden und dann fallenden Dosen erstreckt sich auf 3—4 Wochen und

---

[1] Vergl. die Referate von F. Kraus und W. Straub, ferner „Hauskuren mit natürlichen Heilquellen und Quellprodukten in der kassenärztlichen Praxis". Herausgegeben von der Schriftleitung der „Zeitschrift für wissenschaftliche Bäderkunde". Mit einer Einführung von der Balneologischen Gesellschaft in Berlin. 1927. Bäder- und Verkehrsverlag G. m. b. H., Berlin SW 11.
[2] Z. f. ärztl. Fortbild. 23, S. 655, 1926.

länger. Man benutzt hierzu entweder die Form der Tropfenkur
mit dem Liquor Kalii arsenicosi = Fowlersche Lösung, oder die
offizinellen Pilulae a iaticae. Ebenfalls billig ist die sog. Ziemssensche Lösung. Immerhin wird man **Injektionskuren**, die
sich als solche von vornherein relativ teuer gestalten, nur auf
bestimmte Indikation hin durchführen, so z. B., wenn Arsen
per os nicht vertragen wird oder auch allgemein bei der **perniziösen Anämie** (siehe oben) und anderen schweren **Blutkrankheiten**. Für die Behandlung der perniziösen Anämie
mittels Arseninjektionskur wird von Naegeli und Morawitz
vor allem das Arsazetin empfohlen. Mehr für die Behandlung
asthenischer resp. kachektischer Zustände dienen Optarson
und Solarson. Einer besonderen Beliebtheit erfreuen sich Kuren
mit der Dürkheimer Maxquelle, die im Liter etwa 17 mg As_2O_3
enthält; vorherige Genehmigung der Kasse ist erforderlich.

Die **Kombinationstherapie** von Eisen und Arsen kommt
vor allem in Frage, wenn man lediglich die tonisierende, appetit-
anregende Wirkung in den Vordergrund stellen will (Morawitz).

Von der **Gemeinsamen Deutschen Arzneimittel-
Kommission** werden folgende Arsenverordnungen empfohlen:

Für die Allgemeinpraxis:

Acid. arsenicos., Pil. asiat., Liqu. Kal. arsenicos., Natr. arsenicos.,
Elarson, Arsan, Arsenferratin, Arsenferratose, Arsoferrin, Eisen-
elarson, Jodelarson, Solarson, Optarson, Arsamon, Natr. arsanilic.
(Atoxyl), Arsazetin und die offiziellen Salvarsanpräparate: Salvarsan,
Neosalvarsan, Neosilbersalvarsan, Silbersalvarsan.

Für die Kassenpraxis:

Acid. arsenicos., Pilul. asiat., Liqu. Kal. arsen., Natr. arsenicos.
in Lösung, Natr. arsanilic., Neosalvarsan, Silbersalvarsan.

Im folgenden sind die für die Praxis besonders zu empfeh-
lenden Arsenverordnungen angeführt, die im Deutschen
Arzneiverordnungsbuch unter der Bezeichnung „wirtschaftlich"
Aufnahme gefunden haben:

Liquor Kalii arsenicosi des Deutschen Arzneibuches   Einzeldosis
  (= Liquor arsenical. Fowleri) mit einem Gehalt
  von 1 vH As_2O_3 (1 Tropf.) (5 Tropf.) . . . . 0,0005—0,0025
Rezeptbeispiel:
       Rp. Liquor. Kal. arsenicos.
          Aqu. Menth. pip.
          Tinct. Strychn. āā 10,0
   M.D.S. 3 × tägl 6—12 Tropfen.

Acid. arsenicos. Pillen resp. Kompretten M. B. K.
                                             0,001 0,0005—0,003

Anämien.

Injektions-Präparate.

Für die subkutane Injektion eignen sich:

Ziemssensche Lösung =

Rp. Acid. arsenicos. 0,1
Solve in
Sol. Natr. caust. volum. 5 ccm
adde
Sol. acid. hydrochlor. volum. 5 ccm

D.S. Zur subkutanen Injektion von 0,1—1,0 ccm (= 1—10 mg) steigend und wieder fallend.

oder:

Natrium arsenicosum M. B. K. (= 20 Injekt. von 0,001 auf 0,01 und zurück).

Industrie-Präparate.

Astonin (Strychnin-Phosphor-Arsen-Injektion)
Astonin (stark)
Solarson. (Heptinchlorarsinsaures Ammon.) 1 ccm = 3 mg As.
O. P. = 12 Ampullen.
Optarson (= Solarson + 0,001 Strychnin. nitric.) (0,003 As.)
O. P. = 12 Ampullen.

Eisen-Arsentherapie.

Tinctur. Ferr. arsenicalis F. M. B. 20,0
oder als

Rp. Liquor. Kal. arsenicos. 5,0
Tinctur. Ferr. pomat. 15,0

M.D.S. 3 × tägl. von 4 Tr. steigend auf 20 Tr. und wieder fallend — nach dem Essen.

Pilul. Ferri arsenicosi F. M. B. (enth. Ferr. red. 0,06, Acid. arsenic. 0,001 pro Pille)

Rp. Acid. arsenicos. 0,05
Chinin. ferro-citric. 20,0
Mass. pilul. q. s.
ut f. pil. Nr. C

D.S. 3 × tägl. 1 Pille nach dem Essen.

Arsen-Feomettae (enth. 0,1 Fe. red. + 0,001 As.).

13. Sparsame, sachgemäße Behandlung Magen- und Darmkranker[1].
Von Prof. Dr. H. Strauß-Berlin.

Auch bei der Behandlung von Verdauungskrankheiten läßt sich an vielen Stellen sparen. Es bedeutet aber wirtschaftliches Verordnen auch auf dem Gebiet der Verdauungskrankheiten nicht „sparen um jeden Preis", sondern das Ziel einer wirtschaftlichen Verordnung besteht auch bei der Behandlung von Verdauungskrankheiten darin, zu überlegen, mit welchen Mitteln man einen Patienten auf die am wenigsten kostspielige Weise baldigst von seinen Leiden, zum mindesten von seinen Beschwerden befreien kann. Es muß also bei jedem Behandlungsplan der Grundsatz nicht bloß einer absoluten, sondern auch einer relativen Sparsamkeit überlegt werden, entsprechend der Idee, daß die Methode, die die größten Aussichten auf baldige Wiederherstellung der Erwerbsfähigkeit des Patienten eröffnet, den Vorzug verdient. Fassen wir als Beispiel die Fälle von Magengeschwür ins Auge, so kann dies bei bestimmten Fällen ein chirurgisches Vorgehen sein. Ein anderes Mal kann es vom wirtschaftlichen Standpunkt lohnen, dem Patienten eine längerdauernde Liegekur zu verordnen. Wieder in anderen Fällen von Magengeschwür kann eine ambulante Behandlung genügen. Trotzdem kann aber in der Durchführung einer vom wirtschaftlichen Standpunkt als aussichtsreich gewählten Methode oft das Prinzip der absoluten Sparsamkeit durchgeführt werden, wenn wir von gleichwirkenden therapeutischen Maßnahmen diejenigen wählen, welche vom ökonomischen Standpunkt den Vorzug verdienen. Dies gilt nicht bloß für Medikamente insofern, als oft kostspielige Medikamente durch billigere und doch gleich wirksame ersetzt werden können, sondern man kann auch in einer nicht geringen Zahl von Fällen durch Benutzung anderer Heilmaßnahmen auf die Verwendung von Medikamenten völlig oder wenigstens zeitweise verzichten. So kann z. B. bei einer ganzen Anzahl von Erkrankungen des Verdauungsapparates durch eine zweckentsprechende Regelung der Diät und durch Applikation von Wärme auf den Leib die Benutzung von Medikamenten hochgradig eingeschränkt oder zuweilen sogar überflüssig gemacht werden.

Gewiß stellt auch eine langdauernde diätetische Kur[2]

---

[1] Ursprünglich abgedruckt in: Dtsch. med. Wochenschr. 1924, Nr. 50.

[2] In einzelnen Kurorten, so in Homburg v. d. H., sind vom Ärzteverein Diätschemata aufgestellt worden, die Ärzten gewiß zur Verfügung gestellt werden dürften. Für eine individualisierende Behandlung sei auf des Verf. „Diätbehandlung innerer Krankheiten". 4. Aufl. Berlin, S. Karger, verwiesen.

mitunter beträchtliche Ansprüche an die wirtschaftliche Leistung des Erkrankten bzw. an den zur Leistung Verpflichteten, es läßt sich aber in zahlreichen Fällen auch bei der Verordnung ernährungstherapeutischer Maßnahmen das Prinzip einer wirtschaftlichen Verordnung durchführen, sofern nur der Arzt mit den Grundprinzipien der Diätetik vertraut ist und sofern die mit der Herstellung der Krankenspeisen betrauten Instanzen in der Kochkunst einigermaßen erfahren sind. Freilich darf die Verordnung der Diät nicht schematisch, so z. B. mit Hilfe von Abreißblocks, erfolgen, sondern es ist zu fordern, daß der Patient nicht bloß klar über dasjenige informiert wird, was ihm verboten ist, sondern auch über dasjenige, was ihm empfohlen wird. Zur Vermeidung von Mißverständnissen müssen ferner Diätverordnungen stets schriftlich gegeben werden. Dabei ist nicht bloß das Rohmaterial, sondern für viele Zwecke auch die Zubereitungsweise zu berücksichtigen. Wenn auch eine Diätverpflegung meistens kostspieliger ist als die gewöhnliche Verpflegung, weil bei den hier in Frage kommenden Krankheiten meist zartes Backwerk, feine Mehle und zarte Fleischsorten sowie ferner reichliche Verwendung von Butter, Eigelb usw. erforderlich ist, so läßt sich doch auch hier durch Beschränkung der Verordnungen auf das notwendigste Maß manche Ersparnis erzielen. Ferner lassen sich einfache Diätzusammenstellungen, welche an die Zubereitungstechnik keine allzu großen Anforderungen stellen, vielfach anstatt komplizierter Zubereitungsmethoden verwenden. Ein genaueres Eingehen des Arztes auf die Diätversorgung des Patienten lohnt sich immer deshalb, weil die Diät bei der Mehrzahl der uns hier interessierenden Krankheiten eine den Krankheitsverlauf mehr oder weniger abkürzende Wirkung entfaltet. Wenn man dazu noch bedenkt, daß zahlreiche in ihrer Entstehung und anatomischen Äußerung recht verschiedenartige Krankheiten in ihren Anforderungen an die Diätbehandlung mehr oder weniger parallel laufen, so ist das Diätproblem für die Mehrzahl der hier interessierenden Krankheiten nicht einmal so kompliziert, wie es zunächst scheint. Im übrigen kommt es, wenn man von Fällen von atonischer Obstipation absieht, bei der Mehrzahl der Patienten vorwiegend auf die Verordnung einer zarten Diät an, die der Hauptsache nach aus Mehlsuppen, Breien, lockeren Eierspeisen, zarten Fleischgerichten, zarten Gemüsepürees usw. besteht. Außerdem ist von Butter und Milch, evtl. auch von Sahne, mehr oder weniger reichlich Gebrauch zu machen. Im einzelnen kommt es in der Mehrzahl der Magenerkrankungen, soweit es sich nicht gerade um sogenannte „nervöse" Erkrankungen handelt, darauf an, auf die Verbotsliste Schwarzbrot, Kohlgemüse (außer Blumenkohl), rohes Obst, grüne Salate, Bier und andere kohlensäurereiche Getränke, Kuchen und Konditorwaren, kern- und schalenreiche Kompotte, gepökelte und geräucherte oder sehr fette Fleisch- und Fischsorten zu setzen und die Patienten vorwiegend mit Mehlsuppen, Fleischbrühe mit Eigelb, Nudeln, Grieß, Sago, mit Mondamin-, Grieß- und Reisbreien, Flammeris, zartem mageren Fleisch wie Taube, Hahn, Kalbfleisch, mageren Fischen wie Schleie und Zander zu ernähren. Von Gemüsen sind in der Regel nur Pürees von Kartoffeln, Schoten und Mohrrüben, allenfalls auch Spinat und zarte grüne Bohnen, von Eiern meist nur weiche Eier, lockere Rühreier, Eiercremes und Schaumomelettes und von Brot Weißbrot (evtl. geröstet) sowie Zwieback und Keks zu empfehlen. Dazu kommen meist noch Tee und allenfalls Schokolade. Für die Durchführung von Ulkuskuren habe ich schon vor 15 Jahren nebenstehende, von mir auch jetzt noch befolgte Richtlinien angegeben, die den verschiedensten Intensitätsgraden und zeitlichen Phasen der Ulkuskrankheit Rechnung tragen, auch wenn man sie etwas abändert. Für die Behandlung von Diarrhöen geht man am besten von einer „Stammdiät" aus, welche aus Fleischbrühe, Tee, Wasserkakao, Mehlsuppen, Reisbrei, Nudeln, Makkaroni, Zwieback und ganz zarten Fleischsorten wie Huhn, Taube besteht und erweitert diese Stammdiät nach Maßgabe der Toleranz des Patienten und der speziellen Art der Diarrhöe, insbesondere nach dem Vorherrschen von Fäulnis oder Gärung durch entsprechende Zulagen. Für die Behandlung der „atonischen" Obstipation ist ein reichlicher Gebrauch von zellulosereichen Materialien, so speziell von Schwarzbrot, von groben Gemüsen, von Obst und Kompotten sowie von leicht gärenden Substanzen wie Sauermilch, Honig, Marmeladen usw. am Platze. Bei Fällen von spastischer bzw. erethischer Obstipation erscheint dagegen eine zellulosereiche Nahrung oft nicht angezeigt.

Bei der medikamentösen Behandlung gibt es Sparmöglichkeiten sowohl bei den Stomachicis als auch bei den Abführ- und Stopfmitteln wie auch bei den übrigen Medikamenten, z. B. bei den Acidis, Antacidis u. a. In vielen Fällen, insbesondere bei leichten Krankheitszuständen, reichen hier schon die im Handverkauf der Apotheken erhältlichen Präparate aus. Zum mindesten dürfen da, wo ökonomische Gesichtspunkte entscheidend sind, niemals kostspielige Medikamente wie überhaupt kostspielige Methoden lediglich unter suggestiven Gesichtspunkten verordnet werden. Bei der Suggestivtherapie kommt es auf den Arzt und nicht auf das Medikament an. Außerdem

Magen- und Darmkrankheiten.

	Tag	1—3	4—6	7—9	10—12	13—15	16—18	19—21	22—24	25—27	28—30
Per rectum	Sahne—Pepton[1]—Pankreation	2 Klysmen 1 Tropfklysma	1 Klysma 1 Tropfklysma	1 Tropfklysma							
	Bouillon—Rotwein Traubenzucker[2]			1 Tropfklysma							
Per os	Sahne[4]	—	100 g	250 g	400 g	500 g	500 g	500 g	500 g	500 g	500 g
	Milch	—	100 g	250 g	400 g	500 g	750 g	750 g	750 g	750 g	750 g
	Mehlsuppe	—	—	200 g	200 g	400 g	400 g	400 g	400 g	400 g	400 g
	Gelbei	—	1	3	4	6	6	6	6	6	6
	Zucker	—	15 g	45 g	45 g	45 g	45 g	45 g	45 g	45 g	45 g
	Butter	—	—	30 g	45 g	90 g	90 g	90 g	90 g	90 g	90 g
	Milchgelee	—	—	—	250 g	250 g	250 g	250 g	250 g	250 g	—
	Weißer Käse	—	—	—	—	150 g	150 g	150 g	150 g	—	150 g
	Grießbrei	—	—	—	—	—	150 g	150 g	—	200 g	—
	Zwieback	—	—	—	—	—	—	2	4	4	4
	Gemüsepüree	—	—	—	—	—	—	—	75 g	200 g	200 g
	Gewiegte Taube	—	—	—	—	—	—	—	50 g	100 g	—
	Gewiegtes Huhn	—	—	—	—	—	—	—	—	—	150 g
	Milchreis	—	—	—	—	—	—	—	—	—	200 g
	Eiweiß	51,1	37,39	27,66	47,99	115,24	129,49	131,63	99,12	120,57	180,92
	Fett	76,75	62,84	89,28	172,95	219,34	232,86	233,11	228,25	233,15	235,18
	Kohlehydrate	52,36	64,86	120,20	114,46	137,73	181,41	200,21	238,41	275,41	235,88
	Kalorien	600,0[3]	712,5[3]	1295,5	1995,5	3115,0	3481,5	3569,5	3589,5	3776,5	3936,0
	Belastung des Magens pro die	—	231,0 g	823,0 g	1404,0 g	2031,0 g	2431,0 g	2455,0 g	2454,0 g	2679,0 g	2479,0 g

[1] Die Sahneklistiere bestehen aus: 250 g Sahne, 25 g Pepton, 5 g Pankreatin.
[2] Die Tropfklistiere bestehen aus: 250 ccm Bouillon, 30 g Traubenzucker (Saccharum amylaceum), 30 ccm Rotwein, 700—800 ccm Wasser.
[3] Bei den Nährklistieren ist die Resorption mit zirka 50 vH berechnet, bei den Tropfklistieren ist die Resorption mit zirka 75 vH berechnet. [4] Sahne ist mit zirka 15 vH Fettgehalt berechnet.

sollte man da, wo ökonomische Gesichtspunkte für die Verordnung wichtig sind, nicht von neuen und neuesten Spezialitäten Gebrauch machen, und zwar schon deshalb, weil von vielen neuen und neuesten Mitteln nur die durch die Reklame propagierten Wirkungen, nicht aber die Nebenwirkungen den Ärzten bekannt sind. Wenn irgend möglich, nehme man von Spezialitäten und kostspieligen Patentmedizinen überhaupt Abstand. Immerhin gibt es aber auch auf diesem Gebiete eine Reihe von „Kassenpackungen" und von in Tablettenform hergestellten bewährten Arzneikombinationen, die auch von Kassen zugelassen sind. Ist doch die im Großbetrieb hergestellte Tablettenform bekanntermaßen eine ökonomische Herstellungsart. Ferner verdient eine Reihe von Magistralformeln — ich habe hier außer den „Formulae magistrales Berolinenses" auch die „Formulae magistrales Germanicae" im Auge, die sich früher einer großen Beachtung erfreuten — für die ökonomische Arzneiverordnung besondere Berücksichtigung. Dies gilt ganz besonders für „Tropfen", deren Verordnung ja ökonomischer als die Verordnung von Lösungen und Mixturen ist, so z. B. für die Tinct. amara acida (30 g 75 Pf. mit Flasche)[1]. Auch Acid. hydrochloric. gebe man am besten in Tropfen als Acid. hydrochloric. dilut. (10 g = 5 Pf.). Pepsin ist meist überflüssig. Die einfache Tinct. amara ist im Handverkauf zu erhalten. Aufgüsse von Bittermitteln und Karminativis können als „Tee" oft vom Patienten selbst hergestellt werden. (Für die Herstellung eines Aufgusses oder eines Dekoktes gilt als Taxe 60 Pf.) Von den Antacidis ist sowohl Natr. bicarbonic. als Calc. carbon. sowie auch Magnesia usta im Handverkauf zu haben. Sonst werden sie am billigsten „ad chartam" verordnet. Validol ist sehr teuer und gehört nicht in die ökonomische Verordnung. Anästhesin kostet 1 g 30 Pf. Von den Abführmitteln sind die Salina, wie Glaubersalz und künstliches Karlsbader Salz, im Handverkauf erhältlich und billig. Auch Magnesium sulfuricum ist billig (100 g = 10 Pf.). Magnesiumperhydrol ist dagegen erheblich teurer (Magn.-perhydrol 15 vH: Originalpackung Merck 25 g = 1,40 M, nach der Deutschen Arzneitaxe 1927, 10 g = 45 Pf.). Auch die Faulbaumrinde (Cortex Frangulae) ist im Handverkauf erhältlich und ist als „Tee" (2 Eßlöffel mit 2 Tassen Wasser zu 1 Tasse) eingekocht und in der Dosis von $^1/_2$ Tasse abends verabfolgt eine wenig kostspielige Abführmedikation. Auch das Fluidextrakt von Cortex Frangulae (10 g = 20 Pf.) ist wegen der erforderlichen

---

[1] Die Preise entsprechen dem Jahr 1927.

Magen- und Darmkrankheiten. 207

geringen Dosis (30—40 Tropfen) für ökonomische Verordnung verwendbar. Cascara sagrada ist teuer. Das gleiche gilt von Rhizoma Rhei. Von „Spezies" sind Species laxantes (St.-Germain-Tee) wegen der Kleinheit der notwendigen Dosis (1—2 Teelöffel) preiswert (10 g = 10 Pf.). Der Preis von Ol. Ricini (im Handverkauf erhältlich) beträgt 100 g = 45 Pf. Derjenige von Paraffin. liquid. beträgt 100 g = 60 Pf. Der Preis von Folia Sennae beträgt 100 g = 55 Pf., von Folliculi Sennae 10 g = 10 Pf. In den Berliner Magistralformeln sind als fertige Mischung die „Species gynaecologicae Martin" (100 g = 80 Pf.) enthalten. Von den synthetisch hergestellten Abführmitteln ist das Istizin relativ preiswert (30 Tabletten zu 0,15 = 1,00 M.). Bei der Verordnung von Ölklistieren berücksichtige man, daß Öl relativ teuer ist (100 g Ol. Sesami = 45 Pf.) und daß man oft schon mit der Anwendung von 50 oder 100 ccm zum Ziele gelangt. Gelegentlich ist auch ein Ersatz von Olivenöl durch (nicht ranziges) Leinöl möglich. Der Preis von Glyzerinzäpfchen beträgt 10 Stück zu 1 g = 1,00 M. Selbstverständlich wird man in jedem Fall trotzdem das individuell geeignete Abführmittel wählen. Nach dieser Richtung möchten wir mit einer gewissen Modifikation des Penzoldtschen Schemas (Münch. med. Wochenschrift 1924, Nr. 2) 2 große Gruppen von Abführmitteln unterscheiden, nämlich 1) Mittel mit resorptionsvermindernder Wirkung, wie z. B. Glaubersalz, Karlsbader Salz usw., Kalomel und zuckerreiche Präparate, und 2) Mittel mit bewegungsfördernder Wirkung. In Gruppe 2 möchten wir wieder je 2 Untergruppen unterscheiden, und zwar 1. nach dem Angriffsort, a) am Dünndarm (Öle, Harzsäuren usw.), b) am Dickdarm (Anthrachinonderivate, Phenolphthalein, und 2. nach der Angriffsart im Sinne a) einer Verstärkung der Peristaltik (Hormonal, Hypophysin usw.), b) einer Beseitigung von Muskelspasmen (Belladonnapräparate), oder c) einer Erhöhung des Gleitvermögens des Darminhalts (Paraffin. liquid.[1], Pflanzenschleime usw.). Manche Mittel vereinigen mehrere der hier genannten Eigenschaften. Diese Einteilung hat gegenüber der alten Einteilung in Drastika und Laxantia, welche vorwiegend die quantitative Seite der Wirkung ins Auge gefaßt hat, Vorzüge. Zu beachten ist allerdings, daß viele Abführmittel harziger Natur, wie z. B. Gummi gutti, Resina Jalapae, eine Abführwirkung erst entwickeln, wenn sie mit Galle in Berührung kommen. Es sind aber nicht alle Abführmittel für langfristigen Gebrauch geeignet. So ist

---

[1] Das Paraffin des D. A. B. ist von großer Reinheit.

z. B. Kalomel (0,2—0,3) nur für ein- oder höchstens mehrmaligen Gebrauch geeignet. Auch Rizinusöl ist nicht für die Daueranwendung, sondern nur für gelegentliche Benutzung zu empfehlen. Ebenso sind Glauber- und Bittersalz sowie Karlsbader Salz nur für kurzfristige bzw. mehrwöchentliche Verwendung zu empfehlen. Bei dem chronischen Geb auch eines Abführmittels befolge man den Grundsatz, von Zeit zu Zeit zu wechseln, damit nicht eine Gewöhnung an ein bestimmtes Mittel oder eine krankhafte Reizung des Darmes durch dasselbe eintritt und verzichte auf sehr scharf wirkende Mittel, wie Aloe, Koloquinten, Gummi gutti u w., nach Möglichkeit. Für intramuskuläre Anwendung sind Sennatin und Peristaltin geeignet. Für schwerste ileusartige Formen von akuter Obstipation kann ich, wenn andere Methoden erfolglos geblieben sind, gelegentlich einmal eine vorsichtige intravenöse Applikation von Neo-Hormonal (ganz langsam infundieren!) empfehlen. Bi spastischen Prozessen sind Belladonnapräparate bzw. Atropin am Platze. Häufig empfehlen sich bestimmte Arzneikombinationen, wie sie aus den Rezeptbüchern ohne weiteres ersichtlich sind. Außerdem hat die chemisch-pharmazeutische Industrie auf dem vorliegenden Gebiete neuerdings sehr zahlreiche Präparate geschaffen, von welchen einige — ich nenne hier besonders Istizin[1] — neben den altbewährten Arzneikombinationen ein gewisses Ansehen gewonnen haben, und es hat die „Deutsche Arzneimittelkommission" als für die Kassenpraxis besonders geeignet folgende Abführmittel empfohlen: Ol. Ricini, Kalomel, Glaubersalz, künstliches Karlsbader Salz, Cort. Frangulae, Extr. Frangulae fluid., Radix Rhei, Extr. Rhei, Extr. Rhei compos., Aloe, Extr. Aloes, Pulv. Liquirit. compos., Pulv. Magnes. cum Rheo., Magnes. sulfur., Magnes. carbon., Magnes. ust., Podophyllin, Phenolphthalein (0,1), Sulfur depurat., Glyzerin, Sesamöl. Von antidiarrhöischen Mitteln läßt sich das recht wirksame Bismutum subgallicum (10 g ad chartam = 50 Pf.) „ad chartam" messerspitzenweise verschreiben. Der Preis von Tannalbin ist 10 Tabletten zu 0,5 = 65 Pf. Preiswert, wenn auch erheblich schwächer in der Wirkung, ist Calcium carbonicum. Von der adsorbierenden Kohle, die im Handverkauf erhältlich ist, scheint die tierische Kohle wirksamer zu sein als die Pflanzenkohle. Sie ist aber teurer. Für einen Erfolg sind 10—20 g pro die nötig. Man gebe ferner gleichzeitig eine entsprechende

---

[1] Neuerdings als Dioxyanthrachinon im Deutschen Arzneibuch aufgeführt.

Dosis Magnesium carbonicum oder sulfuricum (auf 10 g Kohle etwa 2 g). Bei stärkeren Diarrhöen empfiehlt sich jedoch ein Zusatz von Calcium carbonicum in gleichem Verhältnis. Die Behandlung mit Kohle[1] besitzt vor der Behandlung mit Bolus (weißer Ton) Vorzüge. Dieser ist zwar billiger, erfordert aber erheblich größere Mengen. Wegen des sandigen Geschmackes widersteht die Bolusbehandlung ferner vielen Kranken. Von der Anwendung von Darmdesinfizientien machen wir heute nur wenig Gebrauch. Kalomel — mehrmals täglich 0,1—0,2 — wirkt wohl hauptsächlich in seiner Eigenschaft als Laxans. Karminativa geben wir am besten in Form von Tees (aus Fruct. Foeniculi, Fruct. Carvi usw.), die vom Patienten selbst hergestellt werden können. Bei schweren Störungen der äußeren Sekretion des Pankreas sind die Pankreaspräparate trotz ihres hohen Preises oft nicht zu umgehen.

Was die physikalisch-therapeutischen Maßnahmen betrifft, so stehen Magenspülungen und Klistierbehandlung an der Grenze zwischen medikamentöser und physikalischer Therapie. Magenspülungen werden heutzutage außer bei Stagnation infolge von motorischer Insuffizienz des Magens nur selten — jedenfalls viel seltener als früher — gebraucht, da Fälle von länger dauernder, schwerer, durch interne Behandlung nur wenig beeinflußbarer, motorischer Insuffizienz Gegenstand eines chirurgischen Eingriffes (siehe später) sind. Dagegen ist das Anwendungsgebiet von Klistieren ein ausgedehntes. Speziell sind sie bei der proktogenen Obstipation bzw. der Proktostase und in vielen Fällen von chronischer Proktitis und Kolitis nicht zu umgehen. Nicht immer aber sind Quantitäten von 1 l und mehr nötig, sondern oft genügen $^1/_2$ l und weniger. Medikamentöse Zusätze sind nur für spezielle Zwecke nötig. Für Reinigungszwecke genügen oft Wasserklistiere oder Klistiere mit Seifenwasser oder mit physiologischer Kochsalzlösung. Daß für Ölklistiere oft 100 ccm genügen, ist schon erwähnt. Glyzerinklysmen[2] (5—10 ccm für den Erwachsenen) sollten nicht zu häufig verabfolgt werden, da sie gelegentlich reizen.

Von den Methoden der physikalischen Therapie im engeren Sinne sollten Diathermie, Lichtbügelbehandlung, Bestrahlungen und ähnliche Methoden nur für besondere Fälle reserviert werden, da in der weitaus überwiegenden Mehrzahl

---

[1] Als Carbo medicinalis von sehr hohem Adsorptionsvermögen neuerdings offizinell.
[2] Das offizinelle Glyzerin ist ein Präparat von hoher Reinheit.

der Fälle eine weniger kostspielige Form von lokaler Wärmetherapie den gleichen Erfolg hat. Auch die Röntgentiefentherapie zum Zwecke der Behandlung von malignen Tumoren und von sonstigen Erkrankungen der Verdauungsorgane ist in ihrem Erfolg noch so wenig durchsichtig, daß zur Zeit noch begründeter Anlaß vorliegt, mit der Verordnung solch kostspieliger Behandlungsmethoden in Fällen, wo eine ökonomische Verordnung notwendig ist, zurückhaltend zu sein. Ähnliche Zurückhaltung ist auch für viele Fälle, in welchen zwingende Gründe zu einem ökonomischen Vorgehen mahnen, hinsichtlich der Verordnung von Bade- und Trinkkuren am Platze. Damit soll jedoch die Wirkung von Mineralwasserkuren bei zahlreichen Magen- und Darmleiden sowie bei zahlreichen Affektionen der Gallenwege nicht herabgesetzt werden[1]. Es soll ferner auch nicht die kurative Wirkung gering geschätzt werden, welche durch Entfernung des Patienten aus dem Beruf und durch seine Verpflanzung in eine andere Umgebung erreicht wird. Es muß aber doch da, wo die Mittel für einen Kuraufenthalt nur schwer aufgebracht werden können, in jedem einzelnen Falle geprüft werden, ob ein Aufenthalt in einem Kurort auch wirklich unabweisbar ist, zum mindesten ob er auch in der „Hochsaison" notwendig ist. Ist aber ein Aufenthalt an einem Kurort aus diesem oder jenem Grunde wirklich notwendig, so erinnere man sich an die seit kurzem getroffene Einrichtung der sog. „Mittelstandskuren"[2]. Ferner sei hier darauf hingewiesen, daß seit neuerer Zeit auch eine Reihe natürlicher Mineralwässer von den Kassen zur Verordnung zugelassen sind.

An dieser Stelle muß auch auf chronische Ruhekuren kurz eingegangen werden. Wenn bei einer chronischen Erkrankung des Verdauungsapparates ein chirurgischer Eingriff nicht notwendig oder nicht aussichtsreich erscheint, aber von einer Ruhebehandlung ein Erfolg zu erwarten ist, so sollte diese Ruhebehandlung trotz der wirtschaftlichen Opfer, die von dem Patienten verlangt werden, streng durchgeführt werden. Dies gilt für zahlreiche Fälle von Magengeschwür, trotzdem die Erfahrung lehrt, daß auch nach einer langdauernden Ruhekur wieder Rückfälle erfolgen können. Aber letztere kommen auch nach Operationen vor, da die Operation nur ein zur Zeit bestehendes Ulkus und seine augenblicklichen Folgen, nicht aber die „Ulkusdiathese" beseitigt. Außerdem können solche Operationen unter Umständen auch zu unangenehmen Nachkrankheiten,

---

[1] Vergl. auch die Abhandlung von Th. Brugsch, S. 72.
[2] Vergl. auch die Abhandlung von R. Seyderhelm, S. 199.

so z. B. zu Adhäsionsbildung, Ulcus pepticum jejuni u. a. Anlaß geben. Gewiß kann man auch in zahlreichen Fällen die Behandlung von Geschwüren ambulant durchführen. Meines Erachtens hängt aber die Frage einer ambulanten Durchführung einer solchen Kur weniger von der Eigenart der therapeutischen Methode als von der Eigenart des Falles ab, insofern als nur geringgradige klinische Äußerungen eine Geschwürs eine ambulante Behandlung zulassen. Das hier über Ruhekuren Gesagte gilt auch für zahlreiche Fälle von Enteroptose. Da die klinischen Äußerungen der Enteroptose in der Mehrzahl der Fälle aber nicht bloß auf den Bauchraum beschränkt sind, sondern häufig auch von seiten des Nervensystems und des Muskelapparates in die Erscheinung treten, so erweisen sich in Fällen solcher Art Ruhe- und Mastkuren oft überaus wirksam. Zum mindesten sind solche Kuren geeignet, die herabgesetzte oder erloschene Arbeitsfähigkeit wieder für längere Zeit herzustellen. Nur in Fällen von Enteroptose, in welchen eine deutliche Erschlaffung der Bauchdecken vorliegt bzw. ein ausgeprägter Hängeleib vorhanden ist, ist eine Leibbinde angezeigt. In Fällen mit flachem Leib ist sie dagegen in der Regel überflüssig.

Auf Indikationen für chirurgische Eingriffe soll hier nicht im einzelnen eingegangen werden, weil hier jeder Fall ein Problem für sich darstellt. Es soll deshalb hier nur betont werden, daß in Fällen, wo ökonomische Gesichtspunkte eine große Rolle spielen, die Indikationsstellung unter Umständen stark von sozialen Erwägungen beeinflußt werden kann. Zum mindesten gilt dies für solche Zustände, bei welchen einerseits eine interne Weiterbehandlung keine großen Aussichten auf einen Dauererfolg bietet und andererseits von einem chirurgischen Eingriff ein Dauererfolg erwartet werden darf, so z. B. für Magengeschwüre mit ausgeprägten Motilitätsstörungen, häufig rezidivierenden Blutungen oder mit Beschwerden, welche durch mehrere sachgemäß durchgeführte Geschwürskuren nicht zu beseitigen waren, ferner für manche chronisch perityphlitischen Prozesse, für sehr quälende Formen von chronischer Cholezystitis, für Fälle von sehr lästiger Hämorrhoidalaffektion, insbesondere wenn sie durch Komplikationen, wie z. B. häufige Prolapse und Entzündungen, nicht zu beseitigende, zu Anämie führende Blutungen, Einklemmung mit Gangrän usw., kompliziert sind. Unkomplizierte Hämorrhoiden sind meist durch sorgfältige Regulierung des Stuhles sowie durch Reinhaltung der Analgegend in Schach zu halten.

Daß bei der Behandlung akuter Erkrankungen der Verdauungsorgane nicht am falschen Platze gespart werden sollte, ergibt sich ohne weiteres aus dem ökonomischen Satze, daß die Sicherheit eines Erfolges den Vortritt vor der Schnelligkeit hat. Dies gilt nicht bloß für die Magen-Darm-Affektionen, sondern überhaupt für alle zu protrahiertem Verlauf und zu Rezidiven neigenden Erkrankungen des Verdauungsapparates.

Großzügiges Sparen wird nie die Interessen der Patienten schädigen. Für ein derartiges Sparprogramm lassen sich allerdings nicht schematische und stets gültige Regeln aufstellen, für einen solchen Zweck gilt nur ganz allgemein der Satz: „Wo ein Wille ist, findet sich auch ein Weg."

14. Sparsame, sachgemäße Behandlung Nierenkranker.[1]

Von Prof. Dr. F. Volhard-Frankfurt a. M.

Es entspricht durchaus der herrschenden und weitverbreiteten Auffassung, wenn Klewitz in seinem soeben erschienenen Lehrbuch der Ernährungstherapie[2] den Satz an die Spitze stellt:

Das Prinzip der Behandlung der doppelseitigen Nierenerkrankungen ist möglichste Schonung des erkrankten Organes.

Er meint, der Fortschritt der modernen Therapie bestehe darin, daß mehr als früher der funktionellen Schädigung des Organes im einzelnen Falle Rechnung getragen werde. Nicht alle Funktionen der Niere brauchen gleichmäßig gelitten zu haben. Die vorherrschende „Partiarschädigung" der Niere sei maßgebend für den Aufbau der Kost.

Ganz abgesehen davon, daß es durchaus nicht ausgemacht ist, ob in jedem Falle Schonung für ein erkranktes Organ das Richtige ist, so erinnert dieses durch seine Einfachheit bestechende Prinzip an die ältere Anschauung, die freilich auch heute noch vereinzelte Anhänger findet und von Ribbert vor gar nicht langer Zeit in die denkwürdigen Worte zusammengefaßt worden ist: Es gibt nur eine Nephritis mit einem je nach Ätiologie und Intensität wechselnden Verlauf. Hirsch, der sich zu dieser Auffassung bekennt, kann denn auch den gegenwärtigen Fanatismus der Einteilung der Nierenkrankheiten nur mit Besorgnis betrachten.

Wenn er darunter das mit der Hartnäckigkeit des Fanatikers verfolgte Ziel versteht, der Pathogenese der verschiedenen Nierenerkrankungen auf die Spur zu kommen, so kann ich seine

---

[1] Ursprünglich abgedruckt in: Zeitschr. f. Urologie, 1926.
[2] F. Klewitz, Lehrbuch der Ernährungstherapie für innere Krankheiten. München, J. F. Bergmann, 1925, S. 110.

Besorgnis nur teilen; die Verhältnisse sind dadurch wesentlich verwickelter geworden.

Mit der einfachen Vorstellung einer „Reizung" oder „Entzündung" der Niere kommen wir nicht mehr aus und ebensowenig mit dem einfachen Prinzip der Nierenschonung in der Therapie.

Der wesentliche Fortschritt besteht meiner Meinung nach nicht darin, daß wir der funktionellen Schädigung des Organes besser Rechnung tragen; wir fragen nicht, welche Partiarfunktion ist gestört, sondern wir fragen in jedem Falle zunächst, was geht hier in der Niere vor, welche Gefahren drohen?

Für die internen Nierenerkrankungen kann man die letzte Frage ganz allgemein dahin beantworten: Die Gefahr besteht darin, daß eine zu große Anzahl sekretorischer Einzelelemente aufhört zu arbeiten und zugrunde geht, so daß der kümmerliche Rest erhaltener, noch arbeitsfähiger Elemente für die Entgiftung des Körpers nicht mehr genügt, ein Zustand, den wir als Niereninsuffizienz bezeichnen und als todbringend fürchten.

Fragen wir nun weiter, was geht hier vor? Warum gehen die sekretorischen Elemente zugrunde, so kann man als Regel und zugleich als wichtigstes pathogenetisches Prinzip den Satz aufstellen: Nicht durch Reizung und Entzündung, nicht infolge ungenügender Schonung, sondern infolge Störung der Glomerulidurchblutung gehen die sekretorischen Elemente zugrunde.

Denn jeder Glomerulus bildet mit dem zugehörigen Kanälchen eine morphologische, sekretorische und trophische Einheit; geht der Glomerulus zugrunde, so geht auch das zugehörige Kanälchen zugrunde, und der Glomerulus selbst geht sozusagen ausschließlich infolge Störung der Durchblutung zugrunde.

Sobald die Störung der Glomerulidurchblutung eine Rolle spielt, ist das Nierenleiden gefährlich; es besteht die Gefahr der Progredienz zur tödlichen Niereninsuffizienz.

Solange dieses Moment fehlt, ist das Nierenleiden (von seltenen Ausnahmen, Sublimaturie z. B., abgesehen) relativ harmlos, zum mindesten ist die Gefahr der Progredienz zur tödlichen Niereninsuffizienz nicht zu fürchten.

Das ist nun nicht nur für die in der Praxis so wichtige Vorhersage, sondern auch für die Behandlung von großer Bedeutung und führt uns dazu, die Nierenerkrankungen nach diesem pathogenetischen Prinzip in zwei große Gruppen einzuteilen, in solche ohne und solche mit Störung der Glomerulidurchblutung.

Zur ersten quoad Niere harmlosen Gruppe gehören:

1. **Die infektiösen Herdnephritiden**, die man allein als wirklich entzündliche Erkrankungen bezeichnen kann,
2. die **primären Parenchymdegenerationen**, die wir als **Nephrosen** bezeichnen.

Zur zweiten Gruppe mit Störung der Glomerulusdurchblutung gehören:

1. die diffuse **Glomerulonephritis** und ihre Ausgangsstadien, die **chronische Nephritis** und **sekundäre Schrumpfniere**; in enger Beziehung zu ihr stehen die **Schwangerschafts-** und die **Bleiniere**;
2. die sog. **Nephrosklerosen** mit ihrem Ausgangsstadium der **genuinen Schrumpfniere**.

In die zweite Gruppe rückt ein die primäre Parenchymdegeneration dann, wenn eine starke Amyloidinfiltration der Vasa afferentia und der Glomerulischlingen die Durchblutung der Glomeruli beeinträchtigt und dadurch den Übergang zur Niereninsuffizienz vorbereitet.

Zum Zwecke einer rationellen Behandlung legen wir uns für jede einzelne Gruppe die Frage vor: **Was geht hier vor, und worin besteht die Gefahr der Erkrankung?**

Bei der **infektiösen Herdnephritis** ist die Nierenerkrankung eine Teilerscheinung eines Infektes. Ihr Wesen besteht in einer bakteriellen Infektion, in einer mykotischen Schädigung einzelner oder vieler Schlingen, einzelner oder vieler Glomeruli einer oder beider Nieren.

Es kommt zu Schlingennekrosen, -rupturen, zum Blutaustritt, zur Hämaturie. Es fehlen alle anderen gefürchteten Erscheinungen der Nierenerkrankungen; die Neigung zur Wassersucht, zur Blutdrucksteigerung, die Urämiegefahr.

Wir treffen diesen metastatischen Niereninfekt bei allen möglichen infektiösen und septischen Erkrankungen, nicht nur bei der Sepsis im engeren Sinne und der Endokarditis, maligna oder benigna, sondern auch bei Empyem, Ohreiterung, Peri- und Parametritis, Perityphlitis, Typhus, Flecktyphus, Grippe, Pneumonie; am häufigsten bei der Angina. Eine Behandlung ist meist unnötig. Die Nierenfunktion ist intakt, eine Nierenschondiät überflüssig. Vorhersage und Behandlung sind abhängig von der des Grundleidens.

Bei dem charakteristischen Krankheitsbild der **rezidivierenden Herdnephritis** mit häufig sich wiederholender Hämaturie ist kausale Behandlung zu erstreben, d. h. die Beseitigung der Infektionsquelle (Tonsillenausschälung, Zahnbehandlung).

Die symptomatische Behandlung der Blutung besteht wie bei anderen Blutungen in Kalkdarreichung, Proteinkörpertherapie (Milchinjektionen), bei positivem Ausfall der Tuberkulinreaktion kann dazu mit Vorteil die Tuberkulinbehandlung herangezogen werden.

Entsteht Gefahr durch Stärke oder Dauer der Blutung, dann kann die Dekapsulation der blutenden Niere — die sog. essentielle Hämaturie oder Nierenblutung aus kleinem Herd beruht meist auf einer mykotischen Schädigung einzelner Schlingen — angezeigt und von Erfolg sein.

Als Ersatz kommt auch die Röntgenbestrahlung in Frage.

Bei der primären Parenchymdegeneration können wir zwei Spielarten unterscheiden: Einfache, akute Parenchymdegeneration bis zur Nekrose bei schweren akuten Infektionskrankheiten (Lungenentzündung, Masern, Typhus, Flecktyphus, Ruhr, Cholera, Sepsis, Diphtherie) und chronische Parenchymdegenerationen mit Überwiegen der degenerativen Infiltration der Epithelzellen mit Fett und doppelbrechendem Lipoid bei chronischen Infektionskrankheiten, wie Lues, Tuberkulose, malignem Granulom, sowie chronischer Sepsis, Eiterung, Pilzinvasion und Arthritis.

Die akuten Degenerationen verraten sich nur durch Eiweißausscheidung im Harne, es fehlt die Neigung zu Ödemen und Blutdrucksteigerung. Mit Abheilen der Infektionskrankheit schwindet auch das Eiweiß aus dem Harne. Nur bei der Diphtherie mit ihren der Infektion nachhinkenden Giftwirkungen kann die Nierenerkrankung den Infekt einige Zeit überdauern.

Vorhersage und Behandlung sind vom Grundleiden diktiert, die Niere spielt im Krankheitsbilde kaum eine Rolle, wenn nicht die Nekrose sehr ausgedehnt ist. Eine diätetische Behandlung des Nierenleidens kommt nicht in Frage. Der Vorgang besteht in einer Intoxikation.

In ähnlicher Weise müssen wir uns den Vorgang bei der anderen chronischen Spielart, bei der Lipoidnephrose, denken. Hier steht im klinischen Bilde die große Neigung zu Wassersucht ganz im Vordergrunde; es fehlt trotz hochgradiger Albuminurie meist Hämaturie und stets die Blutdrucksteigerung.

Wichtig ist die Kenntnis der akut einsetzenden luetischen Nephrose, die im Frühstadium der Lues, wenn auch recht selten, vorkommt, rasch zu ganz ungeheuerlicher Albuminurie und zu mächtigem Hydrops führt und mit spezifischer Behandlung durch Jod und Salvarsan bisweilen sehr rasch abheilen kann.

Auch im Spätstadium der Lues kommen sehr chronisch verlaufende Nephrosen vor, die der spezifischen Behandlung zugänglich sind.

Bei den übrigen chronischen Infektionen, von denen die chronische Tuberkulose am häufigsten zur primären Parenchymdegeneration führt, bleibt die Vergesellschaftung mit Amyloid selten, bei chronischen Eiterungen fast nie aus, und dann droht mit Einsetzen der Störung der Glomerulidurchblutung auch die Gefahr des Fortschreitens zur Niereninsuffizienz. Auch hier ist die Behandlung oder Verhütung des Grundleidens die Hauptsache.

Endlich kommen noch sehr selten typische Lipoidnephrosen ohne nachweisliche Ätiologie vor, die wir mit der Verlegenheitsbezeichnung genuine versehen. Ob hier eine chronische Pneumokokkeninfektion zugrunde liegt oder eine endokrin bedingte Stoffwechselstörung im Sinne einer Hypothyreose ist noch unsicher.

Bei dieser chronischen Nephrose handelt es sich zunächst darum, symptomatisch die enorme Neigung zur Wassersucht zu bekämpfen. Wo solche besteht, ist immer eine Einschränkung der Wasser- und Einstellung der Kochsalzzufuhr am Platze, nicht weil diese Partiarfunktion der Niere gestört wäre, die Niere beides nicht ausscheiden könnte, sondern weil Wasser- und Salzzufuhr die Wassersucht steigern, so daß die Niere beides nicht ausscheidet.

Man darf sich aber nicht damit begnügen, kochsalzfreie Trockendiät zu verordnen, sondern man muß dem Kranken auch genau angeben, wie er sich das salzfreie Essen schmackhaft machen kann, und was er essen darf und was nicht. Gewohnheitsgemäß werden in solchen Fällen Fleisch und Gewürze verboten. Zu Unrecht, da in diesen Fällen keine Störung der Nierenfunktion besteht, zum mindesten keine Störung in der Ausscheidung der Eiweißschlacken; und da anderseits die Kranken enorme Mengen Eiweiß im Harn verlieren, so ist hier geradezu eine eiweißreiche Nahrung geboten.

Auch von den Gewürzen und Gewürzkräutern ist keine Nierenreizung zu fürchten; sie sind alle erlaubt, einschließlich Pfeffer und Senf; nur das Salz ist absolut verboten, solange starke Neigung zu Wassersucht besteht. Daher ist auch für Milch in der salzfreien Trockenkost kein Platz, wohl aber ist Sahnezusatz erlaubt. Auch Obst ist in mäßigen Mengen zu gestatten. Verboten sind also nur diejenigen Nahrungsmittel, die zum Zwecke der Konservierung gesalzen sind, das Brot muß besonders ohne Salz gebacken, die Butter salzfrei bereitet werden. Als Salzersatz kann nicht Bromnatrium gegeben werden, sondern **ameisensaures Natrium** (bis zu 4 g. H. Strauß). In Frankreich dient ein „Aminosal" als Salzzusatz. Der Flüssigkeitsbedarf ist bei dieser Kost gering; die Flüssigkeitsaufnahme darf die Harnmenge nicht überschreiten.

Neben der diätetischen spielt auch die medikamentöse Behandlung des Hydrops bei der Nephrose eine wichtige Rolle. Als Diureticum hat sich hier Harnstoff in großen Dosen, 30, 50, 80 g pro die, ausgezeichnet bewährt; man kann aber in solchen Fällen mit wohlerhaltener Nierenfunktion auch Novasurol versuchen. Endlich sind auch Fälle beobachtet, in denen nach Schilddrüsenfütterung in großen Dosen von 0,3—1,5 g Trockensubstanz rasche Entwässerung und Heilung selbst nach monate- oder jahredauernder Erkrankung beobachtet worden ist (Eppinger).

Von Schwitzprozeduren ist im Höhestadium des Hydrops meist ebensowenig Erfolg zu erwarten wie von den Diureticis der Purinreihe. Beide werden erst mit Nachlassen der starken Ödembereitschaft wirksam. In dem Genesungsstadium ist Sonnen- und Freiluftbehandlung von großem Vorteil.

Die Gefahr der Nephrose droht gar nicht von der Niere, sondern abgesehen von dem Grundleiden in einer Sekundärinfektion in Form der Pneumokokkenperitonitis. Alle Fälle von genuiner Nephrose unbekannter Ätiologie eigener und fremder Beobachtung, die überhaupt gestorben sind, und manche Nephrosen bekannter Ätiologie sind an dieser merkwürdigen Pneumokokkenperitonitis gestorben, gewöhnlich auf dem Umwege über eine harmlose katarrhalische Infektion und Bronchitis. Daher größte Vorsicht mit Pflegepersonal und Umgebung nötig.

Abgesehen von dieser Gefahr der sekundären Infektion ist die Vorhersage trotz eventuellen monate- und jahrelangen Bestehens der hochgradigen Albuminurie relativ günstig. Ich habe mehrfach Heilungen gesehen. Ob auf dem Boden langdauernder chronischer primärer Parenchymdegeneration ausnahmsweise einmal eine Schrumpfniere entstehen kann, ist noch ungewiß, vielleicht kommt derartiges bei chronischer Lues vor (Munk).

Aber der Praktiker muß wissen, die genuine Nephrose, d. h. die Nephrose unbekannter Ätiologie ist eine sehr seltene Erkrankung; ihr kann die viel häufigere und prognostisch ungünstigere subchronische (parenchymatöse) Verlaufsart der diffusen Nephritis mit nicht primärer, sondern sekundärer Parenchymdegeneration lange Zeit zum Verwechseln ähnlich sehen.

Ich wende mich nun zu der zweiten Hauptgruppe mit Störung der Nierendurchblutung.

Hier steht an erster Stelle die häufigste und wichtigste Nierenerkrankung, die akute diffuse Glomerulonephritis, für die die Vereinigung der drei Hauptsymptome, Hämaturie, Wassersucht und Blutdrucksteigerung charakteristisch ist. Auch hier bestehen ätiologisch bekanntlich enge, noch unerforschte Beziehungen zu einem Infekt, und zwar speziell zur Streptokokkeninfektion (Scharlach, Angina, Streptomykosen der Haut) auf der einen Seite und zur Erkältung auf der anderen Seite. Da die Nephritis mit Vorliebe nach Abklingen des Infektes (in der dritten Woche des Scharlachs, acht Tage nach Angina) auftritt, können wir sie als postinfektiöse (anaphylaktische?) Erkrankung bezeichnen.

Was geht hier vor? Zweifellos besteht hier gerade die allerschwerste Störung der Glomerulidurchblutung; denn wir finden die Knäuel, und zwar sozusagen alle Knäuel beider Nieren, blutarm oder blutleer, ja sogar auch die Vasa afferentia. Das deutet auf einen funktionellen Verschluß der präglomerulären Gefäße.

Klinisch zeigt die Erkrankung in typischen Fällen einen sehr charakteristischen Beginn mit Blutdrucksteigerung, die sogar den Nierenerscheinungen voraufgehen kann; ja, die Erkrankung kann sogar mit Blutdrucksteigerung, Ödem, Krampfurämie ohne alle Nierenerscheinungen verlaufen.

Dieser Beginn mit Blutdrucksteigerung weist auf eine allgemeine funktionelle Verengerung der Arteriolen, eine allgemeine Gefäßkontraktion hin.

Beides zusammen zwingt zu der Vorstellung, daß die Erkrankung in einer allgemeinen und renalen Gefäßkontraktion besteht, und daß die diffuse Nephritis oder Nierenischämie nur eine Teilerscheinung der allgemeinen Gefäßkontraktion ist.

Sollen wir hier die Niere schonen? Besteht die Gefahr, daß wir sie in diesem Stadium, in dem die Partialfunktion der Wasserausscheidung am schwersten gestört ist, durch Wasserzufuhr reizen? Das vom arteriellen Blutstrom abgedrosselte Organ läßt sich nicht reizen.

Worin bestehen die Gefahren?

Die Nephritiker sterben im akuten Stadium:

1. an einer akuten Überdehnung des durch die Zunahme der Gefäßspannung überlasteten Herzens,

in zweiter Linie an Hirnschwellung, an Krampfurämie.
Die dritte Gefahr eines Nierentodes ist viel geringer; viel
größer ist die vierte Gefahr, daß das Nierenleiden nicht ausheilt,
d. h. chronisch wird und nach kürzerer oder längerer Zeit zum
Nierensiechtum und Tod an Niereninsuffizienz und sekundärer Schrumpfniere führt.

Die Herz- und Hirngefahr wächst mit zunehmender Hochspannung, mit zunehmender Verwässerung des Blutes. Daher ist
hier die dringlichste Forderung nicht Schonung der Niere, sondern Entspannung des Kreislaufes. Das kann, wenn Gefahr
droht, rasch erreicht werden durch einen ausgiebigen Aderlaß;
unblutig durch vollständige Flüssigkeitsentziehung, am besten
und nachhaltigsten durch Hunger und Durst.

Die dritte Gefahr des Nierentodes droht nur selten, dann,
wenn die Erkrankung mit Anurie oder hochgradigster Oligurie
einsetzt. Dann droht freilich nach spätestens 8—10 Tagen der
sichere Tod durch Harnvergiftung.

Es kann vorkommen, daß sich nach Aderlaß, nach feuchter
Ganzeinpackung über Nacht oder spontan die Diurese wieder
einstellt, aber viel Zeit ist da nicht zu verlieren. Spätestens am
dritten Tage der Anurie ist die Entkapselung der Nieren angezeigt, und wir und andere haben Fälle gesehen, in denen danach
wie durch einen Zauberschlag nicht nur die Harnflut eingesetzt
hat, sondern auch rasche Heilung eingetreten ist.

Die gleichen Erfolge sind merkwürdigerweise auch nach einer
Röntgenbestrahlung beobachtet worden, ja sogar nach einer
länger dauernden Betastung der Nieren, in einem Falle, in dem
die Dekapsulation beschlossen war und der Chirurg (Havlicek)
sich nur über die Lage der Nieren und der Einstichpunkte für die
örtliche Betäubung vergewissern wollte. Das entspricht den Beobachtungen meiner Mitarbeiter Hülse und Litzner im Tierversuch;
sie fanden nicht nur nach der Entkapselung, sondern auch nach
Röntgenbestrahlung und nach Betastung der Niere eine deutliche
Beschleunigung der Nierendurchblutung.

Gerade die verblüffenden Erfolge dieser verschiedenartigen
Eingriffe bei der anurischen Nephritis und deren rasche Heilung
sind meines Erachtens zwingende Beweise für meine Anschauung,
daß das Wesen des Vorganges in einer — funktionellen — Durchblutungsstörung und nicht in einer Entzündung zu suchen ist.

Ich habe daraufhin die Frage aufgeworfen, ob nicht eine
Splanchnikusanästhesie nach Kappis, von der Neuwirth u. a. so gute Erfolge bei der reflektorischen Anurie gesehen haben, auch bei der nephritischen Anurie günstig wirkt.

Die Antwort kann man geradezu als entscheidend für die Frage der Pathogenese betrachten.

Ist die Anurie durch Einklemmung des geschwollenen Organes in der Kapsel, die Durchblutungsstörung entzündlich bedingt, so kann eine Lähmung der Nierenvasomotoren nur ungünstig wirken; ist dagegen eine abnorme Zusammenziehung der Nierengefäße die Ursache der Anurie und der Durchblutungsstörung, so muß eine Blockierung der Nierenvasomotoren günstig wirken.

Die Antwort auf diese Frage ist gegen die Lehre von der Entzündung und für die angiospastische Theorie ausgefallen.

Havlicek hatte Gelegenheit, bei zwei Kindern mit vollständiger Anurie bei Scharlachnephritis die Unterbrechung der Splanchnikusleitung vorzunehmen; in beiden Fällen kam die, bei dem einen Kinde seit zwei, bei dem anderen seit drei Tagen unterbrochene Diurese wieder in Gang, besonders auffallend in dem letzten Falle, wo es im Anschluß an die Injektion direkt zu einer Harnflut kam. Die Anurie trat nicht wieder auf, und in beiden Fällen war der Eiweißgehalt des Harnes innerhalb von wenigen Tagen vollkommen geschwunden, und die Kinder genasen.

Auch bei einer Schwangerschaftseklampsie mit kompletter Anurie hat Havlicek diese Methode angewandt. Die Krämpfe verschwanden, und die Diurese trat ein.

Die vierte und nicht geringste Gefahr ist die, daß durch zu lange Dauer der Störung der Glomerulidurchblutung rückbildungsunfähige Veränderungen in den Glomerulischlingen und Kapseln (Hyalinisierung, Organisation, Zellwucherung) entstehen, die das Wesen der chronischen Nephritis ausmachen und den Keim der Progredienz in sich tragen. Diese Gefahr ist also von **Grad und Dauer der Gefäßkontraktion** abhängig und daher nur durch möglichst **frühzeitige Entdeckung und rasche Heilung der Nephritis** zu bannen.

Der Vorzug dieser zunächst auf Entspannung des Kreislaufes gerichteten **Hunger- und Durstbehandlung** ist nun, abgesehen von der Vermeidung der Herz- und Hirngefahr, gerade der, daß die Heilung ganz wesentlich beschleunigt wird. Wir haben schwere und schwerste Fälle von hohen und höchsten Blutdruckwerten gesehen, in denen die Heilung praktisch in 8—14 Tagen erreicht war, bei Krankheitsbildern, bei denen man früher mit einer Krankheitsdauer von vielen Wochen und sogar Monaten gerechnet hatte.

Wir lassen also unter gründlicher Entleerung des Darmes durch Rizinusöl oder Magnesiumsulfat 3, 4, 5 und mehr Tage vollständig fasten und dursten, abgesehen von einigen Keks, etwas Obst oder Zuckerwasser. Dabei sinkt der Blutdruck, der Puls wird langsam, die Ödeme schwinden, und die Diurese stellt sich ein.

Dann kann man den Versuch machen, die Glomerulidurchblutung zu fördern und gewissermaßen die Sperre zu sprengen durch eine einmalige große Flüssigkeitszufuhr in Form des **Wasserstoßes**. In manchen, besonders ganz frischen Fällen ist der Erfolg schlagend. Die Wasserflut setzt ein, schwemmt die letzten Ödemreste fort, der Blutdruck sinkt zur Norm, und die Erkrankung heilt rasch aus. Es gehört aber Erfahrung und ein gewisser Instinkt dazu, den richtigen Zeitpunkt zu treffen, und der Versuch glückt nicht immer das erstemal.

Dann wartet man bei kochsalzfreier oder kochsalzarmer, flüssigkeitsarmer Kost einige Tage und prüft dann von neuem im Wasserversuch unter Zusatz von Theophyllin.

Die Hauptsache ist, daß man den Körper nicht mit Wasser überschwemmt, ehe die Wasserausscheidung vollständig wieder in Gang gekommen, der Blutdruck zur Norm gesunken ist.

Ist dieses Ziel erreicht, dann kann man die beliebte Durchspülung mit erdigen Mineralwässern zur Nachkur und Beseitigung der Restalbuminurie anwenden und am besten an Ort und Stelle (**Wildungen**, **Brückenau**) gebrauchen lassen.

Die ganze Behandlung richtet sich also nicht nach der Störung der Nierenfunktion, sondern nach der Blutdrucksteigerung und dem Grade der Wasserretention; ohne sorgfältige, täglich mehrfach wiederholte **Blutdruckmessung** und ohne **tägliche Wägung** keine Nephritisbehandlung.

Daß diese Methode der Behandlung, die im Kriege mit seiner ungeheuren Häufung der Feldnephritis die Feuerprobe bestanden hat, eine Schonung der Niere bedeutet, kann man wirklich nicht behaupten. Denn durch die harnpflichtigen Stoffe, die sich in Blut und Ergüssen aufstauen, wird die Niere nicht gereizt, sondern nur durch diejenigen, die das Nierenfilter passieren. Und deren Menge steigt während der Fastenkur gewaltig an. Nicht die Niere wird geschont, sondern das Herz, nicht das Blut wird entgiftet, sondern der Kreislauf entspannt.

Die medikamentöse Behandlung tritt gegenüber dieser den Kreislauf entspannenden Hunger- und Durstbehandlung ganz zurück. Günstigen Einfluß auf die Blutdrucksenkung sahen wir bisweilen von größeren Chlorkalziumgaben. Am häufigsten kommt man in die Lage, Herzmittel anzuwenden, besonders bei den Fällen, bei denen die bisher übliche Milch- und Durchspülungsbehandlung mit Mineralwässern angewandt worden ist. Dabei haben wir Zustände allerschwerster Herzinsuffizienz gesehen.

Ich rate, jede akute diffuse Nephritis als eine **ernste Herzerkrankung**, geradezu als akute Herzerweiterung zu betrachten.

Man darf nicht warten, bis die üblichen Zeichen der Herzschwäche und ein kleiner beschleunigter, ja sogar unregelmäßiger Puls auftreten! Zur akuten Nephritis gehört ein langsamer, regelmäßiger Puls, zur akuten Blutdrucksteigerung sogar eine Pulsverlangsamung, und schon eine normale Pulsfrequenz von etwa 80 in der Minute ist bei jener ein bedenkliches Zeichen und verlangt eine Herzbehandlung; in erster Linie durch Einstellung der Flüssigkeitszufuhr, in zweiter Linie durch Herzmittel.

Digitalis ist fast bei jeder akuten Nephritis angezeigt, bei stärkerer Atemnot und Leberschwellung ist eine intravenöse, sehr langsame Einspritzung von Digipurat (2—3 ccm) oder von Strophanthin Boehringer (0,5 ccm) oder, was wesentlich billiger ist, von 1 ccm einer 10fach verdünnten Tinct. Strophanthi der mündlichen Darreichung von Digitalis vorzuziehen. Auf eine Digitalisierung des Herzens kann man erst dann verzichten, wenn sich die typische Pulsverlangsamung von 50 und weniger Schlägen in der Minute eingestellt hat.

Und die Erfolge der Fastenkur? Seit vielen Jahren haben wir eine Krampfurämie kaum mehr, ein Chronischwerden der Nephritis in wirklich frisch eingelieferten Fällen nur sehr selten mehr gesehen.

Nach einer Statistik von Machwitz und Rosenberg, die eine strenge Nierenschondiät mit Eiweißbeschränkung auf 30 g, NaCl auf 5 g täglich durchgeführt, aber aus der (uns heute unbegründet erscheinenden) Furcht vor der Azotämie 1,5—2 l Flüssigkeit gegeben haben, sind ihnen von 150 Fällen 12 an Krampfurämie gestorben, 6 an Herzschwäche, und nur 74 konnten geheilt entlassen werden.

Nonnenbruch starben vor Einführung meiner Methode im Verhältnis genau soviel Fälle von Kriegsnephritis an Krampfurämie, nämlich 4 unter den ersten 50 Nierenkranken. Unter den weiteren 100, die nach meinen Prinzipien behandelt wurden, kam Eklampsie überhaupt kaum mehr vor, und er verlor nur noch einen Fall, der schon mit Lungenentzündung in das Lazarett kam, durch den Tod. Nach einer anderen Statistik hat Nonnenbruch unter 80 Fällen in 20 vH schwere Krampfurämie gesehen, nach Einführung meiner Methode unter vielen Hunderten von Fällen nur noch in einem Falle, der sich heimlich Wasser zu verschaffen gewußt hatte.

Lichtwitz schreibt in der neuen Auflage seiner „Praxis der Nierenkrankheiten"[1]: „Der Indikation der maximalen Schonung

---

[1] L. Lichtwitz, 2. Aufl. Berlin, Verlag von Julius Springer, 1925.

Nierenkrankheiten. 223

der Niere" (ich würde sagen des Herzens und des Kreislaufes) „kann nicht besser genügt werden als durch eine vollständige Nahrungskarenz, die von Volhard empfohlene und eingeführte Hunger- und Durstkur. Es wäre ein wahrer Segen, wenn dieses Verfahren Eingang in die Praxis fände und dem scheußlichen Schlendrian, der Mißhandlung mit viel Milch, viel Fachinger, Diuretin und Urotropin den Garaus machte! Man kann, ohne zu übertreiben, sagen, daß die akute Nephritis rascher und vollständiger heilt, d. h. daß es weniger Fälle von chronischer Nephritis und Schrumpfniere geben würde, wenn die Therapie nach Volhard allentbalben mit Energie durchgeführt würde."

Ich zweifle nicht, daß man in der gleichen Weise den Ausbruch der Eklampsia gravidarum verhüten könnte, wenn in jeder Gravidität der Blutdruck sorgfältig kontrolliert und rechtzeitig die Hochspannung durch Fasttage und durch kochsalzfreie Trockenkost herabgemindert würde.

So dankbar die Behandlung der Nephritis im akuten, d. h. wirklich frischen — funktionellen — Stadium ist, so undankbar ist die Behandlung der chronischen Nephritis, d. h. derjenigen Nephritiden, bei denen bereits rückbildungsunfähige Veränderungen am Glomeruli- und Gefäßapparat eingetreten sind.

Bei der ödematösen Verlaufsart ähnelt die Behandlung der der Nephrose, bei der hypertonischen Verlaufsart der der Nephrosklerose.

Bei der Nephrosklerose bestehen enge Beziehungen zum Alter — es handelt sich um eine senile oder präsenile Erkrankung — und zur Konstitution bzw. Heredität.

Kausal besteht eine enge Beziehung zu dem, was man Arteriosklerose (nicht Atheromatose) genannt hat, wenn man darunter einen Zustand von Blutdrucksteigerung ohne gröbere Gefäßveränderungen versteht.

Das Besondere dabei ist der Mechanismus der Blutdrucksteigerung; es handelt sich nicht um den blassen Hochdruck mit engen Gefäßen wie bei der Nephritis, sondern um einen roten Hochdruck mit weiten, sozusagen überdehnten Gefäßen.

Es scheint, daß dieser Überdehnung eine vorzeitige Altersschwäche der Gefäßmuskulatur zugrunde liegt; jedenfalls antwortet die Gefäßwand darauf mit einer Hypertrophie der Elastica interna. Die Vorstellung ist gerechtfertigt, daß wir es bei der sog. Arteriosklerose und essentiellen Hypertonie mit einer allgemeinen, bei der Nephrosklerose mit einer lokalen Überdehnung und elastischen Verstärkung = Verhärtung der Gefäße vom muskulären Typus zu tun haben.

Eine Gefahr droht im Stadium des roten Hochdruckes und der gutartigen Sklerose nur — und erst spät — von seiten des Herzens und der Gefäße (Schlaganfall).

In zweiter Linie besteht aber für die Niere die Gefahr, daß, begünstigt durch den hohen Blutdruck, infolge einer angeborenen oder erworbenen, rechtzeitigen oder vorzeitigen Altersschwäche der Nierengefäßmuskulatur, der elastische Umbau der Präarteriolen hier einen so hohen Grad erreicht, daß eine ausgesprochene Störung der Glomerulidurchblutung zustande kommt. Denn dann setzt jener Mechanismus der allgemeinen Gefäßkontraktionen des blassen Hochdruckes, der die Nephritis kennzeichnet, ein; und nun wird das Leiden progredient und zur genuinen Schrumpfniere.

Die Aufgabe der Behandlung ist daher Herabsetzung der chronischen Hochspannung im Stadium des roten Hochdruckes. Eine Nierenschonung kommt hier gar nicht in Frage, da die Nierenfunktion tadellos erhalten ist. Eine medikamentöse Behandlung kommt, abgesehen von der Notwendigkeit, das Herz zu überwachen und gelegentlich zu digitalisieren, bei diesem über Jahre und Jahrzehnte sich erstreckenden Zustande ebenfalls nicht in Frage und verspricht auch keine Dauererfolge. Am besten hat sich mir, besonders eindrucksvoll bei Neigung zu Herzschwäche und den bekanntlichen nächtlichen Anfällen von kardialem Asthma infolge Erlahmens des muskelstarken Herzens, die Flüssigkeitseinschränkung eventuell auch unter Einschaltung von Fasttagen bewährt. Jene läßt sich leichter durchführen, wenn die Trockenkost salzarm gewählt wird.

Noch besser wirkt anscheinend die vollständige Kochsalzentziehung nach Allen. Bei rechtzeitiger Anwendung dieser strengen, an die Entsagungsfähigkeit der Kranken freilich große Anforderungen stellenden Diät stellt dieser Autor nichts Geringeres in Aussicht als Aufhören der Progredienz. Wir befinden uns noch im Stadium der Nachprüfung; aber es scheint mir, daß dieses Verfahren außerordentlich wirksam ist.

Es liegt auf der Hand, daß es sich hier auch nicht um eine Schonung der Niere, die das Salz willig ausscheidet, handeln kann, sondern es handelt sich wie bei der Nephritis um eine Entspannung des Kreislaufes durch Entwässerung des Organismus und Herabsetzung der Blutmenge.

Im Stadium der Insuffizienz des muskelstarken Herzens mit seiner Neigung zu chronischem kardialen Hydrops möchte ich die intermittierende intravenöse Strophanthinbehandlung[1] (A. Fraenkel) nicht mehr missen. Hier feiern auch die neuen Quecksilberdiuretica, Novasurol und Salyrgan, ihre schönsten Triumphe.

Ist einmal das Umschlagen in den blassen Hochdruck der genuinen Schrumpfniere, erkennbar im Augenhintergrunde am Auftreten der Retinitis albuminurica, besser angiospastica, erfolgt, dann ist mit der Gefahr der Niereninsuffizienz zu rechnen, und dann erst kommt eine Nierendiät in Frage. Aber auch hier haben wir weniger die Schonung der Niere ins Auge zu fassen als die Verhütung der Anhäufung jener toxischen Substanzen, die den Tod an Harnvergiftung herbeiführen.

Niereninsuffizienz und echte Urämie ist ja das wenig erfreuliche Ziel, dem alle Arten der zweiten Gruppe mit Störung der Glomerulidurchblutung, nur mit verschiedener Geschwindigkeit, aber unaufhaltsam, zustreben.

Worin besteht nun die Gefahr dieses Zustandes? Wir haben früher auf die Zurückhaltung der Eiweißschlacken, insbesondere des Harnstoffes, den größten Wert gelegt und den Grad der Niereninsuffizienz und der Gefahr nach der Höhe des Reststickstoffs — oder Harnstoffspiegels — im Blute beurteilt.

Die Untersuchungen meines Mitarbeiters Becher haben mich eines anderen belehrt. Wenn auch die Harnstoffretention nicht gleichgültig ist, so hat sich doch herausgestellt, daß für die Vorhersage der Gefahr viel wichtiger ist der Grad der Zurückhaltung aromatischer Substanzen im Blute, der sich besonders leicht und bequem beurteilen läßt durch Anstellung der Indikan- und Xanthoproteinreaktion im Blute.

Die erstere setze ich als bekannt voraus, die letztere ist besonders einfach. Man entnimmt mit der Spritze aus der Vene 5 ccm Blut, spritzt dieses in ein Kölbchen, das ebensoviel 20proz. Trichloressigsäure enthält, schüttelt und filtriert. Das Filtrat wird mit 0,5 ccm konzentrierter Salpetersäure gekocht und dann mit Natronlauge neutralisiert. Bei normalem Blut bleibt die Probe farblos, bei Niereninsuffizienz tritt eine deutliche, mit dem Grade der Niereninsuffizienz zunehmende Gelb- bis Braungelbfärbung ein.

Wir haben nach Becher Grund, anzunehmen, daß die aromatischen Substanzen (Phenole, Oxyphenole, Oxyproteinsäuren), deren Retention die Gefahr der echten Urämie heraufbeschwört, hauptsächlich bei der Darmfäulnis aus Eiweiß entstehen.

---

[1] Strophanthin Boehringer.

Die Aufgabe der Behandlung würde daher lauten: Vermeidung der Darmfäulnis, Herabsetzung der Eiweiß-, Einstellung der Fleischzufuhr, Reinhaltung des Darmes. Es ist besonders bemerkenswert, daß man selbst im Stadium der Niereninsuffizienz mit starker Erhöhung des Harnstoffspiegels im Blute ungestraft Harnstoff als Diuretikum geben kann, während die Einführung der unter dem Namen Erepton nach Abderhalden hergestellten Eiweißabbauprodukte in den Darm schwere Vergiftungserscheinungen auslöst.

Ich fasse zusammen: Es genügt bei der Therapie nicht, nur auf die Niere und ihre Funktion zu sehen; der Gesamtorganismus, die Grundkrankheit, der Zustand des kardiovaskulären Systems sind meist viel wichtiger.

Die Regeln für die diätetische Behandlung der Nierenkranken lassen sich etwa folgendermaßen zusammenfassen:

Die Hämaturie verlangt keine diätetische, sondern eine kausale und Allgemeinbehandlung.

Bei Ödem ohne Niereninsuffizienz ist eine kochsalzfreie Trockenkost angezeigt und das gleiche bei Hochspannung ohne Niereninsuffizienz, insbesondere bei Herzgefahr.

Die Gefahren der akuten Hochspannung werden am besten durch die Fast- und Durstkur verhütet.

Beides, Fasten und Dursten sowie kochsalzfreie Trockendiät wenden sich nicht an die Niere, sondern an das Gefäßsystem und dienen dazu, bei abnorm durchlässigen Kapillaren den Flüssigkeitsaustritt an der Peripherie zu vermindern, bei fehlender Ödembereitschaft die Flüssigkeitsansammlung im Blute und damit die Hochspannung herabzusetzen.

Bei Niereninsuffizienz ist eine kochsalzarme, eiweißarme Kost angezeigt, bei Retention aromatischer Substanzen eine fleischfreie vegetarische Ernährung.

15. Sparsame, sachgemäße Behandlung Epileptischer[1].

Von Prof. Dr. W. Weygandt-Hamburg.

Die bewährte Regel „Qui bene diagnoscit, bene curat" gilt auch für die ökonomische Seite der Behandlung. Gerade bei dem uralten Begriff Epilepsie ist eine präzise Prüfung des Wesens jedes Einzelfalles besonders dringlich, wenn man sich vor Fehlschlägen und nutzlosen, kostspieligen Versuchen mit untauglichen Mitteln am

---

[1] Ursprünglich abgedruckt in: Klin. Wochenschr. 1925, Nr. 50.

Epilepsie. 227

untauglichen Objekt bewahren will. Hat auch schon Hippokrates manche erstaunlichen Kenntnisse von der heiligen Krankheit besessen, so ist im Laufe der Jahrhunderte, namentlich aber während der letzten Jahrzehnte, an dem Begriff so viel gemodelt, erklärt, erweitert und eingeschränkt worden, daß eine besonders scharfe diagnostische Differenzierung jedem Behandlungsversuch vorauszugehen hat.

Als der Epilepsie verdächtig oder mit ihr verwandt sind manche klinisch bedeutsamen Bilder bezeichnet worden, wie Enuresis, Hemikranie, Pyknolepsie, Narkolepsie, Poriomanie, Dipsomanie, Myoklonie, Linkshändigkeit, Sprachstörung, denen wenigstens in einem Teil der Fälle innere Beziehungen zur sog. echten oder genuinen Epilepsie zuzuschreiben sind. Anderseits sind von dieser ursprünglichen Krankheitseinheit geradezu eine Unzahl von symptomatischen Epilepsieformen abgesplittert worden, und auf dem Sektionstisch ergeben sich immer wieder überraschende Befunde, die bei vermeintlichen einfachen Epilepsien eine besondere organische Grundlage aufdecken. Angesichts dieser Mannigfaltigkeit von Epilepsieformen, die sich bei eindringlichem Erforschen der Einzelfälle immer weiter zu vermehren scheinen, war man bereits geneigt, eine genuine Epilepsie, die man ja letzten Endes nur durch Exklusion als eine vorläufig nicht weiter erklärbare Form festzustellen vermag, überhaupt zu leugnen.

Der klassische Krampfanfall ist allerdings das augenfälligste und alarmierendste Symptom der Epilepsie, aber nicht das einzige und vielleicht nicht das wesentlichste. Dieses den verschiedensten Formen zukommende Symptom, anscheinend die Entladung eines die Rinde, aber auch subkortikale Regionen umfassenden motorischen Mechanismus, tritt bei echten, schweren Fällen spontan auf, manchmal in unheimlicher Hartnäckigkeit, mehr als 100 mal am Tage, in anderen wieder sporadisch, unter tage-, wochen-, jahre- und jahrzehntelangen Pausen, aber es kann auch jeweils durch mancherlei Reize ausgelöst werden. Ungeheuer verschieden ist diese epileptische Reaktionsfähigkeit, die beispielsweise im Säuglingsalter ganz allgemein, fast physiologisch angebahnt zu sein scheint und auf geringe Reize schon hervorbricht.

Bei der echten Epilepsie ist aber wesentlich nicht lediglich die spontan und periodisch erfolgende Krampfauslösung, sondern ebenso die in mannigfacher Weise auftretende Bewußtseinsveränderung, von länger dauernder Bewußtlosigkeit bei klassischen Anfällen, rasch vorübergehend in den kürzeren Absenzen des petit mal und den mannigfachen Formen der Ohnmacht, der Bewußtseinstrübung und -herabsetzung, wie sie beim Wanderimpuls und auch in Dämmerzuständen auftritt, bis zu den leichten Schwindelanfällen und den periodischen Verstimmungszuständen.

Will man differentialdiagnostisch vorwärtskommen, so ist zunächst abzutrennen die Gruppe von Fällen, bei denen durch psychische Reize ein den epileptischen Erscheinungen ähnelnder Bewegungsmechanismus mit Bewußtseinsveränderung ausgelöst wird. In erster Linie ist der hysterische Anfall abzusondern, was bekanntlich am gründlichsten durch Beurteilung des Gesamtbildes und der psychischen Reagibilität im allgemeinen erfolgt, während die einzelnen Unterscheidungsmerkmale alle nicht absolut scharf durchgreifen. Die Pupillenstarre des echten epileptischen Anfalles ist manchmal schwer nachweisbar, anscheinend auch nicht ausnahmslos vorhanden, während sie auch im hysterischen Anfall vereinzelt nachgewiesen wurde, wenn schon in diesem meistens Pupillenspiel erfolgt, wobei die Lider oft zusammengekniffen werden und der Bulbus sich nach oben außen dreht. Babinskisches Symptom im Anfall ist beweiskräftiger für echte und organische Epilepsie, kommt aber keineswegs immer vor, nach Hempel und Berg in 86 vH, nach anderen viel seltener, auch dauert es gelegentlich nur eine Minute; bei Hysterie fehlt es aber. Oppenheimsches Symptom gilt in demselben Sinne, ist aber noch weniger häufig beim echten epileptischen Anfall.

Schwerer Zungenbiß spricht für Epilepsie, doch kommen leichte Verletzungen ab und zu auch bei hysterischen Anfällen versehentlich vor. Auch Urinabgang ist bei letzteren nicht ganz ausgeschlossen. Wichtiger ist der geordnete Krampfablauf des Epileptikers gegenüber dem psychisch ausgelösten, ungeordneten, an Ausdrucksbewegungen erinnernden Anfall des Hysterikers; ebenso die Monotonie der verschiedenen Anfälle eines Epileptikers gegenüber der Mannigfaltigkeit bei einem Hysteriker.

Bei jedem nicht von vornherein klaren Fall ist zu erwägen, ob nicht doch ein psychogener Zustand oder, um den alten, aber keineswegs unbrauchbaren Ausdruck anzuwenden, eine Hysterie vorliegt oder wenigstens psychogene Züge ein anderes Leiden überlagern. Nur in letzterem Sinne, nicht als Krankheit sui generis, ist der Begriff Hysteroepilepsie gerechtfertigt. Ist eine hysterische Grundlage nachgewiesen, so sind ganz andre Wege der Behandlung gegeben, mit dem Nachdruck auf der Psychotherapie, wobei der Separation und Milieuänderung eine große Rolle zuzuweisen ist. Selbstverständlich sind diese Erwägungen besonders dringend, wenn Verdacht auf eine Zweckneurose vorliegt, sei es eine Erkrankung nach Unfall, eine Rentenhysterie, oder um eine der jetzt selten gewordenen Fälle von

Kriegsneurose. Bei den vereinzelt noch auftretenden feldgrauen Zitterern, die ihr Leiden, Unterstützung heischend, in Wirtschaften usw. zur Schau tragen, handelt es sich allerdings meist um bewußte Täuschung.

Auch bei den im ganzen nicht häufigen Fällen von Schreckepilepsie, Affektepilepsie ist die psychogene Grundlage maßgebend.

Bei allen anderen epilepsieartigen Erkrankungen ist das Wesentliche der Ausdruck einer irgendwie organisch bedingten Hirnreizung. Manchmal handelt es sich bei schweren Krämpfen mit Bewußtlosigkeit um Exazerbationen von Körperkrankheiten, die toxisch das Hirn schädigen, wie bei der Schwangerschaftseklampsie oder bei der Urämie, selten auch bei Diabetes, besonders in terminalen Komazuständen.

Die Säuglingskrämpfe, Spasmophilie, mit ihrem Laryngospasmus, Fazialisphänomen, galvanischer Ermüdbarkeit, Tetaniesymptomen, gehen im allgemeinen nicht in echte Epilepsie über, wenn schon bis zu 33 vH dieser Kinder in der geistigen Entwicklung Hemmungen aufweisen.

Die übrigen, außerordentlich mannigfach bedingten Epilepsieformen pflegt man seit alters zu unterscheiden in symptomatische und in genuine oder idiopathische oder echte Epilepsie. Die noch gelegentlich zitierte Deutung der letzteren als einer Hirnkrankheit ohne organische Grundlage ist, besonders nach Alzheimers Forschungen, nicht mehr haltbar. Aber doch wird auch heute ihre Differentialdiagnose vorwiegend per exclusionem gestellt.

Die Hauptgruppen seien kurz nebeneinandergestellt, wennschon einzelne Berührungspunkte zwischen den Gruppen vorkommen.

1. Traumatisch bedingte Epilepsie. Geburtstrauma kann, wenn auch selten, Krampfdisposition bewirken. In schweren Fällen Zerreißung der Venen am Sinus (Virchow), wobei L. Seitz operative Entfernung des Extravasats empfahl. Von Monakow beschrieb durch Geburtszangendruck hervorgerufene Porenzephalie mit Krämpfen. Im späteren Leben können schwere Hirnverletzungen Defekte und Narben mit Tendenz zu Krämpfen bewirken, welche letzteren manchmal nach längerer Latenz, nach Jahr und Tag, auftreten, wie auch die Kriegserfahrungen bestätigen. Die traumatische Epilepsie ist die Domäne operativer Behandlung. Im ganzen selten ist Reflexepilepsie in dem Sinne, daß eine lokale Körperstörung einen Rindenreiz ausübt. Vereinzelt wurde erwähnt, daß periphere Verletzungen und Narben in Betracht kamen, deren operative Entfernung die Anfallneigung

beseitigte. Bei Reflexepilepsie durch Askariden spielt wohl auch erhöhte Krampfbereitschaft, etwa durch Jugendalter, eine Rolle.

2. **Exogentoxische Epilepsie**: am häufigsten infolge schweren **Alkoholmißbrauchs**, wohl vermittelt durch **Hirnarteriosklerose**. Bekanntlich kann Alkoholmißbrauch auch bei genuiner Epilepsie anfallartige Erscheinungen provozieren und außerdem bei der Deszendenz gelegentlich Epilepsieanlage bedingen. Alkoholabstinenz ist eine ganz generell zu stellende Forderung an jeden Epileptiker, welchen Ursprungs die Epilepsie auch sei. Absinth ist besonders gefährlich.

Andere Gifte kommen seltener in Betracht. Erwähnt sei **Blei**, auch **Kokain, Kampfer** u. a. Vereinzelt erwähnt wurde epileptische Störung infolge von **Santonin-** und von **Chloroformvergiftung**.

3. **Endogentoxische Epilepsie**. Neben den epileptoiden Krämpfen bei Urämie, Eklampsie usw. kommen in Betracht epilepsieartige Erscheinungen bei **Dementia praecox**. Ferner wurden derartige Symptome bei **endokrinen Störungen** erwähnt. Die von Bolten angegebenen Erscheinungen nach Strumaentfernung dürften wohl durch Mitbeseitigung der Nebenschilddrüsen bedingt gewesen sein. Gerade bei hypo- oder athyreoiden Kretinen sind epileptische Symptome im allgemeinen recht selten.

4. **Infektiös bedingte Epilepsie**. Außer symptomatischen Krämpfen bei Scharlach, Keuchhusten und anderen Infektionskrankheiten, besonders im frühen Kindesalter, kommt in erster Linie die **Syphilis** in Betracht. Ihre epileptischen Symptome sind mannigfach: bei **kongenital syphilitisch bedingter Idiotie** ohne schwerere körperliche Erscheinungen können doch epileptische Krämpfe vorkommen; ebenso bei dem syphilitisch bedingten **Hydrozephalus**. Bei erworbener Syphilis können vereinzelt epileptische Anfälle auftreten, die gelegentlich in eine metaluische Form übergehen. **Hirngumma** kann Herdepilepsie bringen, und die **Paralyse** ist bekanntlich nicht selten mit epileptiformen Anfällen verbunden, die hier und da dem Ausbruch schwererer Erscheinungen vorausgehen. Meningitis verschiedener Herkunft kann Anfälle bedingen.

5. **Epilepsie durch Herderkrankungen des Gehirns**: Abszeß, Tumor, Tuberkel, Cysticercus usw., auch Aneurysma, Embolie u. dgl. können Anfälle provozieren. Am wichtigsten ist der **Hirntumor**, der manchmal geraume Zeit vorwiegend Krampfanfälle bedingt, ehe die Diagnose gesichert ist.

6. **Epilepsie durch diffuse Hirnerkrankungen**: **Hirnarteriosklerose** ist die wesentliche Grundlage der Epilepsia

tarda oder senilis. Gelegentlich kommt präsenile Gliose in Betracht. Seltener bringt Sklerosis multiplex Anfälle.

Man kann hier anreihen die **Metenzephalitis**, bei der neben den striären Lokalsymptomen und der in der psychischen Störung ausgedrückten Rindenerkrankung auch gelegentlich anfallartige Erscheinungen auftreten. Auch die von Jakob beschriebene **Pseudosklerose** ist gelegentlich mit Anfällen verbunden. Möglicherweise kommt in der gleichen Weise auch die **Hirnschwellung** in Betracht.

Die beiden folgenden Erkrankungsformen seien wegen ihrer Wichtigkeit als besondere Gruppen geführt:

7. **Hydrozephalie.** Bei den intrauterin oder in frühen Jahren auftretenden Formen kann es sich handeln um:

a) syphilitische Grundlage;

b) entzündliche, ätiologisch nicht näher feststellbare Form, wohl enzephalomeningitisch;

c) durch endogene Anlagestörung bedingte Form;

d) Kombination mit Chondrodystrophie, was durch den mikromelen Körperbau, die Dreizackfinger und auch durch Schläfengegendauswulstung zu erkennen ist;

e) symptomatische Form auf Grund von Hirntumor.

Gelegentlich findet sich, wohl auf entzündlicher Basis, **Mikrohydrozephalie**.

8. **Enzephalitis des Kindesalters**, manchmal verbunden mit **Meningitis**. Unbekannte Erreger schädigen, ante partum oder in den ersten Lebensjahren, die Hirnrinde lokal und diffus, in verschiedener Ausdehnung und Intensität. In ganz typischen Fällen wird im Bereich der vorderen Zentralwindung einer Hirnhälfte eine Partie ganz zerstört und unter narbiger Umrandung eingeschmolzen, mit den keineswegs streng parallel auftretenden Folgeerscheinungen der gegenseitigen spastischen Lähmung, der epileptischen Anfälle und der geistigen Entwicklungshemmung. Bekanntlich können die Anfälle verschwinden und wiederkehren, auch in späteren Jahren, nach dem dreißigsten, noch exazerbieren. Neben dieser echten **Porenzephalie** von verschiedenartiger Lokalisation kommen anderweitige Rindenstörungen mit Narbenbildungen (**Mikrogyrie, Ulegyrie**) vor, die nach der Eigenart und der Lokalisation gelegentlich als **atrophische Sklerose, lobäre Sklerose**, als **Hemienzephalie** usw. bezeichnet werden.

Auch die Littlesche **spastische Paraparese** kann mit Anfällen verbunden sein.

Die folgenden zwei Gruppen weisen auf Anlagestörungen des Hirns zurück:

9. **Familiäre amaurotische Idiotie**, die gelegentlich Anfälle bringt, an dem Retinabefund zu erkennen ist und bei der Sektion ganz bestimmte Rindenzellveränderungen aufweist. Sie endet rasch letal.

10. **Tuberöse hypertrophische Sklerose**, jene besonders schwere Form mit gehäuften Anfällen und intensivem Schwachsinn, deren Sektionsbefund knotenartige Gebilde in der Hirnrinde und histologisch auch diffuse Veränderungen ergibt: mangelhaft differenzierte Zellen, Riesenganglien- und -gliazellen, unklare Schichtbildung, Zellverlagerung und -verminderung, Gliawucherung, aber keine Entzündungssymptome. Klinisch wichtig ist der plumpe Gesichtsschädel und die Fülle schwerer Entartungszeichen: Herzstörung durch Herztumor oder Herzentwicklungsanomalien, gelegentlich Albuminurie durch Hypernephrom, manchmal Retinitis proliferans, Hodentumor, Polydaktylie, besonders aber Hautanomalien, wie Adenoma sebaceum, lederartige Hautstellen, Hauttumoren bis Walnußgröße usw.

11. Auch durch **Anlagehemmung** bedingte echte **Mikrozephalie** scheint gelegentlich mit epileptischen Anfällen verbunden zu sein.

12. Eigenartig sind die Fälle von **Megalenzephalie** mit einem auffallend hohen Hirngewicht, das das normale um ein Drittel übersteigen kann, unter Vermehrung der Zwischensubstanz.

13. Zu erwähnen ist noch, daß bei **Turmschädel**, einer vererblichen, auf Anlagestörung beruhenden Affektion, auch epileptische Anfälle vorkommen, anscheinend allerdings vermittelt durch Hirndruck.

14. Was übrigbleibt, ist die Domäne der **echten oder idiopathischen oder genuinen Epilepsie**, immerhin an Zahl noch die überwiegende Mehrheit der mit den charakteristischen Krämpfen und anderen periodischen Symptomen ausgestatteten Fälle. Annähernd die Hälfte führt zum Schwachsinn, von mehr oder weniger typischer Färbung, vor allem Schwerfälligkeit, Perseveration, Gedächtnisstörung, aber fast alle, auch manche Fälle mit guter Intelligenz, zeigen die bekannte epileptische Charakterdepravation. Klinisch ist immerhin beachtlich, daß die Abderhaldensche Dialysieruntersuchung des Blutserums häufig Abbau innersekretorischer Drüsen und die Liquoruntersuchung gelegentlich etwas Zellvermehrung, sowie Andeutung von Eiweißreaktionen ergibt. Denkbar ist durchaus die Annahme, daß auch hier wohl

auf Grund einer degenerativen Präformation des Hirns, für die auch die hereditären Beziehungen sprechen, eine entzündliche Schädlichkeit das Hirn in frühem Leben betroffen hat und nun die gesamte Tendenz zu den epileptoiden Symptomen als deren Folgeerscheinung gelten kann. Das würde durchaus mit den histologischen Befunden harmonieren, die schon Alzheimer erhob, der bei 60 vH der von ihm untersuchten genuinen Epilepsiefälle Ammonshornsklerose sowie Chaslinsche Randgliose feststellte, anatomische Veränderungen, die als Ausdruck erhöhter Morbidität oder, nach Oskar Vogt, Pathoklise gewisser Hirnteile sich freilich auch bei anderweitigen Hirnerkrankungen vorfinden.

Erwähnt sei, daß die Diagnose sich in schwierigen, wenig ausgeprägten Fällen manchmal noch sichern läßt durch Vornahme bestimmter Reaktionsversuche. Hierher gehört die Kompression der Karotiden, die bei Gesunden nach $^1/_2$ Minute Bewußtlosigkeit und Muskelerschlaffung, anscheinend allerdings vereinzelt auch krampfartige Erscheinungen bringt, bei Hysterischen gelegentlich hysteriforme Anfälle und bei echter Epilepsie Bewußtlosigkeit und Krämpfe von 10—40 Sekunden Dauer, worauf das Bewußtsein noch bis 5 Minuten getrübt ist und Ermattung und Schwindel nachbleiben.

Zu toxischen Versuchen, die Krämpfe bringen können, aber keineswegs immer bringen, gehört die Verabreichung von Alkohol, etwa 100 ccm in Südwein oder Kunstwein dargereicht, der manchmal typische Anfälle provoziert, ferner die von 0,02 Kokain subkutan, das gelegentlich im Laufe einiger Stunden Anfälle, sowie Kopfweh, Erbrechen, Beklemmung, Herzklopfen und auch Temperatursteigerung bewirken kann. Auch durch Kochsalz, 10—30 g innerlich in konzentrierter Lösung, können bei den durch Brom bereits anfallfrei gemachten Epileptikern Anfälle hervorgerufen werden. Ergiebiger ist die Methode der Hyperventilation, eine Serie extrem starker Atemzüge, die manchmal bei Disponierten anfallartige Erscheinungen im Gefolge haben.

Die Therapie setzt eine genaue Differentialdiagnose voraus, damit 1. zwecklose Behandlungsversuche unterlassen werden, 2. ätiologische Behandlung an geeigneter Stelle Platz greift, 3. symptomatisch das Möglichste geschieht.

Zwecks allgemeiner Vorbeugung ist für schwere Fälle Eheverbot nötig, da sich, vor allem beim weiblichen Geschlecht, in der Ehe Verschlimmerung einstellen kann. Leichterkrankte können wohl heiraten, doch nur eine gesunde Person.

Als individuelle Vorbeugung ist wichtig Behandlung der Krämpfe und der epilepsieverdächtigen Symptome bei Kindern, wie Schlafwandeln, Enuresis, periodische Kopfschmerzen, Neigung zu Zuckungen. Solche Kinder bedürfen reichlicher Ruhe, auch nach Tisch; reizlose Kost; nicht zu langes Nüchternbleiben morgens; Stuhlregelung; Vermeidung lärmender Umgebung. Eingeweidewürmer[1] sollen beseitigt werden.

Bei amaurotischer Idiotie, tuberöser Sklerose, angeborener Mikrenzephalie, Megalenzephalie, chondrodystrophischem und endogenem Hydrozephalus sind Operationen und Kuren nur zwecklose Versuche am untauglichen Objekt.

Operativ kann bei Epilepsie in mannigfacher Weise vorgegangen werden. Voll begründet ist ein chirurgischer Eingriff bei traumatischer Epilepsie und vereinzelten Fällen von Reflexepilepsie. Weiterhin geeignet sind manche Fälle von Hirntumor oder Abszeß. Bei Hydrozephalus kann symptomatische Besserung durch operative Hirnwasserverminderung erfolgen, am ehesten bei dem entzündlich bedingten, nicht bei dem chondrodystrophischen, während bei syphilitisch bedingtem vor allem ätiologisch vorzugehen ist. Auch bei nichttraumatischer Epilepsie wurde öfter operiert, doch nur selten ergab sich der Anschein eines Erfolges. Eher ist ein Versuch mit Balkenstich oder Cysternen- bez. Lumbalpunkion angebracht; letztere empfiehlt sich auch im Status und bei epileptoider Hemikranie.

Ein operativer Behandlungsversuch hat noch eine gewisse Berechtigung beim Turmschädel. Die chirurgische Behandlung der genuinen oder auch der symptomatischen Epilepsie durch Entfernung von Halssympathikusganglien, von einer Nebenniere, auch durch Kastration usw., haben keine befriedigenden Ergebnisse gehabt.

Weite Perspektiven eröffnet O. Förster[2] mit seinem vielfach erfolgreichen operativen Vorgehen, das Angriffspunkte durch feinsinnige Analyse der Aura und des Anfallverlaufs gewinnt und öfter an der betreffenden Rindenstelle umschriebene Meningitis, Tuberkel, Narbe, Aneurysma, Zyste, Splitter usw. ermitteln ließ. Am einfachsten liegen die Verhältnisse bei der vorderen Zentralwindung.

Vom frontalen Adversivfeld, besonders dem Fuß und der hinteren Hälfte der ersten Stirnwindung, ausgehende Anfälle beginnen mit Drehung der Augen und des Kopfes nach der Gegenseite, darauf Rumpfdrehung nach der Gegenseite und tonischer oder tonischklonischer Krampf der gegenseitigen Extremitäten.

---

[1] Vergl. die Abhandlung von H. Brüning.
[2] Zur operativen Behandlung der Epilepsie, Zentralblatt f. d. ges. Neurologie u. Psych. Bd. 61, S. 731.

Epilepsie. 235

Vom frontalen Augenfeld am Fuß der zweiten Stirnwindung gehen Anfälle aus mit Drehung des Kopfes und der Augen nach der Gegenseite, die späterhin in die vorgeschilderten Formen übergehen. Optische Aura fehlt.

Im untersten Teil der Zentralwindungen, Operculum centrale, liegt das Feld für Kau-, Schnalz-, Schluck-, Atembewegungen, sowie Grunz- und Schreilaute. Seine Anfälle bedingen rhythmische Bewegungen dieser Art, unartikulierte Laute sowie klonische Zwerchfellkrämpfe (Singultus).

Anfälle, die vom Retrozentralfeld, der hinteren Zentralwindung und den Nachbarteilen des Lobus paracentralis, ausgehen, haben sensible Aura, die wellenförmig über die einzelnen Glieder und Körperteile hinstreicht; dabei oft präparoxysmalen Tremor und dann Krämpfe wie die der vorderen Zentralwindung.

Reizung des oberen Parietalfeldes, oberer Scheitellappen, Area praeparietalis et parietalis superior, ergibt Simultanbewegung der gegenseitigen Extremitäten, auch Drehbewegungen des Rumpfes, Kopfes, der Augen nach der Gegenseite. Der Anfall zeigt sensible Aura, Parästhesien, Schmerzen der gegenseitigen Extremitäten, oft heftigen Leibschmerz, darauf tonischen oder tonisch-klonischen Krampf der gegenseitigen Extremitäten, Drehung von Rumpf, Augen, Kopf nach der Gegenseite.

Das okzipitale Augenfeld, nach Vogt-Brodmann Feld 19[1], den vorderen Abschnitt des Okzipitallappens umfassend, ergibt gereizt zunächst isolierte Bulbusdrehung nach der Gegenseite. Die Reizung der Vogt-Brodmannschen Felder 17, 18, 19 bringt optische Photome, 19 besonders starke Halluzinationen. Der Anfall zeigt optische Aura, Lichterscheinungen, Flammen; die Krämpfe beginnen in den Augen, darauf Kopf, Rumpf, Extremitäten.

Das Temporalfeld, in der ersten Schläfenwindung, betreffen Anfälle der Drehung des Auges und des Kopfes, Rumpfdrehung und gegenseitige Extremitätenbewegung. Manchmal akustische Aura, gelegentlich auch olfaktorische oder gustative.

O. Förster berichtet, daß er, abgesehen von zahlreichen Fällen der vorderen Zentralwindung, 40 Fälle symptomatischer und 16 genuiner Epilepsie nach diesen Gesichtspunkten, meist mit gutem Erfolg, operiert habe.

Ätiologische Behandlung muß zunächst eingreifen, wenn etwa bestimmte Anhaltspunkte für Reflexepilepsie bestehen, z. B. ausgelöst durch Askariden, weiterhin bei den toxischen

---

[1] Brodmann, Vergleichende Lokalisationslehre der Großhirnrinde, 2. Aufl., Leipzig 1925, J. A. Barth.

Formen, zumeist gegen Alkoholgenuß. Ferner ist bei leisestem Verdacht auf Syphilis[1] Serum und Liquor zu prüfen und dann energisch vorzugehen durch Behandlung mit Quecksilber, mit einem Salvarsanpräparat, evtl. endolumbal oder mit Liquordränage, mit Wismut, bei Arteriosklerose oder Gumma mit Jod, und im entsprechenden Fall auch durch Fieberimpfkur mit Malaria tertiana oder Recurrens.

Die neben der genuinen Epilepsie häufigste Form ist die enzephalitische, die auch vielfach Formes frustes lediglich mit leichter spastischer Parese oder Strabismus oder Reflexdifferenz oder Stottern aufweist. Gegen sie läßt sich ätiologisch leider nicht vorgehen. Die spastischen Lähmungen ermöglichen, ebenso wie bei Little, gelegentlich symptomatische Behandlung durch Operation, Orthopädie, prolongierte Bäder u. a.

Im übrigen kommt die letzten Endes symptomatische Behandlung antiepileptischer Art in Betracht, die ja die Hauptdomäne der Therapie bleibt, aber nur Sinn hat, wenn durch eingreifende Differenzierung die Möglichkeit einer der erörterten anderweitigen Behandlungsmethoden entfällt.

Um ökonomisch zu handeln, hüte man sich vor Planlosigkeit und Verzettelung. So wichtig die Medikamente sind, so bedeutsam ist auch die Regelung von Diät und Lebensweise. Bei diagnostischer Klärung ist zu erwägen, ob klinische oder häusliche und ambulante Behandlung. Treten Anfälle oder andere Symptome frisch auf, dann ist eine Zeit Bettbehandlung sehr ratsam, die an sich eine lebhafte Anfallneigung manchmal recht schön einschränkt.

Klinische Behandlung mit Bettruhe ist angebracht vor allem bei Neigung zu gehäuften schweren Anfällen, besonders mit Status epilepticus; ferner bei Dämmerzuständen und lebhafter Erregung, hierbei freilich nur in psychiatrischer Unterkunft, handelt es sich doch oft um die furibundesten Erregungsanfälle, die überhaupt vorkommen; und schließlich dann, wenn eine eingehendere diagnostische Klärung mit Vornahme feinerer Reaktionen angebracht ist.

Rein medikamentös ist gewöhnlich ein Versuch mit den populären Bromsalzen nicht zu umgehen. Die vielfach üblichen Mischungen aller Art, wie die von Erlenmeyer (Bromnatrium 2, Bromkalium 2, Bromammonium 1) oder das Sandowsche brausende Bromsalz, haben keinen wesentlichen Vorzug vor dem Bromnatrium. Sich auf ein derartiges Salz zu beschränken, hat den Vorzug der Billigkeit. Einzelne empfehlen recht hohe

---

[1] Vergl. die Referate von J. Jadassohn und L. v. Zumbusch.

Epilepsie. 237

Dosen, bei fünfjährigen Kindern 3—5 g täglich, bei zehnjährigen 6—8 g. Zu Beginn der Kur sind m. E. bei Erwachsenen 6 g täglich ratsam, bei Kindern entsprechend weniger. Wichtig ist zunächst eine ausgedehnte Behandlung, die das Verschwinden der Anfälle und sonstigen Symptome, also die äußere Heilung noch weit überdauert. Mit kleineren Dosen muß auch ambulant noch auf Jahr und Tag weiter vorgegangen werden. Es ist mit die schwierigste Aufgabe, die Patienten, die sich geheilt wähnen und ihr Leiden gern „abreagieren", immer wieder daraufhin zu kontrollieren und förmlich zu erziehen, daß sie regelmäßig eine kleinere Dosis Bromsalz nehmen.

Zur Erhöhung der Wirkung mittels Ersatz der Chlorionen durch Bromionen wird im allgemeinen, nach dem Vorgang von Toulouse-Richet, kochsalzarme Kost gegeben. Die Speisen sollen schwach gesalzen sein, unter Umständen soll das Kochsalz im Brot durch Bromsalz ersetzt sein (Bromopan). Völliger Mangel an Kochsalz erregt jedoch bald Widerwillen und hat keineswegs eine so günstige Wirkung, wie gelegentlich behauptet wurde. Aber salzarme Kost ist angemessen. Milch als Hauptgetränk, neben leichtem Tee, koffeinfreiem Kaffee und Schokolade oder Kakao; Weißbrot, kein Schwarzbrot, zweckmäßig Toast und Zwieback; weißes Fleisch, vom Kalb oder Geflügel, kein gesalzenes oder stark gewürztes oder purinhaltiges Fleisch; Kochfische; Mehlspeisen, Puddinge, Reis, Mais, Nudeln, Makkaroni, Kartoffeln, Gemüse, Eier, magerer Käse, Butter, Margarine, reifes, frisches Obst, Südfrüchte, Backobst, Kompott, Marmeladen aller Art. Zweckmäßig ist, nicht zu kopiöse Mahlzeiten zu geben, sondern die Nahrung über den Tag zu verteilen, auch beim Milchtrinken jeweils eine Kleinigkeit zu essen. Strenges Alkoholverbot ist selbstverständlich.

Der Stuhlgang muß ohne irgendwelchen Druck erfolgen.

Natürlich soll die Beschäftigung alle Überanstrengung vermeiden, insbesondere soll der Kopf nicht zu großer Hitze ausgesetzt werden, auch kalte, nasse Füße können schaden. Im Turnen sind Freiübungen zulässig, doch ohne Kopfbeugen. Irgendwelche Prozeduren, die einen in gefährliche Lage bringen, sind verpönt.

Alle diese Maßregeln sind eine wesentliche Unterstützung der medikamentösen Kur und lassen sich kostenlos durchführen, müssen aber dem Patienten wirklich eingeschärft und auf ihre Beachtung hin genau kontrolliert werden.

Der Bromismus ist manchmal schwer zu vermeiden. Man empfahl mancherlei Ersatzpräparate, die zum Teil von Nebenwirkungen freier sind. Hierher gehört die Mischung mit Sesamöl, Bromipin, auch in fester, gezuckerter Form. Dann Bromalin, Bromocoll; neuerdings Sedobrol, das 55 vH Bromsalz, dann Pflanzenextraktivstoffe, doch nur Spuren Kochsalz enthält und ähnlich wie Bouillonwürfel in Suppe oder heißem Wasser angenehm zu nehmen ist. Die erhofften Vorzüge sind unsicher, die Kosten größer als bei einfachem Bromsalz, das am besten in Milch genommen wird. Eine gewisse Sicherheit vor Bromismus soll die Bromverabreichung in Geloduratkapseln bieten, die sich erst im Darm auflösen. Gegen Bromakne wirkt Fowlersche Lösung. Rationell erscheint Bromkalzium und dessen Harnstoffmischung Ureabromin, Bromkalziumurethan (Calmonal); Episan, eine Mischung von Brom mit Borax, Zinkoxyd, Baldriansäureamylester, scheint günstig zu wirken, auch auf Bewußtseinstrübung. Gelobt wurde auch Kombination von Bromnatrium mit Borax. Neuerdings empfahl Muskens, wie früher schon Gowers, lebhaft Borax, 1 g täglich. Zincum oxydatum oder Zincum lacticum (0,1 täglich) wird zur Unterstützung der Brombehandlung empfohlen.

Von Flechsig eingeführt und später von Kellner empfohlen wurde die Bromopiumkur; zunächst wird in steigenden Mengen Opium gegeben, von 0,01 täglich beginnend bis auf 0,8 bei Erwachsenen. Nach 6—8 Wochen wird plötzlich das Opium weggelassen und zu Bromsalz übergegangen, 5—8 g täglich. Am besten wird die Kur unter klinischer Aufsicht vorgenommen. Kellner will bei 25 vH Heilung gesehen haben, andere nur bei 4 vH oder noch weniger; letzterem stimme ich zu.

Unsicher sind Neuronal (Bromdiäthylazetamid), Nirvanol, Crotalin, Epileptol. Als unspezifisches Reizverfahren wurde Xifalmilch zur Injektion empfohlen, doch vermochte ich nur selten Wirkung zu beobachten.

Belladonna oder Atropin wurden öfter gelobt, doch empfiehlt sich höchstens, daß zu 10 g Bromsalz, in 100 g Wasser gelöst, noch 0,1 Extract. Belladonnae zugefügt wird.

Tatsächlich bereichert wurde die immer noch im wesentlichen auf Bromsalzen fußende Therapie durch das Luminal. Seine Wirkung übertrifft ersichtlich noch die der Bromsalze. Einige Zeit täglich 0,1 reicht oft hin, schwere hartnäckige Anfälle verschwinden zu lassen. Immerhin beachte man bei längerer Verabreichung die Gefahr der Kumulierung! Bei 12,70 M. für 250 Tabletten zu 0,1 in Großpackung ist die Luminalmedikation auch als recht ökonomisch anzusehen. Luminaletten zu 0.015 g kommen für Nachbehandlung in Betracht.

Wenn trotz fortlaufender Medikation und Diät Prodromalerscheinungen eines Anfalls auftreten, wie Verstimmung, Mattigkeit, Magenstörungen, Schweiß usw., so ist nach Muskens als „Extramedizin" zu empfehlen: Tct. Cannabis indic. 2,5, Kal. bromat. 10,0, Gummi arab. q. s., Aq. dest. ad 500,0; 1 bis 4 Eßlöffel täglich.

Bei dem Einzelanfall sind Medikamente zwecklos, doch empfiehlt es sich, zumal im Falle ausgesprochener Aura, für bequeme Lagerung zu sorgen und auch den bereits bewußtlosen Patienten möglichst sicher zu lagern, so daß er sich nicht wohl selbst verletzen kann und die Atmung frei ist. Gegen Zungenbiß kann man ein zusammengefaltetes Tuch, einen Kork oder ein Gummistück zwischen die Zähne zu stecken versuchen.

Im Status epilepticus ist bequeme Lagerung notwendig und dann am besten Klysma von Amylenhydrat, 5 g : 100 Wasser mit etwas Gummi oder Schleim. Chloralhydrat ist für das Herz bedenklich. Herzmittel sind öfter angebracht. H. Vogt empfahl Chloroformnarkose oder Chloroformsauerstoffnarkose. Anton empfahl Balkenstich. Auch Lumbalpunktion pflegt bei Status manchmal günstig zu wirken.

Bei aller therapeutischen Sorgfalt, die oft noch durch den Behandlungseifer der Kranken selbst gesteigert wird, verhält sich doch ein großer Teil unbeeinflußbar, wird immer wieder von Anfällen betroffen und versinkt in zunehmende Demenz. Fast die Hälfte ausgesprochener Epilepsiefälle bleibt dauernd anstaltsbedürftig. Spätheilungen oder erhebliche Besserungen sind selten, wenn auch nicht ausgeschlossen.

Bei hartnäckigen, veralteten Fällen erzielte Muskens noch Erfolge durch energische Jodquecksilberkur, die trotz Stomatitisgefahr längere Zeit durchzuführen ist; man kann täglich ein- oder mehrmals Gelatinekapseln mit 0,5 Jodkalium und 0,005 Hydrargyrum bijodatum geben (Gelokal).

Gewöhnlich werden chronische, geistig geschwächte Fälle in Irrenanstalten untergebracht, wo sie sich vielfach durch ihre rastlose, wenn auch meist umständliche und langsame Arbeit in der Abteilung oder im Gelände nützlich machen, während ihre Eigenart, Verschlagenheit, Boshaftigkeit und Reizbarkeit oft peinlich empfunden wird.

Das Bedürfnis nach besonderen Epileptikeranstalten ist nicht gerade dringend. Solche bekommen leicht einen bedrückenden, monotonen Zug. Wenn trotzdem manche privaten, insbesondere von geistlicher Seite gegründeten und geleiteten Epileptikeranstalten sozusagen populär geworden sind, so liegt das wohl daran, daß dort mit bescheidenstem Aufwand an Mitteln gearbeitet wird, was den im ganzen bedürfnislosen Epileptiker gewöhnlich nicht drückt, während der pietistische Zug jener Anstalten seinem psychischen Naturell entgegenkommt. Für Familienpflege eignen sich wohl manche, immerhin sind anfallsüchtige Epileptiker weniger leicht derart zu halten, als etwa Schizophrene; am ehesten kämen Pflegerfamilien in Betracht.

Die mehrfach angeratenen Sonderschulen für epileptische Kinder sind auch nur unter gewissen Einschränkungen empfehlenswert. Die Symptomatik der Epilepsie ist so mannigfach, daß nicht ohne weiteres sämtliche Fälle eines Bezirks in eine Schulklasse zusammengefaßt werden können. Gerade epileptische Schulkinder sind ja vielfach noch recht intelligent und stellen die Elite, sozusagen die Paradepferde der Zöglinge in den Schulen der Idiotenanstalten dar. Sie können zum großen Teil auch noch, wenn die Anfälle nicht zu häufig auftreten, die Hilfsschule besuchen, nur muß Rücksicht darauf genommen werden, daß nicht die anderen Kinder über die Anfälle erschrecken oder sie auf hysterischer Basis nachahmen.

Im wesentlichen kommt es zwecks ökonomischer Therapie darauf an: sorgfältige Differenzierung der Diagnose; wenn möglich ätiologische Behandlung; bei genuiner Epilepsie energische medikamentöse und diätetische Behandlung, möglichst zunächst in klinischer Art, später lange ambulant fortgesetzt. Bei unaufhaltsamem Leiden mit Demenz Unterbringung in bescheidenem Anstaltsmilieu; Vermeidung von Polypragmasie.

Anhang.

Einschlägige Bestimmungen aus der Reichsversicherungsordnung usw.

Es dürfte für den Arzt nicht unwichtig sein, die insbesondere für die Versorgung der Versicherten mit Heilmitteln usw. geltenden Bestimmungen der Reichsversicherungsordnung, der Richtlinien des Reichsausschusses für Ärzte und Krankenkassen für den allgemeinen Inhalt der Arztverträge und die Richtlinien für wirtschaftliche Arzneiverordnung sowie die Richtlinien für die Anwendung elektro-physikalischer Heilmethoden, übersichtlich zusammengestellt zur Hand zu haben[1].

1. Aus der Reichsversicherungsordnung (Ausgabe 1926)[2].

Zu den Regelleistungen der Krankenkassen — das sind im Gegensatz zu den Mehrleistungen Leistungen, die gewährt werden müssen — gehört nach §§ 179 und 182, 1 RVO. (Ausgabe 1926) die Versorgung der Versicherten mit Arznei sowie Brillen, Bruchbändern und anderen kleinen Heilmitteln.

„Arznei" und die „anderen kleinen Heilmittel" sind als Heilmittel im weiteren Sinne anzusehen, insofern es sich dabei allenthalben um sachliche Mittel handelt, die mit der Krankenbehandlung in unmittelbarem Zusammenhang stehen und die zur Heilung oder Minderung des Krankheitszustandes oder zur Beseitigung der durch sie verursachten Arbeitsunfähigkeit dienen. Die lediglich der Erhaltung der Gesundheit oder dem Schutze gegen Erkrankung dienenden sog. hygienischen Mittel (wie z. B. Sanatogen) gehören nicht hierher; sie haben aber im Einzelfall, wenn sie zu Heilzwecken vom Arzt verordnet worden sind, also zur Heilung (Linderung) der Krankheit oder zur Beseitigung der durch sie verursachten Arbeitsunfähigkeit zu dienen bestimmt und in diesem Sinne auch notwendig waren, als Heilmittel zu gelten.

---

[1] Reichsversicherungsordnung mit Anmerkungen. Herausgegeben von Mitgliedern des Reichsversicherungsamts. Band II, Krankenversicherung (zweites Buch der RVO.). Verlag von Julius Springer, Berlin 1926.
[2] Siehe auch den Bericht des Reichsversicherungsamts Berlin vom 19. Aug. 1927, abgedruckt in der Apothekerzeitung 1927 Nr. 74 S. 1128.

Der Begriff der „anderen kleinen Heilmittel" (ausschließlich Brillen und Bruchbänder) kann nach § 193 Abs. 1 satzungsgemäß durch eine ziffernmäßige Wertgrenze festgelegt werden.

§ 182a RVO. „Von den Kosten für Arznei, Heil- und Stärkungsmittel haben die Versicherten in allen Fällen 10 vH selbst zu tragen.

Gefährden nach pflichtgemäßer Überzeugung des Kassenvorstandes die Ausgaben der Kasse für die im Abs. 1 genannten Leistungen die Leistungsfähigkeit der Kasse, so kann er beschließen, daß die Kassenmitglieder die Kosten bis 20 vH selbst zu tragen haben. Auf Verlangen der Mehrheit der Versichertenvertreter im Ausschuß muß der Kassenvorstand den Beschluß aufheben.

Der Reichsausschuß für Ärzte und Krankenkassen setzt die Ausnahmen von der Vorschrift der Abs. 1, 2 fest (s. u.).

Der Kassenvorstand bestimmt, wie die Mitglieder mit ihrem Kostenanteile heranzuziehen sind[1]."

Bestimmungen des Reichsausschusses für Ärzte und Krankenkassen über die Befreiung der Kassenmitglieder von den anteiligen Kosten für Arznei-, Heil- und Stärkungsmittel vom 11. April 1924.

A. Die Kassenmitglieder sind in folgenden Fällen von der Bezahlung des Anteiles an den Kosten für Arzneien, Heil- und Stärkungsmittel befreit:

1. bei Erkrankung infolge eines Unfalls,

2. bei Entbindungen, die ärztliche Hilfe erfordern,

3. bei Nachtverordnungen und allen von den Ärzten als „dringend" (cito) bezeichneten Verschreibungen.

B. Als „dringend" können Verschreibungen durch Ärzte erfolgen:

1. zur schleunigen Abwendung einer Gefahr für Leben und Gesundheit,

2. zur Beseitigung von akuten Schmerzzuständen,

3. zur schleunigen Verhütung von Ansteckung oder Übertragung von Krankheiten.

---

[1] Die Krankenkassen machen neuerdings im allgemeinen von dem ihnen aus § 182a zustehenden Rechte keinen Gebrauch mehr und gewähren den Versicherten kostenfreien Bezug von Arzneien und anderen kleinen Heilmitteln.

Anhang. 243

2. Aus den „Richtlinien des Reichsausschusses für Ärzte und Krankenkassen für den allgemeinen Inhalt der Arztverträge"[1].

V. Überwachung der kassenärztlichen Tätigkeit.

(Fassung des Beschlusses vom 4. November 1924, Reichsarbeitsblatt 24, 477.)

Die Überwachung der kassenärztlichen Tätigkeit auch hinsichtlich der ärztlichen Rechnungen, der Versorgungsweise u. dgl., der Bescheinigungen der Arbeitsunfähigkeit sowie der Krankenhauspflege erfolgt unbeschadet der Tätigkeit der von der Kasse angestellten Vertrauensärzte durch einen von der Ärztevertretung bestellten Prüfungsausschuß (Kontrollkommission, Nachuntersuchungskommission), an dessen Tätigkeit die Kasse entsprechend zu beteiligen ist.

Die Überwachung der Krankenhauspflege hat sich sowohl auf die Notwendigkeit der Aufnahme wie des Verbleibens in Krankenhäusern zu erstrecken, sofern der Kranke im Krankenhaus von einem Kassenarzt als solchem behandelt wird. Über die Durchführung im einzelnen sind weitere Richtlinien zu vereinbaren.

VI. Arztrechnungen.

Die Arztrechnungen sollen je nach Vereinbarung monatlich oder vierteljährlich aufgestellt und innerhalb der vereinbarten Frist bei der Kasse eingereicht werden. Die Kasse prüft die Rechnungen vor und übergibt sie zur sachlichen Prüfung und Feststellung dem Prüfungsausschuß.

VII. Pflichten der Kassenärzte:

Abs. 4: „Die Kassenärzte sind verpflichtet, eine nicht erforderliche Behandlung abzulehnen, insbesondere sich hinsichtlich der Art und des Umfanges der ärztlichen Verrichtung sowie bei der Verschreibung von Arznei-, Heil- und Stärkungsmitteln auf das notwendigste Maß zu beschränken und bei Erfüllung ihrer Verbindlichkeiten alles zu vermeiden, was eine unnötige und überflüssige Inanspruchnahme der Krankenhilfe herbeiführen kann. Hierüber trifft der Reichsausschuß nähere Bestimmungen."

Abs. 5: „Die Kassenärzte sind gehalten, bei der Verordnung von Arzneien, Heilmitteln usw. die dafür vom Reichsausschuß aufgestellten Grundsätze der Wirtschaftlichkeit und Sparsamkeit zu beachten. Bei der Verordnung von Stärkungs- und Heilmitteln sowie von Sachleistungen ist — abgesehen von dringenden, besonders zu begründenden Fällen — die Genehmigung der Kassenverwaltung einzuholen. Bei wiederholten Verstößen gegen die anerkannten oder zu vereinbarenden Regeln der kassenärztlichen Verordnungsweise haben die Kassenärzte den Mehraufwand zu ersetzen. Bei Streitigkeiten hierüber entscheidet das im Arztvertrage vorgesehene Schiedsgericht."

3. Aus den „Richtlinien für die Tätigkeit der Prüfungsausschüsse gemäß Abschnitt V der Richtlinien des Reichsausschusses für Ärzte und Krankenkassen für den allgemeinen Inhalt der Arztverträge" vom 12. Mai 1924.

---

[1] Die Preise sind entsprechend der Arzneitaxe 1927 abgeändert.

Anhang.

I. Allgemeine Bestimmungen.

1. Der Prüfungsausschuß besteht aus einem Vorsitzenden und mehreren Mitgliedern, die die kassenärztliche Organisation bestellt. Die Kasse kann einen Arzt als Mitglied in den Ausschuß entsenden.

2. Gegenstand der Tätigkeit des Prüfungsausschusses ist die gesamte kassenärztliche Tätigkeit im Sinne des Abschnittes V, im besonderen die Einhaltung der im Vertrage übernommenen Verpflichtungen der Kassenärzte.

Der Nachprüfung unterliegen:
a) die Bescheinigung der Arbeitsunfähigkeit,
b) die Verordnung von Arznei- und Heilmitteln,
c) die Art und Zahl der ärztlichen Leistungen und das dafür berechnete Honorar,
d) die Überweisungen an Krankenhäuser.

III. Prüfung der Verordnung von Arznei- und Heilmitteln.

1. Die Prüfung der Verordnungen von Arznei- und Heilmitteln erfolgt nur, wenn die Kasse dieses verlangt. Sie erstreckt sich lediglich darauf, ob die Vorschriften der Richtlinien des Reichsausschusses für wirtschaftliche Arzneiverordnung vom 15. Mai 1925 und die von der Kasse im Einvernehmen mit der für die zuständige Arztvertretung herausgegebenen Vorschriften dieser Art beachtet worden sind.

2. Die Beanstandungen sind der Kasse und den betreffenden Ärzten mitzuteilen.

3. Der Prüfungsausschuß stellt von sich aus oder auf Antrag der Kasse fest, ob und in welcher Höhe ein Kassenarzt, dessen Verordnungen beanstandet worden sind, der Kasse für den ihr zugefügten Schaden haftbar zu machen ist.

IV. Prüfung der Art und Zahl der ärztlichen Leistungen und des dafür berechneten Honorars.

5. Gibt der Umfang der gesamten kassenärztlichen Tätigkeit eines Arztes oder einzelner ihrer Gebiete zu Bedenken Anlaß, so ist mit strengster Sachlichkeit zu prüfen, ob seine häufige Inanspruchnahme auf seine ärztliche Tüchtigkeit oder auch überhaupt auf andere Ursachen zurückzuführen ist ... Hierüber wird die Prüfung seiner ... Verordnungen und der von ihm angewendeten Heilmethoden in den meisten Fällen Aufschluß geben.

4. Bestimmungen des Reichsausschusses für Ärzte und Krankenkassen über das Arztsystem.
Vom 14. November 1925. (Reichsarbeitsblatt 25, 541.)

5. Bestimmungen des Reichsausschusses für Ärzte und Krankenkassen über die Zulassung zur Kassenpraxis. In der Fassung des Beschlusses vom 14. November 1925.

6. Richtlinien für wirtschaftliche Arzneiverordnung, aufgestellt vom Reichsausschuß für Ärzte und Krankenkassen am 15. Mai 1925.

Inhalt.

A.

1. Wirtschaftliche Arzneiverordnung ist ein Teil der wirtschaftlichen Behandlungsweise. Was bedeutet letztere?

Anhang. 245

2. Pflichten der Kassenärzte.
3. Leitsätze des Reichsgesundheitsamts, betr. sparsame und doch sachgemäße Behandlungsweise der Kranken.

B.
I. Allgemeines.

1. Unterschied der kassenärztlichen von der privatärztlichen Tätigkeit.
2. ,,Notwendige" Krankenhilfe.
3. Arzneien nur, wo nötig.
4. Vermeidung der Vielschreiberei.
5. Ausschlaggebend nur objektiver Befund, nicht subjektive Wünsche des Versicherten.
6. Injektionsmittel vermeiden, subkutane bevorzugen.
7. Vertreter- und Assistentenbelehrung — Haftung des Kassenarztes.

II. Spezielles.

1. Jede Verordnung muß einfach sein.
2. Von gleichwirkenden und teuren Mitteln ist das ausgiebigere zu verordnen.
3. Genaue Mengenangabe erforderlich.
4. Günstigste Arzneimenge.
5. Vorherige Berechnung der erforderlichen Menge.
6. Gefäßgrenzen beachten. — ,,Ad."
7. Belehrung des Patienten über Verbrauch. — Schriftliche Gebrauchsanweisung.
8. Adjuvantien und Korrigentien.
9. Hohe Apotheker-Zurichtungskosten vermeiden.
10. Wortschutz vermeiden. — Ausnahmen.
11. Tabletten.
12. Verordnung trockener Arzneien.
13. Verordnung von Salben und Pasten.
14. Verordnung von Tees.
15. Verordnung von Nähr- und Stärkungsmitteln.
16. Verordnung von Nähr- und Stärkungsmitteln.
17. Verordnung von Kosmetika.
18. Verordnung von Bädern.
19. Verordnung von Brunnen.
20. Verordnung von Weinen und Alkoholika.
21. Wiederholungen.
22. Verordnungen für Sprechstundenbedarf.

III. Anhang.
Merkblatt.
A.

1. Die wirtschaftliche Arzneiverordnung ist ein Teil der wirtschaftlichen Behandlungsweise.

Unter wirtschaftlicher Behandlungsweise ist zu verstehen:

Von allen verfügbaren, wissenschaftlich bewährten, Krankheiten vorbeugenden, lindernden und heilenden Methoden diejenige anwenden, welche unter Berücksichtigung der physischen, psychischen, sozialen und beruflichen Eigenart des Erkrankten die Krankheit und Arbeitsunfähigkeit am gründlichsten, schnellsten und wohlfeilsten beseitigt.

2. Die für eine Krankenkasse tätigen Ärzte sind verpflichtet, eine nicht erforderliche Behandlung abzulehnen, die erforderliche Behandlung, insbesondere hinsichtlich Art und Umfang der ärztlichen Verrichtungen, sowie die Verschreibung von Arznei, Heil- und Stärkungsmitteln auf das notwendige Maß zu beschränken und bei Erfüllung ihrer Verbindlichkeiten alles zu vermeiden, was eine unnötige und übermäßige Inanspruchnahme der Krankenhilfe herbeiführen kann.

3. Aus den Leitsätzen über eine sparsame und doch sachgemäße Behandlungsweise der Kranken durch die Ärzte, aufgestellt vom Reichsgesundheitsamt, ist folgendes zu beachten:

a) Der Arzt muß durch eine wirtschaftlich zweckmäßige, möglichst einfache Behandlungsweise mit allen Kräften dazu beitragen, die derzeitig verhältnismäßig hohe Belastung der Krankenkassen mit Geldausgaben zu vermindern. Dies gilt nicht nur für den Verbrauch von Arzneimitteln, diätetischen Nährmitteln und Verbandstoffen, sondern ebenso für die sonstigen ärztlichen Behandlungsweisen, wie z. B. für physikalische, diätetische, psychische Verfahren. Jede zulässige Einsparung von Ausgaben für Maßnahmen zur Krankenbehandlung ist ein Gewinn.

b) Da die Arzneien durch Ermäßigung der Arzneimittelpreise und Arbeitspreise in der Deutschen Arzneitaxe allein nicht ausreichend verbilligt werden können, muß der Arzt auch seinerseits auf die Verringerung der Arzneikosten für den Kranken hinwirken. So soll der Arzt die Regeln für sparsame Verordnungsweise genauestens befolgen, unter gleichwertigen Arzneimitteln stets das billigere verordnen, die Arzneimittel in einfacher Form und nicht in komplizierter Zusammensetzung verschreiben, die freiverkäuflichen Arzneimittel und die im Apothekenhandverkauf erhältlichen Arzneimittel möglichst für sich allein verschreiben, in geeigneten Fällen die Arznei im Hause herstellen lassen, die mit Namensschutz versehenen und deshalb meist höher im Preise stehenden Spezialpräparate durch gleichwertige Präparate, wo solche erwiesenermaßen zur Verfügung stehen, ersetzen und dabei das Wort „Ersatz" nicht gebrauchen. Hier und da gibt es auch eine inländische Droge, die er als gleichwertig mit einer ausländischen Droge und billiger als diese verordnen kann. Letzten Endes ist aber stets das wirksamste Heilmittel auch das billigste. Als gleichwertig können nur solche Heilmittel gelten, welche die Heilwirkung gleich rasch und sicher gewährleisten; deswegen darf auch dem Kassenarzt nicht versagt sein, Arzneimittel, die zwar zunächst kostspielig erscheinen, aber Aussicht bieten, die Behandlung abzukürzen und die Arbeitsfähigkeit früher herbeizuführen, zu verordnen.

c) Der Kassenarzt soll neueste Arzneimittel nur dann verwenden, wenn ihr Wert durch systematische Untersuchungen, z. B. in Kliniken und größeren Krankenanstalten, wahrscheinlich gemacht worden ist.

d) Die Ärzte sollen durch strenge Selbstprüfung dazu beitragen, daß Vielverschreiberei und sonstige Polypragmasie, die freilich oft durch die Neigung des Publikums selbst gefördert, vielleicht sogar

Anhang. 247

veranlaßt wird, unterbleibt, zum Nutzen der gesamten Bevölkerung wie insbesondere auch der organisierten Krankenhilfe der Sozialversicherung. Auch soll die Verordnung von Arzneimitteln, die nur solaminis causa nach dem Grundsatz „ut aliquid fecisse videatur" gegeben werden und nur einen suggestiven Einfluß ausüben, nach Möglichkeit vermieden werden.

B.

I. Allgemeines.

1. Die kassenärztliche Tätigkeit unterscheidet sich von der privatärztlichen durch ihre von den Bestimmungen der Reichsversicherungsordnung abhängige Eigenart. Diese muß stets sorgsam beachtet werden.

2. Die Krankenkassen haben nur die notwendige Krankenpflege zu gewähren. Darunter ist nicht eine minderwertige Krankenhilfe zu verstehen, sondern kann der Heilzweck durch eine billigere Kur erreicht werden, so darf der Versicherte nicht die teuere verlangen, und von zwei gleichartig wirkenden Mitteln ist stets das wohlfeilere anzuwenden; dabei entscheidet grundsätzlich mehr die Wirksamkeit als der Preis einer Kur oder eines Mittels.

Diesen Grundsatz haben die Kassenärzte vor allem bei der Arzneiverordnung stets genau zu beachten.

Durch strenge Selbstprüfung in jedem einzelnen Falle haben die Kassenärzte dafür zu sorgen:

3. daß auch hygienische und diätetische Maßnahmen nach Möglichkeit berücksichtigt werden;

4. daß bei der Arzneiverordnung grundsätzlich jegliche Vielverschreiberei und Vielgeschäftigkeit unterbleibt und tatsächlich nur das wirklich Notwendige verordnet wird. Die gleichzeitige Verordnung mehrerer, dem gleichen Zweck dienender Arznei- oder Stärkungsmittel ist zu vermeiden;

5. daß für die Arzneiverordnungsweise nicht die subjektiven Beschwerden oder Wünsche der Versicherten, sondern ausschließlich der objektive Befund ausschlaggebend bleibt;

6. daß die Einspritzung von Mitteln unter die Haut, in die Muskeln oder in die Blutadern nur dann angewendet wird, wenn die Darreichung ähnlich wirkender Mittel auf anderem Wege unzweckmäßig ist;

7. daß auch jeweilige Vertreter und Assistenten mit den Grundsätzen der wirtschaftlichen Arzneiverordnungsweise vor Beginn ihrer Tätigkeit eingehend vertraut gemacht werden; für ihre Verstöße haftet der Kassenarzt wie für die eigenen.

II. Spezielles.

1. Jede Verordnung muß möglichst einfach sein und das verordnete Mittel genau bezeichnen. Die einfachste und billigste Verordnung ist die von Handverkaufsmitteln.

Beispiel. Es ist zu verordnen:
   Acid. hydrochlor. dil. 10,0.
   3 mal täglich 5 Tropfen in Wasser.   (Preis 0,30 M.)
und nicht: Acid. hydrochlor. dil. 1,0,
   Sir. simpl. 10,0,
   Aq. dest. ad 100,0.
   3 mal täglich 1 Eßlöffel.   (Preis 0,60 M.)

2. Arzneiformen, die bei gleicher Wirksamkeit und annähernd gleichem oder gar geringerem Preise längere Zeit als andere reichen, sind diesen vorzuziehen.

3. Die verordnete Menge muß ganz genau angegeben werden. Unbestimmte Angaben, wie „ein Päckchen", „eine halbe Dosis" usw., sind zu vermeiden.

Beispiel: Watte 50,0 statt 1 Paket.

4. Es ist stets die günstigste Arzneimenge zu wählen und dabei zu beachten:

a) vermutlicher Krankheitsverlauf, -dauer und Komplikationen,

b) Beschaffenheit und Haltbarkeit der Arznei (Fluidextrakte und Tinkturen sind haltbarer als Abkochungen),

c) bisheriger Arzneiverbrauch des Patienten, insbesondere Mißbrauch (Narkotika, „Stärkungsmittel").

5. Der Arzt hat selbst genau von vornherein zu berechnen, welches Quantum von Arznei, Verbandstoffen usw. benötigt wird. Bei schon abgeteilten Pillen, Tabletten, Kapseln ist es leicht. Bei flüssigen Arzneien sind:

20 Tropfen = 1,0 g,
1 Kaffeelöffel = 4,0 g,
1 Kinderlöffel = 7,5 g,
1 Dessertlöffel = 10,0 g,
1 Eßlöffel = 15,0 g.

Von Tees reichen 5 g für eine Tasse Teeaufguß, also 50 g Tee bei 3mal täglich 1 Tasse ungefähr eine halbe Woche.

Tinkturen und Extrakte sollen zu höchstens 20 g verordnet werden, bei stark wirkenden Mitteln reichen schon 10 g. Bei pulverförmigen oder granulierten Eisenpräparaten reicht 3mal täglich eine kleine Messerspitze aus.

6. Die Gefäßgrenzen sind bei jeder Mengenbestimmung sorgfältig zu beachten. Der Zusatz „ad" = ad dosim dient zur Abrundung auf die Gewichtsgrenze. Auch die nur 1 Milligramm betragende Überschreitung des Grenzgewichts infolge Fortlassung des Zusatzes „ad" verursacht Berechnung des nächstgrößeren Gefäßes durch den Apotheker, selbst wenn das nächstgrößere Gefäß nicht verwendet wird.

Beispiele.

a) Es sind zu verordnen im ganzen: 100, 200 g; bei Schachteln im ganzen: 20, 50, 100 g.

b) Morph. mur. 0,01; Infus. Ipecac. ad 200,0 (1,45 M.), nicht: Morph. mur. 0,01; Infus. Ipecac. 200,0 (1,55 M.).

7. Der Patient muß vom Arzt belehrt werden über Zeit und Menge der Arzneianwendung, auch über die Gesamtzeit, die eine Arzneimenge vorhalten soll.

Schriftliche Gebrauchsanweisung auf der Verordnung ist bei Handverkaufsmitteln nur in ganz besonderen Fällen zu geben; dagegen ist die schriftliche Gebrauchsanweisung bei allen rezepturmäßig verordneten Mitteln anzubringen, außer bei Wiederholungen.

8. Jedes entbehrliche Adjuvans und Korrigens ist zu vermeiden. Geschmackskorrigens für Mixturen ist nur Sir. simpl., Tct. amara,

Tinct. aromat. Aromatische Wässer dürfen nicht verwendet werden und sind durch ätherische Öle (1 Tropfen ätherisches Öl auf 100,0 Mixtur) zu ersetzen.

Beispiel:

Statt: Zusatz von 10,0 Spir. menth. pip.
nur: 1 Tropfen Ol. menth. pip.

9. Verordnungen, die mit hohen Apotheker-Arbeitspreisen verbunden sind, wie Infuse, Dekokte, abgeteilte Pulver, Suppositorien, Kapseln u. dgl., sind nur in ganz unumgänglichen Fällen zulässig. Dem Patienten kann die Herstellung von Aufgüssen und Abkochungen bei harmloseren Mitteln selbst überlassen werden, wie z. B. bei Radix Althaeae, Flor. Chamom., Cort. Frangul., Fol. Menth. pip., Fruct. Myrtill, Fol. Uvae Ursi, Fol. Sennae, Rhiz. Rhei u. a.

10. Wortgeschützte Arzneien sind in der Regel unter ihrem wissenschaftlichen Namen zu verordnen.

Beispiel:

Statt: Aspirin 10,0 (Preis 1,45 M.),
Acid. acet. salic. 10,0 (Preis 0,15 M.).

Originalpackungen (Kassenpackungen) sind als solche zu bezeichnen.

11. Mixturen sind tunlichst durch Tabletten und Kompretten zu ersetzen. Sind solche nicht vorhanden, so ist bei wiederholter Verordnung statt der Mixtur die feste Substanz ad vitr. relat. zu verordnen.

Daher sind Lösungen leichtlöslicher Salze (Jod- und Bromsalze) nur beim ersten Male notwendig. Bei Wiederholungen können in geeigneten Fällen die Salze in Substanz verschrieben werden, und der Patient ist anzuweisen, die Auflösung in der vorhandenen Flasche selbst vorzunehmen.

12. Für die Verordnung trockener Arzneien ist zu beachten:

a) Abgeteilte Pulver sind eine sehr teure Arzneiform und deshalb möglichst durch Tabletten (Tabletten, Kompretten, Gelonida usw.) zu ersetzen, soweit diese fertig im Handel erhältlich sind (Arzneitaxe oder Originalpackung).

Beispiel:

Statt: Phenacet. 0,5 Dos. X   (Preis 0,80 M.)
ist zu verordnen:
10 Phenacetintabl. O. P.   (Preis 0,35 M.).

b) Wenn Tabletten gewünscht werden, muß dies auf der Verordnung klar ersichtlich sein, da der Apotheker sonst Pulver verabfolgen kann. Vom Apotheker Tabletten herstellen zu lassen, ist unstatthaft.

Es muß verordnet werden:

Tabl. acid. acetylo-salicyl. 0,5 Nr. X   (Preis 0,10 M.),
nicht: 10 × 0,5 acid. acet. sal.   (Preis 0,75 M.).

13. Als preiswerte Salbengrundlagen sind zu bevorzugen: Adeps Lanae anhydricus, Lanolin, Vaselin. flav., Vaselin. alb.

Quecksilbersalben für Schmierkuren sind in graduierten Glasröhren zu verordnen.

14. Für die Verordnung von Tees ist zu beachten:
Die einzelnen Bestandteile sind getrennt zu verordnen; die Mischung hat der Patient selbst vorzunehmen.

Beispiel:

Statt: Fol. Farfar., Herb. Equiset., Rad. Althaeae ā ā 10,0
(Preis 0,65 M.)
ist zu verordnen:
10,0 Fol. Farfar. HV., 10,0 Herb. Equis. HV., 10,0 Rad. Althaeae HV. (Preis zus. 0,25 M.).

15. Nähr- und Stärkungsmittel sind freiwillige Mehrleistungen der Kassen, auf die der Versicherte keinen Rechtsanspruch erheben kann. Nur die von der Kasse zugelassenen Nährpräparate dürfen verordnet werden; in jedem Falle ist die Genehmigung der Kasse vorher einzuholen.

16. Als Heilmittel dienende Nähr- und Stärkungsmittel können in dringenden Fällen erstmalig ohne Genehmigung der Kasse verordnet werden.

17. Kosmetika dürfen nur zur Behandlung erwerbshindernder Krankheiten verordnet werden.

18. Bäder dürfen nur zu Heilzwecken verordnet werden. Zur Reinigung nach Schmierkuren reichen Brausebäder aus.

19. Brunnen und Quellsalze dürfen nur mit Genehmigung der Kasse verordnet werden.

20. Weine und andere Alkoholika dürfen nicht verordnet werden. Sollten sie in ganz seltenen Ausnahmefällen unumgänglich sein, so bedarf der genau begründete Antrag der Genehmigung der Kasse.

21. Für Wiederholungen von Verordnungen ist zu beachten:

a) Jede Wiederholung erfordert ein neues Rezeptformular.

b) Vor jeder Wiederholung hat der Arzt genau zu prüfen, ob die Verordnung noch nötig ist und ob die verbrauchte Menge mit der verstrichenen Anwendungszeit übereinstimmen kann.

c) Bei allen Wiederholungen ist „Gefäß zurück" auf dem Verordnungsformular zu vermerken und die Rückgabe des Gefäßes dem Patienten einzuschärfen.

22. Über Verordnungen von Arzneien, Verbandstoffen usw. für den Arzt in der Kassensprechstunde sind jeweils mit der Kasse Vereinbarungen zu treffen.

III. Anhang.

Merkblatt.

Zwölf Regeln für Kassenärzte.

1. Beachte die Gefäßgrenzen!

Flaschen 50, 100, 200, 300, 500 g usw.
Kruken, graue, 100, 200, 300, 400, 500 g usw.
Schachteln 20, 50, 100, 200, 300, 400, 500 g usw.
Pulverkästchen für 6, 12 und mehr Stück.
Auch die geringste Überschreitung bedingt den höheren Preis.

2. Beachte die Taxgrenzen!

Verordne im Dezimalsystem. Das Zehnfache kostet meist ebensoviel wie das Achtfache, warum also das Zweifache verschenken?

Anhang. 251

Beachte die Taxgrenzen besonders bei jeder Zubereitung: Mischen, Lösen, Anreiben, Abkochen, bei Pflastern, Salben, Pastillen, Tabletten, Pulvern usw.
Wahre die Grenzen durch „ad, 1—10, 1 : 10, 1/10, 1—9".

3. Sorge für Rückgabe der Gefäße!

Verordne bei Wiederholungen „ad vitrum allatum", „ad scatulam allatam", „Gefäß zurück!" oder ähnliche.
Rückgabe von Flaschen, Schachteln und Kruken erspart drei Viertel des Preises.

4. Teuere Arbeit!

Mische nicht unnötig. Solutionen, Salben, Pastillen sind teuer, am teuersten sind Infuse, Dekokte, Ampullen.
Pillen sind für längeren Gebrauch eine wohlfeile Verordnungsform.
Wähle die Lösungen, Mischungen, Pflaster und Salben usw., die in diesen Formen bereits in der Arzneitaxe enthalten sind.
Verordne Pulver als Schachtelpulver oder als Doppelpulver („ein halbes Pulver zu nehmen"), außer bei Morphium und ähnlichem.
Fasse gleiche Medizin für mehrere Familienangehörige in eine Verordnung zusammen.
Für längeren Gebrauch ist „einmal reichlich" vorteilhafter als „vielmal wenig".

5. Vermeide teure Mittel!

Studiere die Arzneitaxen!
Neue Mittel sind meist sehr teuer. Sie sollen, solange noch unerprobt, in der Kassenpraxis ausgeschlossen sein.
Nütze den Handverkauf aus. Vergiß aber nicht, daß beim Mischen der Vorteil des Handverkaufs hinfällig wird.
Verordne auch keine teuren Gefäße! Verschreibe „ad vitr. ordinarium", „ad ollam griseam", „ad chartam"!
Besonders teuer sind Capsulae amylaceae, Capsulae gelatinosae, Ampullen usw., billig: Oblaten extra!
Wähle immer nur die billigsten Konstituentien, Zucker für Pulver, Vasel. flav. für Salben, Pulvis Rad. Liqu. für Pillen.

6. Verordne nicht zu reichlich!

Ein Rezept „ut aliquid fieri videatur" ist „zu reichlich".
Verschreibe nicht mehr als gebraucht wird! Berechne den Bedarf zuvor! Lehre die Kranken sparen!
Beachte, daß viele Medizinen (Dekokte, zuckerhaltige Flüssigkeiten usw.) schnell verderben; verordne also nur innerhalb der Haltbarkeit! Übrigbleibende Medizinen sind Verschwendung, gefährlich und häßlich.

7. Verordne nicht zu kompliziert!

Das Rezept sei einfach!
Mische nicht gleichwirkende Stoffe zusammen!
Zehn Mittel in ein Rezept zusammengepackt sind ein alter Zopf, der abgeschnitten werden muß!
Schränke die Korrigentien ein, vermeide die teuren! Oft sind sie nicht nötig, oft unwirksam.

Nur Pulver unter ein Viertel Gramm bedürfen eines Konstituens. Tees, die im Handverkauf erhältlich sind, dürfen nicht gemischt verschrieben werden.

8. Verordne nicht zuviel auf einmal!

Verordne nicht gleichzeitig mehrere im gleichen Sinne wirkende Mittel!
Verordne nicht für jedes Symptom ein besonderes Mittel!

9. Der Wortschutz ist eine verteuernde Äußerlichkeit!

Wortschutz, Markenschutz verteuern vielfach das Mittel erheblich bis zum Siebenfachen!
Wähle stets das billigere Ersatzmittel!

10. Vorsicht bei Patentmedizinen, Spezialitäten!

Wortschutz, Luxus in der Aufmachung und die Reklame verteuern die Patentmedizinen.
Bekämpfe die Überteuerung der Kranken durch Luxuspräparate in der Privatpraxis und schließe sie aus in der Kassenpraxis. Vollwertiger billigerer Ersatz ist in dem offiziellen Arzneimittelschatz reichlich vorhanden.
Viele Spezialitäten sind aber unbedenklich, und viele bieten Vorteile, so die Kompretten und Amphiolen.
Spezialitäten dürfen nicht im Anbruch verschrieben werden.
Gebrauchsanweisung mündlich geben, da sonst vom Apotheker besondere Gebühr berechnet wird.
Darum prüfe und handle gewissenhaft!

11. Geheimmittel dürfen nicht verordnet werden!

Unbekannt und unverbürgt in ihrer Zusammensetzung, meist wertlos und doch recht teuer!
Der Arzt verläßt den Boden der Wissenschaftlichkeit, sobald er sie verordnet.
In der Kassenpraxis sind sie untersagt.

12. Noch einiges!

Frage dich, ehe du verschreibst: „Ist überhaupt ein Rezept nötig?" Wenn nicht, so spare es!
Nicht der Wunsch des Kranken ist bei der Verordnung maßgebend. Spare mit der Nachttaxe! Spare mit cito!

Spare überhaupt!

Anm. Die Richtlinien haben keine rückwirkende Kraft. Sie wirken vom Tage ihrer Veröffentlichung im RABl. — 16. Juni 1925 — Beschl. des Reichsausschusses vom 14. November 1925.

7. Richtlinien für die Anwendung elektro-physikalischer Heilmethoden,

aufgestellt vom Reichsausschuß für Ärzte und Krankenkassen am 15. Mai 1925.

Die Anwendung bestimmter elektro-physikalischer Heilmethoden kann durch Vertrag von der Genehmigung der Kassenverwaltung

Anhang. 253

oder eines damit beauftragten Ausschusses abhängig gemacht werden. In allen Fällen, in denen die vorgeschlagene Behandlungsmethode bei der betreffenden Erkrankung wenige oder gar keine Erfolge aufzuweisen hat, ist von der Beantragung abzusehen. Bei den Anträgen muß in allen Fällen neben der genauen Diagnose angegeben werden, aus welchem Grunde die Behandlung vorgeschlagen wird. Es ist z. B. anzugeben, daß bei einer Hauterkrankung eine Salbenbehandlung vorhergegangen ist und erfolglos blieb, oder daß die Krankheit schon früher mit Erfolg durch Höhensonne oder Röntgenbestrahlung behandelt worden ist. Besonders eingehend muß die Begründung sein, wenn es sich um ein Leiden handelt, das sich zur Behandlung durch das beantragte Heilverfahren nach den nachfolgenden Richtlinien nicht eignet.

I. Röntgenstrahlen.

Röntgenleistungen soll nur vornehmen, wer eine genügende Ausbildung im Röntgenfach und eine geeignete Apparatur vor einem Sachverständigenausschuß nachweist. In den kassenärztlichen Verträgen soll eine Vorschrift darüber getroffen werden, wie dieser Nachweis zu führen ist.

Die Berechnung der Röntgenleistungen erfolgt getrennt nach Honorar und Unkosten nach einem zu vereinbarenden Tarif.

A. Röntgendurchleuchtungen.

Eine einmalige Durchleuchtung erscheint im allgemeinen ausreichend zur Sicherung der Diagnose und des Heilplanes bei Knochen- und Gelenkverletzungen und ähnlichen Erkrankungen, zum Nachweis von Fremdkörpern, bei Kropf, bei Lungen- und Herzerkrankungen. Die Durchleuchtung kann im Verlauf der gleichen Krankheit in angemessenen Abständen wiederholt werden, wenn eine Kontrolle des Heilungsverlaufes auf andere Weise nicht erbracht werden kann. Mehrmalige Durchleuchtungen an einem Tage (bis zu dreimal) sind zulässig bei Magen- und Darmerkrankungen.

B. Röntgenaufnahme.

1 oder 2 Aufnahmen (in verschiedenen Ebenen) sind zulässig bei allen Verletzungen und Erkrankungen der Knochen und Gelenke (eine dritte Aufnahme bedarf besonderer Begründung), ferner bei Fremdkörpern, bei Fistelbildungen (unter Anwendung von Kontrastmitteln), bei Steinbildungen (Blase einmal, Niere und Harnleiter einseitig bis dreimal, doppelseitig bis fünfmal), bei Magen- und Darmerkrankungen und bei Lungenerkrankungen neben der Durchleuchtung.

Es ist stets das kleinste mögliche Plattenformat anzuwenden.

C. Röntgenbehandlung.

Die Genehmigung zur Behandlung kann abhängig gemacht werden von einer genauen Angabe des röntgentherapeutischen Heilplanes. Der behandelnde Röntgenarzt muß angeben, mit wieviel Bestrahlungen er die Erkrankung mit seinem Instrumentarium günstig beeinflussen zu können glaubt und welche Kosten er dafür ansetzt.

Die Röntgenbehandlung wird nicht nach Milliampereminuten, die unkontrollierbar sind, sondern nach „Sitzungen" berechnet. Die Zahl der Sitzungen ist für jede Erkrankung begrenzt.

a) Oberflächenbehandlung.

Eine Sitzung = 15 MAM.

Zulässig bei
1. chronischen Ekzemen,
2. Lupus,
3. Sykosis (Bartflechte),
4. Psoriasis (Schuppenflechte).

Mehr als 6 Sitzungen sollen im allgemeinen nicht genehmigt werden.

b) Tiefenbehandlung I (Filter bis 5 mm Al.).

Eine Sitzung = 40 MAM.

Zulässig bei
1. Hauterkrankungen (siehe unter a),
2. Lupus,
3. einseitigen Hals- und anderweitigen tuberkulösen Drüsenerkrankungen und Fisteln,
4. Kropf,
5. Basedowscher Krankheit,
6. Prostatahypertrophie,
7. Knochen-, Gelenk-, Bauchfelltuberkulose,
8. doppelseitiger Drüsentuberkulose,
9. Myoma uteri,
10. klimakterischen Blutungen,
11. Leukämie.

Mehr als 4 Sitzungen bei Erkrankungen nach Ziffer 1, mehr als 6 bei Erkrankungen nach Ziffer 2—6 und mehr als 9 bei Erkrankungen nach Ziffer 7—11 sollen im allgemeinen nicht genehmigt werden.

c) Tiefenbehandlung II (Schwerfilter, Zink, Kupfer).

Eine Sitzung = 75 MAM.

Zulässig
1. nach Exstirpation bösartiger Geschwülste (2 Serien zu je 6 Sitzungen),
2. bei inoperablen bösartigen Geschwülsten.

II. Künstliche Höhensonne.

Die künstliche Höhensonne darf bei Versicherten und deren Angehörigen nur da angewendet werden, wo sie unbedingt angezeigt und insbesondere geeignet ist, Arbeitsfähigkeit schneller wiederherzustellen als ein anderes (billigeres) Mittel. Sie ist lediglich ein Ersatz für die natürliche Sonne und darf nur benutzt werden, wenn diese nicht zur Verfügung steht.

Die Höhensonne wirkt auf den gesamten Körper, indem sie die Haut zu vermehrter Bildung von Schutz- und Abwehrstoffen anregt. Bestrahlungen einzelner Körperteile sind minderwertig. Man soll bei jeder Sitzung möglichst die gesamte Haut bestrahlen; deshalb

Anhang. 255

muß jeder Kranke besonders behandelt werden. Gleichzeitige Bestrahlungen mehrerer Kranker mit einer Lampe sind als unwirksam zu verwerfen.

Es werden höchstens 10 Bestrahlungen auf einmal genehmigt.

Zulässig, weil

a) **von anerkannter Wirksamkeit, ist die Höhensonne**
bei
1. chirurgischer Tuberkulose (Knochen, Haut, Gelenke, Bauchfell),
2. Lungentuberkulose im ersten Stadium,
3. Skrofulose, auch skrofulösen und tuberkulösen Ohren- und Augenerkrankungen,
4. Lupus vulgaris,
5. Rachitis;

b) **von unbedingter Wirksamkeit, ist die Höhensonne**
bei
1. lymphatischer Diathese (neben allgemeiner Freiluftbehandlung bei Kindern),
2. schlecht heilenden Wunden,
3. Ulcus cruris,
4. Alopacia, zumal areata (nur wenn sie Anlaß zur Erwerbslosigkeit gibt),
5. Asthma bronchiale.

Ebenso wie die Höhensonne dürfen auch die anderen elektrophysikalischen Heilmittel bei Versicherten und deren Angehörigen nur angewendet werden, wenn sie unbedingt angezeigt und insbesondere geeignet sind, Arbeitsfähigkeit schneller wiederherzustellen als ein anderes (billigeres) Mittel.

III. Diathermie.

Zulässig bei tiefgehenden und tiefliegenden Entzündungen, vornehmlich bei

1. Gelenkerkrankungen,
2. Sehnen- und Sehnenscheidenerkrankungen,
3. Muskelerkrankungen,
4. Nervenerkrankungen,
5. chronischen Entzündungen des Brustfells (trockenen und Ergüssen),
6. chronisch-entzündlichen Erkrankungen der Bauchhöhle und des Beckens.

Mehr als 6 Behandlungen auf einmal sollen im allgemeinen nicht genehmigt werden.

IV. Behandlung mit dem .galvanischen und faradischen Strom.

Zulässig bei Neuralgien, Nerven- und Muskellähmungen.

V. Sinusoidaler Wechselstrom, Vierzellenbäder.

Zulässig

1. bei Erkrankungen des Herzmuskels und der Herznerven,
2. bei Nervenkrankheiten (nur mit besonderer Begründung).

VI. Hochfrequenz-Strombehandlung
(Starkströme von 500—600 MA.).

Zulässig nur in Verbindung mit Kondensatoren bei Herz- und Gefäßkrankheiten mit krankhaft gesteigertem Blutdruck. Angabe des Blutdrucks ist bei der Beantragung notwendig.

VII. Lichtbehandlung.

A. Kohlenbogenlampen.

Zulässig

a) Zur Erzielung von Lichtwirkung bei chronischen Ekzemen und Hautgeschwüren, die anderer Behandlung trotzen,
b) zur Erzielung von Wärmewirkung bei
1. besonderen Fällen von chronischen Gelenkerkrankungen,
2. Lumbago und ähnlichen Krankheiten,
3. schmerzhaften Nervenentzündungen.

B. Konzentriertes Licht (Kromayerlampen usw.).

Zulässig zur spezifischen Behandlung der Haut und ihrer Erkrankungen, besonders der Tuberkulose (Lupus vulgaris und erythematosus).

C. Glühlichtbäder (kombinierte Licht- und Wärmewirkung).

Zulässig bei entzündlichen Erkrankungen und zur Schmerzstillung, und zwar

a) als Glühlichtvollbäder bei allgemeinen rheumatischen Erkrankungen und solchen mehrerer Gelenke und Muskelgruppen,
b) als Glühlichtteilbäder zur lokalen Anwendung aus denselben Ursachen, je nach den befallenen Organen:
1. bei Ausschwitzungen oder deren Resten in der Brust- oder Bauchhöhle,
2. bei entzündlichen Erkrankungen der Unterleibsorgane,
3. als Kopflichtbäder bei Katarrhen und Entzündungen der Nase, der Nasennebenhöhlen und des Mittelohres in Verbindung mit oder nach anderweitiger Behandlung,
4. bei Erkrankungen der Halsorgane.

VIII. Wärme- (Heißluft-) Behandlung.

A. Kastenapparate mit elektrischer (auch Gas- oder Spiritus-) Heizung.

Zulässig bei Erkrankungen
1. der Gelenke,
2. der Muskeln,
3. der Sehnen und Sehnenscheiden,
4. der Haut und des Unterhaut-Zellgewebes.

B. Wärmestrahlenlampen (Sollux-Lampe u. a.).

Zulässig bei denselben Erkrankungen wie die Kastenapparate und bei Krankheiten der Nase, der Nasennebenhöhlen, der Ohren und des Halses, aber nur in Verbindung mit oder nach anderweiter Behandlung.

Anm. Die Richtlinien haben keine rückwirkende Kraft. Sie wirken vom Tage der Veröffentlichung im RABl. — 16. Juni 1925 —, Beschl. des Reichsausschusses vom 14. November 1925.

Literatur

über sparsame, sachgemäße Krankenbehandlung.

1. Boehm, R.: Sparsame Arzneiverordnung. Lehrbuch der Arzneiverordnungslehre. 3. Aufl., S. 49, 1903.
2. Kroeber, Ludwig: Arzneimittelmarkt und sparsame Arzneiverordnung. Ein Vademekum für Anstaltsärzte und -Apotheker. Leipzig: Verlag von F. Leineweber. 1921.
3. Fröhlich u. Wasicky: Taschenbuch der ökonomischen und rationellen Rezeptur. 2. Aufl. 1923.
4. Starkenstein: Der Einfluß experimentell-pharmakologischer Forschung auf die Erkennung und Verhütung pharmakologischer Irrtümer (Abschnitt Ökonomische Arzneiverordnung). In: Schwalbe, Irrtümer der allgemeinen Diagnostik und Therapie sowie deren Verhütung, S. 39. Leipzig 1923.
5. Müller, Franz, u. Koffka, A.: Rezepttaschenbuch sparsamer Arzneiverordnungen für Privat- und Krankenkassenpraxis. 4. Aufl. Leipzig 1923.
6. Nottebaum: Verordnungsbuch für die Kassenpraxis. Nach den Beschlüssen der Arzneimittelkommission des Ärzteverbandes für freie Arztwahl in Frankfurt a. M. — Frankfurt a. M.: Verlag der Reichsbahn-Betriebskrankenkasse 1924.
7. Pryll, Walter: Wirtschaftliche Behandlungsweise. Ortskrankenkasse 1924, Nr. 45, S. 867.
8. Stückgold: Die Wasser- und Wärmebehandlung in der Kassenpraxis. Fortschritte der Medizin, S. 7. 1925.
9. Klemperer, Romberg, Zinn, Reckzeh: Deutsches Arzneiverordnungsbuch. Hrsg. im Auftrage der Deutschen Arzneimittelkommission. II. Ausgabe 1926. Berlin u. Wien: Urban & Schwarzenberg 1926. Neubearbeitung 1928 im Druck.
10. Verband der Ärzte Deutschlands: Die sparsame Arzneiverordnungsweise in der Krankenkassenpraxis für das Reich. 4. Aufl. Veröffentlichungen des Verbandes, Nr. 40. Leipzig 1925.
11. Arzneiverordnungsbuch für die Ärzte der Krankenkassen und der Wohlfahrtspflege (Armen- und Fürsorgeärzte) von Berlin 1925 u. 1926. Berlin 1925.
12. Hauptverband Deutscher Krankenkassen: Arzneiverordnungsbuch. Sammlung von Grundsätzen und Richtlinien für die wirtschaftliche Verordnung in der Kassenpraxis. Berlin 1925.
13. Verordnungsliste (Spezialitätenliste) für Krankenkassen. Essen: C. W. Haarfeld, Verlag der Zeitschrift „Die Betriebskrankenkasse". 1926.

14. **Sammlung** bewährter sparsamer Arzneiverordnungen. Empfohlen zum Gebrauch bei der Allgemeinen Ortskrankenkasse Essen durch die Kommission der Kassenärzte. Essen, Juni 1926.
15. **Bachem, C.**: Sparsame Arzneiverordnung. Berl. Klinik, H.351. Berlin 1925.
16. **Nottebaum**: Wirtschaftliche Arzneiverordnung in der Kassenpraxis. Hrsg. vom Allgemeinen Verband Deutscher Landkrankenkassen (Sitz Berlin). Geschäftsstelle Perleberg. 2. Aufl.
17. **Wasicky**: Ökonomische Rezeptur. Wien. med. Wochenschr. 1926, Nr. 2.
18. **Anleitung** zu wissenschaftlicher Verordnungsweise für die kassenärztliche Tätigkeit der Ärzte Bayerns. Hrsg. im Auftrage des Landesausschusses für Ärzte und Krankenkassen von der Landesarzneimittelkommission. München: Selbstverlag, 1926.
19. **Die Arzneiverordnung bei den Württembergischen Krankenkassen**. VII. Ausgabe 1926. In Auftrage des Württembergischen Ärzteverbands und der Arbeitsgemeinschaft der Württembergischen Krankenkassenverbände nach Zustimmung der Arzneimittelkommission. Hrsg. von Dr. H. *Beuttenmüller*. Stuttgart: Verlag der Arbeitsgemeinschaft der Württembergischen Krankenkassenverbände, 1926.
20. **Krause, P.**: Sparsame, sachgemäße Behandlung von akuten Erkrankungen der Atmungsorgane. Fortschritte der Medizin 1926, Nr. 33.
Außerdem 4 Gutachten der Gemeinsamen Deutschen Arzneimittelkommission. Ärztliche Subkommission.
21. **Romberg**: Über die Auswahl von Digitalispräparaten. Therap. d. Gegenw., S. 257. 1924.
22. **Penzoldt**: Über alte und neue Abführmittel. Münch. med. Wochenschr., Nr. 2. 1924.
23. **Schmidt, Rudolf**: Über Arzneimittel der unspezifischen Proteinkörpertherapie. Med. Klinik, Nr. 27. 1924.
24. **Morawitz**: Eisen- und Arsenpräparate. Münch. med. Wochenschrift, Nr. 37. 1924.

Sachverzeichnis.

Absetzen von der Brust 50.
Aderlaß 219.
Alkoholabstinenz 230, 237.
Alkoholmißbrauch 230.
Altern 103.
Anämien 189.
Angina abdominalis 108.
Ankylostomenkur 99.
Anticholagoga 84.
Anurie 219.
Aortalgie 107.
Aortitis luetica 152.
Apothekerpreise 26 ff.
Arsenstöße 194.
Arteriosklerose 102, 152, 223.
Arthritiden, chronische 127.
Arzneihunger 15.
Arzneikombinationen 8.
Arzneimittel, einheimische 23.
Arzneihandel 24.
Arzneispiritus 26.
Arzneiverschwendung 16.
Askariden 93, 100, 235.
Asthma, nervosum und bronchiale 165.
Atemgymnastik 170, 172.
Atherosklerose 107.

Bäderfrequenz 199.
Bäderkuren 8, 116, 123, 127, 128, 131, 132, 151, 164, 173, 210.
Bandwurmkur 89.
Barfußgehen 124.
Bestrahlungskur 140.
Betasten der Nieren 219.
Bewegungsbehandlung 124.
Bewegungsverbot 125.
Bleiniere 214.
Bleivergiftung 230.
Blutarmut 189.
Bothriocephalus 192.

Bothriocephalusanämie 192.
Brunnenkur 8, 72, 164.
Bubo bei Ulcus molle 36.

Carell-Kur 148.
Chemotherapie bei Tuberkulose 145.
Chlorose 191, 192.
Cholagoga 69, 81 ff.
Cholecystitis 81.
Choleretica 75.
Choleretische Stoßwirkung 80.
Coma diabeticum 163.

Darmkrankheiten 202.
Darmparasiten 89, 190.
Dekapsulation der Niere 215, 219.
Derivantien 130.
Desensibilisierung 174.
Diathermie 128, 131.
Diabetes 154.
Diabetikergebäcke 158.
Diät, kochsalzarme 237.
Diätetik 9, 132, 202 ff., 216, 220, 226, 237, 238.
Diätkuren 67, 132, 202 ff., 216, 220.
Durchfall 58, 204.
Durstkur 220 ff.

Eingeweidewürmer 89.
Einreibemittel 16.
Eisenquellen 198.
Eklampsia gravidarum 220, 223.
Emanation 129.
Entspannungstherapie 219.
Epididymitis 36.
Epilepsie 226.
Epileptikeranstalten 239.
Ernährung der Tuberkulosen 136.

Ernährung bei Nephritis 216.
Ersatzpräparate 11, 23, 30.
Expeditio elegantissima, E. pauperum 6.

Fastenkur 220ff.
Fieberimpfkur 236.
Fiebermittel bei Tuberkulose 141.
Flüssigkeitseinschränkung 220ff.
Freiluftkur 136.

Galle, künstliche 71.
Gallenleiden 67.
Gallensteine 69, 70.
Geheimmittel 14, 125, 165.
Gelenkerkrankungen, akute 126.
Gersonsche Diät 137ff.
Geschlechtskrankheiten 31, 41.
Gicht 126, 132.
Gichtknoten, Heberdensche 129.
Glomerulonephritis 214, 218.
Gonorrhoe 36, 42.
Gymnastik 124, 129, 131.
— schwedische 131.

Hämaturie 214, 226.
Harnsäuregicht 132.
Harnuntersuchung, grundsätzliche 155.
Heberdensche Knoten 129.
Heißluftbehandlung 128, 130.
Herdnephritiden 214.
Herzkrankheiten 147.
Herzkühlung 151.
Herzstörungen, nervöse 153.
Hochdruck, blasser und roter 109, 223.
Hochfrequenzströme 153.
Höhensonne 129, 140, 153.
Hungerkur 220, 223.
Husten 142.
Hydrops 214, 217.
Hydrotherapie 8, 116, 123, 127, 130, 131, 132, 136, 151, 173.
Hyperämie 128.
Hypertonie 109, 153, 223.
Hypogalaktie 48.
Hysterischer Anfall 228.
Hysteroepilepsie 228.

Ikterus 70.
Inhalationen 142, 172.
Intoxikation 60.

Jodbasedow 179.
Jodhyperthyreoidismus 179.
Ischias 130.

Kataplasmen 72.
Keratomalazie 56.
Klimatotherapie 124, 174.
Klimakterium 128, 129.
Kochsalzarme Diät 237.
Kochsalzentziehung 216, 221, 224, 237.
Kohlenhydratkuren 162.
Kontrollkommission 17.
Krampfkrankheiten 63, 226.
Krankenversicherung 19.
Kreislauferkrankungen 147.
Kreislaufinsuffizienz 147.
Kreislaufentspannung 219.
Kropf 178.
Kropfkommission, Schweizer 178.
Kropfprophylaxe 185.
Kuhnsche Lungensaugmaske 173.

Leberdiät 195.
Leberleiden 67.
Leibbinde 211.
Lipoidnephrose 215.
Luftbäder 124.
Lumbago 130.
Lungenblutung 143.
Lungensaugmaske 173, 177.
Lungentuberkulose 133.

Madenwurmkur 96, 100.
Magenkrankheiten 202.
Massage 124, 130, 151.
Medikamentenlisten 22.
Mehlnährschaden 55.
Milchnährschaden 55.
Mineralwässer 8, 23, 72ff., 198, 221.
Möller-Barlowsche Erkrankung 56.
Moorbäder 131.
Myalgien 130, 131.

Nachtschweiße 143.
Nährmittel, diätetische 8, 24, 140.
Nephritis 190, 214, 222, 223.
Nephrose 215ff.
Nephrosklerose 215.
Nervendehnung 131.
Neurasthenie 118.
Nierendiät 121, 216, 220ff.

Sachverzeichnis.

Niereninfekt, metastatischer 214.
Niereninsuffizienz 213, 214, 225.
Nierenkrankheiten 212.
Nierentod 219.

Oligurie 219.
Organschonung 212, 219.
Orthopädie 236.
Oxyurenkur 96, 100.

Peitschenwurmkur 93.
Penzoldtsches Schema 207.
Perniziöse Anämie 191, 192.
Phthiseotherapie 135.
Physikalische Therapie 8, 127, 130, 133, 151, 209.
Plattfußbeschwerden 130.
Pneumatotherapie 172, 173.
Polyarthritis acuta 126.
Ponndorf-Verfahren 145.
Prophylaxe des Kropfes 185.
Prostatitis 35.
Proteinkörpertherapie 128, 147, 171, 175.
Proteinüberempfindlichkeit bei Asthma 166.
Pseudoanämie 190.
Psychotherapie 5, 9, 122, 141, 153, 170, 228.
Purinstoffwechsel 132.

Quarzlampe 129, 140, 153.
Quellprodukte 8, 23.

Radioaktive Stoffe 129.
Reaktionsversuche bei Epilepsie 233.
Reizkörpertherapie 128, 194.
Rheumatismus 131.
Rheumatoide 126.
Roborantien 190.
Röntgenbestrahlung 128, 173, 219.
Ruhekuren 210.

Sandbäder 130, 131.
Säuglingskrämpfe 63, 229.
Scharlachnephritis 220.
Schilddrüsenschwellung 179, 184.
Schlaflosigkeit bei Neurasthenie 121.
Schlammpackungen 72.
Schlammbäder 131.

Schonungstherapie 212, 219.
Schrumpfniere 214, 224.
Schulprophylaxe des Kropfes 185.
Schwangerschaftsniere 214.
Schwindel, arteriosklerotischer 153.
Schwitzprozeduren 128, 130, 217.
Sedative Behandlung 121.
Spasmophilie 63, 229.
Spezialpräparate 13, 25, 27, 87.
Spirituspreis 11, 26.
Spiritusvergällung 26.
Splanchnicusanästhesie 219.
Spondylitis deformans 129.
Springwurmkur 96, 100.
Spulwurmkur 93, 100.
Stadien des Kropfes 179.
Stauungsbehandlung 127, 128.
Streichmassage 151.
Struma 178.
Stützapparate 129.
Suggestivwirkung 122, 141, 154.
Summtherapie 70.
Syncholica 85.
Syphilis 37, 43.

Taenienkur 91, 99.
Teilwaschungen 151.
Thyreotoxische Herzstörungen 153.
Toleranzbestimmung bei Diabetes 156.
Tophi 132.
Torticollis 130.
Trichocephaluskur 99.
Trinkkuren 72, 199, 210, 221, 223.
Trockenkost 216, 224.
Tuberkulin 144.
Tuberkulose 133.
— aktive, inaktive 133.
Tuberkuloseverdacht 133.

Überfütterung 53, 54.
Ulcus molle 36, 41.
Unterernährung 53, 54.
Unterernährungskur 161.
Urämie 225.
Urethritis 36, 42.

Vaccinbehandlung 176.
Vegetarische Kost 114, 226.
Venerische Krankheiten 31, 41.

Verdauungskrankheiten 202.
Vibrationsmassage 151.
Vitaminmangel 56.
Vollsalz 185.

Wärme, feuchte 72.
Wassermangel 57.
Wasserstoß 221.
Wassersucht 216.
Wechselfußbäder 153.

Wurmkrankheiten 89.
Wurmmittel 99ff.

Zählmethode, Sängersche 172,177.
Zubereiten der Arzneien durch
   den Kranken 6, 24.
Zuckerersatz 159.
Zuckerkrankheit 154.
Zwiemilchernährung 49.
Zystitis 36.

Verlag von Julius Springer in Berlin W 9

Fachbücher für Ärzte
Herausgegeben von der Schriftleitung der Klinischen Wochenschrift

Band I: **M. Lewandowskys Praktische Neurologie für Ärzte.** Vierte, verbesserte Auflage von Dr. **R. Hirschfeld**, Berlin. Mit 21 Abbildungen. XVI, 396 Seiten. 1923. Gebunden RM 12.—

Band II: **Praktische Unfall- und Invalidenbegutachtung** bei sozialer und privater Versicherung, Militärversorgung und Haftpflichtfällen. Für Ärzte und Studierende. Von Dr. med. **Paul Horn**, Privatdozent für Versicherungsmedizin an der Universität Bonn. Zweite, umgearbeitete und erweiterte Auflage. X, 280 Seiten. 1922. Gebunden RM 10.—

Band III: **Psychiatrie für Ärzte.** Von Dr. **Hans W. Gruhle**, a. o. Professor der Universität Heidelberg. Zweite, vermehrte und verbesserte Auflage. Mit 23 Textabbildungen. VI, 304 Seiten. 1922. Gebunden RM 7.—

Band IV: **Praktische Ohrenheilkunde für Ärzte.** Von **A. Jansen** und **F. Kobrak**, Berlin. Mit 104 Textabbildungen. XXII, 362 Seiten. 1918. Gebunden RM 8.40

Band V: **Praktisches Lehrbuch der Tuberkulose.** Von Professor Dr. **G. Deycke**, Hauptarzt der inneren Abteilung und Direktor des Allgemeinen Krankenhauses in Lübeck. Zweite Auflage. Mit 2 Textabbildungen. VI, 302 Seiten. 1922. Gebunden RM 7.—

Band VI: **Infektionskrankheiten.** Von Professor **Georg Jürgens**, Berlin. Mit 112 Kurven. VI, 341 Seiten. 1920. Gebunden RM 7.40

Band VII: **Orthopädie des praktischen Arztes.** Von Professor Dr. **August Blencke**, Facharzt für Orthopädische Chirurgie in Magdeburg. Mit 101 Textabbildungen. X, 289 Seiten. 1921. Gebunden RM 6.70

Band VIII: **Die Praxis der Nierenkrankheiten.** Von Professor Dr. **L. Lichtwitz**, ärztlicher Direktor am Städtischen Krankenhaus Altona. Zweite, neubearbeitete Auflage. Mit 4 Textabbildungen und 35 Kurven. VIII, 315 Seiten. 1925. Gebunden RM 15.—

Band IX: **Die Syphilis.** Kurzes Lehrbuch der gesamten Syphilis mit besonderer Berücksichtigung der inneren Organe. Unter Mitarbeit von Fachgelehrten herausgegeben von **E. Meirowsky**, Köln, und **Felix Pinkus**, Berlin. Mit einem Schlußwort von **A. v. Wassermann**. Mit 79 zum Teil farbigen Abbildungen. VIII, 572 Seiten. 1923. Gebunden RM 27.—

Band X: **Die Krankheiten des Magens und Darmes.** Von Dr. **Knud Faber**, o. Professor an der Universität Kopenhagen. Aus dem Dänischen übersetzt von Professor Dr. **H. Scholz**, Königsberg i. Pr. Mit 70 Abbildungen. V, 284 Seiten. 1924. Gebunden RM 15.—

Band XI: **Blutkrankheiten.** Eine Darstellung für die Praxis. Von Professor Dr. **Georg Rosenow**, Oberarzt an der Medizinischen Universitätsklinik in Königsberg i. Pr. Mit 43 zum Teil farbigen Abbildungen. VIII, 260 Seiten. 1925. Gebunden RM 27.—

Band XII: **Hautkrankheiten.** Von Dr. **Georg Alexander Rost**, o. Professor der Dermatologie und Direktor der Universitätshautklinik in Freiburg i. Br. Mit 104 zum großen Teil farbigen Abbildungen. X, 406 Seiten. 1926. Gebunden RM 30.—

Die Bezieher der „Klinischen Wochenschrift" erhalten die Fachbücher für Ärzte mit einem Nachlaß von 10%.

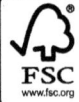

MIX
Papier aus verantwortungsvollen Quellen
Paper from responsible sources
FSC® C105338

If you have any concerns about our products,
you can contact us on
ProductSafety@springernature.com

In case Publisher is established outside the EU,
the EU authorized representative is:
**Springer Nature Customer Service Center GmbH
Europaplatz 3, 69115 Heidelberg, Germany**

Printed by Libri Plureos GmbH
in Hamburg, Germany